21世纪高等医学院校规划教材

医 用 化 学

主　编　黄勤安　吴运军
副主编　王伟军　夏小庆
编　委　（以姓氏笔画为序）
　　　　王少印　王伟军　冯老君
　　　　冯德香　李祥子　吴运军
　　　　汪美芳　谷晓霞　陈结霞
　　　　夏小庆　凌云云　黄勤安
　　　　尉　艳

中国科学技术大学出版社

内 容 简 介

医用化学是医学专业的公共基础课程,其主要任务是为学习后续医学课程奠定基础。本教材以应用为目的,以必需、够用为度,以掌握概念、强化应用为原则,将"基础化学"与"有机化学"的主体内容融为一体,以适应医学院校教学所需。

全书分基础化学和有机化学两大部分,共16章。主要内容包括:绪论;溶液;电解质溶液;化学反应速率;氧化还原反应与电极电位;原子结构、现代价键理论及分子间力;配位化合物;有机概述;烃及卤代烃;醇、酚、醚;对映异构;醛、酮;羧酸和取代羧酸;脂类;含氮有机化合物;糖类。

图书在版编目(CIP)数据

医用化学/黄勤安,吴运军主编. —合肥:中国科学技术大学出版社,2011.8
ISBN 978-7-312-02882-3

Ⅰ.医… Ⅱ.①黄… ②吴… Ⅲ.医用化学—医学院校—教材 Ⅳ.R313

中国版本图书馆 CIP 数据核字(2011)第 114943 号

出版发行:中国科学技术大学出版社
　　　　　地址:安徽省合肥市金寨路96号,邮政编码:230026
　　　　　网址:http://press.ustc.edu.cn
　　　　　电话:发行部 0551-3602905　邮购部 0551-3602906
印　刷:合肥现代印务有限公司
经　销:全国新华书店
开　本:787 mm×1092 mm　1/16
印　张:13.5
字　数:330 千
版　次:2011年8月第1版
印　次:2011年8月第1次印刷
印　数:1—3000 册
定　价:26.00 元

前　言

医用化学是医学专业的公共基础课程，其中心任务是为学习后续医学课程奠定基础。医学院校医用化学课程主要包括"基础化学"和"有机化学"两部分，除全国统编、部颁教材外，可供参考的版本很多。随着高等医学教育的快速发展，医学院校所设专业也愈加细化，生源也不仅仅限于理科毕业的学生，如护理专业本科往往是文理科生源合班上课。因此，选择合适的化学教材，尤其是在学时有限的情况下完成医用化学基础课教学任务成了我们需要思考和解决的问题，但目前尚无适合此类学生使用的合适教材。

本教材以应用为目的，以必需、够用为度，以掌握概念、强化应用为原则，将基础化学与有机化学的主体内容融为一体，以便在一学期之内完成教学任务。为了满足文科生源的学习需要，我们特别结合中学知识编写了原子结构、现代价键理论及分子间力等内容，以便学生能更好地把握基础知识，顺利进入有机化学部分的学习。

为了帮助学生学习，本书在每一章末均设有本章小结和相应的习题，供学生参考和复习。

与生物化学交叉的内容，如氨基酸、蛋白质、核酸等，本教材不再重复编写。

本教材适用于学时有限的临床医学、口腔、影像、麻醉、预防以及文理科生源的护理等专业。为了保证教材的相对系统性，共编写了16章，有些章节可作为学生自学内容。

本书由皖南医学院化学教研室集体编写。黄勤安、吴运军担任主编；王伟军、夏小庆担任副主编；参加编写的有冯志君、谷晓霞、尉艳、李祥子、汪美芳、冯德香、陈结霞、王少印、凌云云，全书由黄勤安负责统稿。

由于编者的水平有限，书中难免有不妥和疏漏之处，敬请读者在使用过程中予以指正。

编　者
2011年5月

目　　录

前言 ·· （Ⅰ）
第一章　绪论 ·· （1）
第二章　溶液 ·· （3）
　第一节　溶液的组成标度 ··· （3）
　第二节　溶液的渗透压力 ··· （5）
　本章小结 ·· （9）
　习题 ··· （10）
第三章　电解质溶液 ··· （11）
　第一节　弱电解质在溶液中的解离 ·· （11）
　第二节　酸碱质子理论 ··· （12）
　第三节　水溶液的酸碱性及pH值的计算 ·· （14）
　第四节　缓冲溶液 ··· （18）
　本章小结 ·· （25）
　习题 ··· （26）
第四章　化学反应速率 ·· （27）
　第一节　化学反应速率 ··· （27）
　第二节　影响化学反应速率的因素 ·· （32）
　本章小结 ·· （38）
　习题 ··· （38）
第五章　氧化还原反应与电极电位 ·· （40）
　第一节　氧化还原反应 ··· （40）
　第二节　原电池及电极电位 ··· （43）
　第三节　能斯特方程及影响电极电位的因素 ······································· （50）
　第四节　电位法测定溶液的pH值 ··· （54）
　本章小结 ·· （56）
　习题 ··· （57）
第六章　原子结构、现代价键理论及分子间力 ······································ （58）
　第一节　原子结构 ··· （58）
　第二节　现代价键理论 ··· （60）
　第三节　分子间作用力 ··· （63）
　本章小结 ·· （67）
　习题 ··· （68）
第七章　配位化合物 ··· （69）
　第一节　配合物的基本概念 ··· （69）
　第二节　配位平衡 ··· （73）
　第三节　螯合物 ·· （77）

第四节　配合物在医学上的意义 …………………………………………………（79）
　　本章小结 ……………………………………………………………………………（81）
　　习题 …………………………………………………………………………………（81）
第八章　有机概述 ………………………………………………………………………（83）
　　第一节　有机化学及有机化合物 …………………………………………………（83）
　　第二节　有机化合物的结构理论 …………………………………………………（83）
　　第三节　共价键属性 ………………………………………………………………（86）
　　第四节　共价键断裂方式及有机反应类型 ………………………………………（90）
　　第五节　有机化合物结构的书写及有机化合物分类 ……………………………（91）
　　本章小结 ……………………………………………………………………………（93）
　　习题 …………………………………………………………………………………（94）
第九章　烃及卤代烃 ……………………………………………………………………（95）
　　第一节　烷烃和环烷烃 ……………………………………………………………（95）
　　第二节　烯烃、二烯烃和炔烃 ……………………………………………………（103）
　　第三节　芳香烃 ……………………………………………………………………（111）
　　第四节　卤代烃 ……………………………………………………………………（118）
　　本章小结 ……………………………………………………………………………（120）
　　习题 …………………………………………………………………………………（121）
第十章　醇、酚、醚 ……………………………………………………………………（123）
　　第一节　醇 …………………………………………………………………………（123）
　　第二节　酚 …………………………………………………………………………（127）
　　第三节　醚 …………………………………………………………………………（129）
　　本章小结 ……………………………………………………………………………（131）
　　习题 …………………………………………………………………………………（133）
第十一章　对映异构 ……………………………………………………………………（135）
　　第一节　旋光性 ……………………………………………………………………（135）
　　第二节　旋光性与物质结构的关系——手性 ……………………………………（137）
　　第三节　对映体及 Fischer 投影式 ………………………………………………（138）
　　第四节　对映体构型标记 …………………………………………………………（139）
　　第五节　对映异构体数目 …………………………………………………………（141）
　　第六节　手性分子的形成和生物作用 ……………………………………………（142）
　　本章小结 ……………………………………………………………………………（144）
　　习题 …………………………………………………………………………………（144）
第十二章　醛、酮 ………………………………………………………………………（146）
　　第一节　醛、酮的结构、分类和命名 ……………………………………………（146）
　　第二节　醛、酮的理化性质 ………………………………………………………（147）
　　本章小结 ……………………………………………………………………………（151）
　　习题 …………………………………………………………………………………（152）

第十三章 羧酸和取代羧酸 (153)
第一节 羧酸 (153)
第二节 取代羧酸 (156)
第三节 羧酸衍生物 (159)
本章小结 (161)
习题 (161)

第十四章 脂类 (163)
第一节 油脂 (163)
第二节 磷脂 (165)
第三节 甾族化合物 (167)
本章小结 (170)
习题 (170)

第十五章 含氮有机化合物 (171)
第一节 胺 (171)
第二节 酰胺 (178)
第三节 含氮杂环化合物 (180)
本章小结 (187)
习题 (188)

第十六章 糖类 (190)
第一节 单糖 (190)
第二节 低聚糖 (198)
第三节 多糖 (201)
本章小结 (204)
习题 (204)

参考文献 (206)

第一章 绪 论

化学是一门在原子、分子层次上研究物质的组成、结构、性质及变化规律的科学。作为一门认识自然和改造自然的独立的基本学科,化学的发展极其迅猛。现代物理学、数学、生物学、计算机等的发展,为化学学科发展创造了大量有利的条件和机遇,化学与其他学科的联系日益密切,这种学科的交叉与渗透使化学为农业、电子学、生物学、药学、环境科学、计算机科学、工程学、地质学、物理学、能源开发、新材料的合成等众多领域作出了重大贡献。因此,人们把化学称为"21世纪的中心学科"。

一、化学与医学的关系

医学的任务是研究人体的生理和病理现象,而与此相关的人体代谢作用又与人体内的化学变化密切相关。医学的发展与进步离不开化学,纵观医药发展历史,如磺胺类药物、普鲁卡因等局麻药物的发现和发展,都毫无例外地表明医学与化学的亲缘关系。现代医学与化学的关系更加密切,人体各种复杂的代谢及生化反应都遵循化学反应的基本原理和规律。因此,只有掌握了一定的化学知识才能对临床中的生理和病理现象有更深入的理解。例如,临床上给病人输液,一般用等渗溶液,这与溶液的渗透压有关,如果使用大量高渗或低渗溶液,将会给病人造成严重后果;有毒物质在人体内引起的中毒现象也与化学有关,如误饮甲醇会造成机体中毒,双目失明,其主要原因是甲醇进入人体后能迅速被肝脏中的酒精脱氢酶氧化成甲醛,甲醛会干扰人体内蛋白质的功能,导致双目失明甚至死亡;临床上护理专业还会碰到诸如药物配伍禁忌的问题,更是化学因素在不同药物之间影响的体现。另外,在医学的诊断和治疗、临床检验方面同样离不开化学原理,如血糖、尿糖的测定,蛋白质的分离与鉴定等等。治疗用的药物是化学物质,只有掌握药物的组成、结构、性质才能理解其药理作用。在卫生防疫和卫生检验中的水质分析、食品质量检查、劳动卫生和环境卫生检验等,也都和化学有关。放射性同位素在医学上的广泛应用,更密切了医学和化学的关系。随着医学科学的发展,对遗传、变异、疾病、死亡等生命过程的探索越来越显示出医学和化学的密切关系。由此可见,掌握化学知识对后期医学专业课程的学习至关重要。因此,在世界各国的医学教育中都将化学作为一门重要的基础课。

二、医用化学的内容及特点

化学的研究对象是自然界中各种各样的物质,按研究对象和目的的不同,化学分为无机化学、有机化学、分析化学和物理化学等学科。进入20世纪以来,化学的理论、研究方法和实验技术都发生了深刻变化,在原有的四大学科基础上又与其他学科交叉形成多种边缘学科,如环境化学、食品化学、药物化学、农业化学、结构化学、量子化学、生物无机化学、分子化学、核化学和放射化学等等。而医用化学则是根据医学相关各专业的需要,按照化学的系统组织起来而形成的一门学科,具有以下几方面的特点:

(1) 在内容的选择上体现为相关医学专业服务,与医学人才培养目标相匹配,以必需、够用为度。

(2) 化学知识与医学密切联系。例如,原子结构与化学键等知识,其理论属于化学范畴,乍一看与医学的联系不大,但它是后续的生物化学、生理及临床等课程的基础。因为随着科学技术的进步,现代医学已逐渐发展到分子水平。例如,由于化学家对生物大分子(主要是核酸和蛋白质)的认识取得了突破,由此形成了一门新兴的学科——分子生物学。分子生物学的形成和发展,对医学乃至整个生命科学都产生了重大影响。

(3) 医用化学包括基础化学和有机化学两大部分,涉及面广,理论性强,学习起来有一定的难度,必须下工夫才能全面、扎实地掌握。

三、对学好医用化学的建议

大学学习与高中学习有很大的差别,主要是内容多,课堂授课容量大,要求学生有较强的接受能力和独立思考能力,学生需要尽快适应新的要求,调整学习方法。首先,做好听课前的充分预习,对即将要学习的内容有一定的了解,什么是难点,什么是自己概念模糊不能理解的,以便带着问题听课,掌握学习的主动权;上课专心听讲,积极思考,跟上教师的思路,注意教师设疑、释疑、分析问题和解决问题的方法,课堂上学会适当做笔记,以便课后复习和思考;课下认真阅读教材,加深理解,对大量的新知识及时消化吸收。其次,注意归纳对比,学会总结,切忌死记硬背,并将不能理解的知识与教师沟通,勤学多练多问。再次,注意养成良好的自学习惯,为终生学习奠定扎实基础。本教材在编写时特别注意了知识的衔接和延伸,同时对难度较大的理论问题的阐述做到深入浅出、细致明了,以适合学生自学。最后,还要强调的是,实验课是医用化学的重要组成部分,学习科学实验方法和培养动手能力是培养创造性思维和科学探索精神的重要途径,要重视实验的规范操作,从而增强动手能力和独立工作的能力,逐步建立起严谨的科学态度和科学的思维方法,为从事医学研究奠定良好基础。

(王伟军、黄勤安)

第二章 溶 液

溶液是由溶质和溶剂两部分组成的分散系统。溶液与人类的生产活动、医药卫生及生命过程的关系十分密切。人体内的体液如血液、组织间液、淋巴液以及各种腺体的分泌液等都是溶液。人体的体液不仅有一定的成分、分布,而且还有一定的含量,这对于维持人体的正常生理功能十分重要。临床上给患者大量补液时要特别注意溶液的浓度,如果浓度不当,就会产生不良后果,甚至危及生命,这和溶液的渗透压力密切相关。因此,对一名医务工作者来说,学习溶液组成标度和溶液渗透压力的有关知识非常必要。

第一节 溶液的组成标度

溶液的组成标度是指一定量的溶剂或溶液中所含溶质的量。表示溶液组成标度的方法有很多,根据世界卫生组织提议:凡是相对分子质量已知的物质在体内的含量,都用物质的量浓度表示;对于相对分子质量未知或尚未准确测得的物质,则可用质量浓度表示。医学上除了这两种表示方法之外,有时还用质量分数和体积分数表示。

一、物质的量浓度

物质的量浓度简称浓度,用符号 c_B 表示,定义为物质 B 的物质的量 n_B 除以溶液的体积 V,即

$$c_B = \frac{n_B}{V} \tag{2.1}$$

c_B 的 SI 单位是 $mol \cdot m^{-3}$,由于立方米的单位太大,医学上常用的单位是 $mol \cdot L^{-1}$、$mmol \cdot L^{-1}$ 和 $\mu mol \cdot L^{-1}$ 等。

在使用物质的量浓度时,必须指明物质的基本单元,基本单元可以是原子、分子、离子或这些粒子的特定组合体。基本单元用化学符号表示。例如:

$c(H_2SO_4) = 0.1\ mol \cdot L^{-1}$,表示每升溶液中含 $0.1\ mol(H_2SO_4)$;

$c(\frac{1}{2}H_2SO_4) = 0.2\ mol \cdot L^{-1}$,表示每升溶液中含 $0.2\ mol(\frac{1}{2}H_2SO_4)$;

$c(Na^+) = 0.01\ mol \cdot L^{-1}$,表示每升溶液中含 $0.01\ mol(Na^+)$。

B 的物质的量 n_B 与 B 的质量 m_B、摩尔质量 M_B 之间的关系为:

$$n_B = \frac{m_B}{M_B} \tag{2.2}$$

【例 2-1】 某人每 100 mL 血清中含 10 mg Ca^{2+},计算血清中 Ca^{2+} 的物质的量浓度。

解: 根据式(2.1)和式(2.2)可得:

$$c(Ca^{2+}) = \frac{n(Ca^{2+})}{V} = \frac{m(Ca^{2+})/M(Ca^{2+})}{V}$$

$$= \frac{0.010\ g/40\ g \cdot mol^{-1}}{0.10\ L}$$

$$= 0.0025\ mol \cdot L^{-1}$$

二、质量浓度

物质的质量浓度用符号 ρ_B 表示,它的定义为物质 B 的质量 m_B 除以溶液的体积 V。

$$\rho_B = \frac{m_B}{V} \tag{2.3}$$

ρ_B 的 SI 单位是 $kg \cdot m^{-3}$,医学上常用的单位是 $g \cdot L^{-1}$、$mg \cdot L^{-1}$ 和 $\mu g \cdot L^{-1}$。质量浓度单位中表示质量的单位可以改变,但表示体积的单位一般用升,不能改变。根据世界卫生组织提议:在注射液的标签上,应同时写明质量浓度和物质的量浓度,如静脉注射用的生理盐水 $\rho(NaCl) = 9\ g \cdot L^{-1}$,$c(NaCl) = 0.154\ mol \cdot L^{-1}$ 及葡萄糖注射液 $\rho(C_6H_{12}O_6) = 50\ g \cdot L^{-1}$,$c(C_6H_{12}O_6) = 0.278\ mol \cdot L^{-1}$。

物质 B 质量浓度 ρ_B 与物质的量浓度 c_B 和摩尔质量 M_B 之间的关系为:

$$\rho_B = c_B \cdot M_B \tag{2.4}$$

【例 2-2】 100 mL 生理盐水中含 0.9 g NaCl,计算生理盐水的质量浓度和物质的量浓度。

解: 根据式(2.3)得:

$$\rho(NaCl) = \frac{m(NaCl)}{V} = \frac{0.90\ g}{0.10\ L} = 9.0\ g \cdot L^{-1}$$

根据式(2.4)得:

$$c(NaCl) = \frac{\rho(NaCl)}{M(NaCl)} = \frac{9.0\ g \cdot L^{-1}}{58.5\ g \cdot mol^{-1}} = 0.154\ mol \cdot L^{-1}$$

三、质量分数和体积分数

1. 质量分数

物质 B 的质量分数用符号 ω_B 表示,它的定义为 B 的质量 m_B 与溶液的总质量 m 之比。

$$\omega_B = \frac{m_B}{m} \tag{2.5}$$

质量分数无单位,可以用小数或百分数表示。例如,市售浓硫酸的质量分数为 0.98 或 98%。

【例 2-3】 将 500 g 蔗糖和 300 g 水,加热后配制成糖浆,计算糖浆中蔗糖的质量分数。

解: 根据式(2.5),该糖浆中蔗糖($C_{12}H_{22}O_{11}$)的质量分数为:

$$\omega(C_{12}H_{22}O_{11}) = \frac{m(C_{12}H_{22}O_{11})}{m(溶液)} = \frac{500\ g}{800\ g} = 0.625$$

2. 体积分数

物质 B 的体积分数用符号 φ_B 表示,它的定义为在相同温度和压力时 B 的体积 V_B 与溶液总体积 V 之比。

$$\varphi_B = \frac{V_B}{V} \tag{2.6}$$

体积分数无单位,可用小数或分数表示。医学上常用体积分数来表示溶质为液体的溶液的组成。例如,临床用消毒酒精的体积分数为 0.75(或 75%),发热患者物理降温用的擦浴酒精的体积分数为 0.36(或 36%)。

【例 2-4】 消毒酒精的体积分数为 0.75,现配制 500 mL 这种酒精溶液,需 95% 酒精多少 mL?

解: 根据稀释定律及式(2.6):

$$500\ mL \times 0.75 = V \times 95\%$$

$$V = 394.7 \text{ mL}$$

量取95%酒精394.7 mL,加水稀释至500 mL即得。

第二节 溶液的渗透压力

一、渗透现象和渗透压力

要了解渗透现象,需从扩散谈起。在一杯纯水中加入少量的$CuSO_4$溶液,静置一段时间后,能够得到一杯颜色均匀的蓝色溶液,这是Cu^{2+}和SO_4^{2-}在水中扩散的结果。在盛有浓糖水的杯子的液面上,小心地加入一层清水,过一会儿,上面的水也有甜味了,最后得到浓度均匀的糖水,这是蔗糖分子在水中扩散的结果。如果阻止溶质粒子的扩散运动,会发生什么现象呢?

有一种性质特殊的膜,它只允许较小的溶剂水分子自由通过,而较大的溶质分子很难通过,具有这种特性的膜叫做半透膜,如鸡蛋膜、动物的肠衣、膀胱膜、细胞膜、毛细血管壁等都是生物半透膜。用亚铁氰化铜处理后的玻璃纸,只允许溶剂水分子通过,而不允许溶质分子通过,具有良好的半透性,是较为理想的化学半透膜。若用理想的半透膜将蔗糖溶液和纯水隔开,并使膜两侧的液面在同一水平面上,如图2-1(a)所示,则可见蔗糖溶液的体积逐渐增大,液面逐渐上升,而纯水的体积逐渐缩小,液面逐渐下降,直至达到一定高度后,半透膜两侧的液面不再上升和下降,如图2-1(b)所示。这种溶剂分子从纯水通过半透膜进入溶液的现象称为渗透现象,简称渗透。

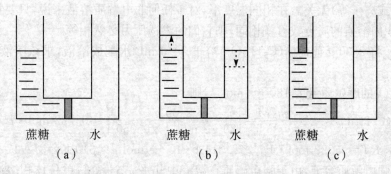

图2-1 渗透现象与渗透压示意图

产生渗透现象的原因:在单位体积内,纯溶剂中的水分子数目比蔗糖溶液中的水分子数目多,在单位时间内,从纯溶剂一侧通过半透膜进入溶液一侧的水分子数目比从溶液一侧通过半透膜进入纯溶剂一侧的水分子数目多,因此会发生渗透现象。当溶液一侧的液面缓缓上升,而纯溶剂一侧的液面缓缓下降后,随之产生了与溶剂分子渗透方向相反的静水压,它能逐步减缓渗透现象的发生。当半透膜两侧的液面差达到一定高度后,这种静水压能使两侧溶剂分子通过半透膜的速率相等,即达到了渗透平衡,液面不再上升。

欲使半透膜两侧液面的高度保持一致,就必须在溶液的液面上施加一定的额外压力才能实现,如图2-1(c)所示。这种恰好能维持渗透平衡必须额外施加的压力等于溶液的渗透压力。渗透压力用符号Π表示,单位为帕(Pa)或千帕(kPa)。

将两种不同浓度的溶液用半透膜隔开,稀溶液中的纯溶剂分子同样可以通过半透膜自发地进入到浓溶液中,当半透膜两侧的液面差达到一定的高度后,渗透现象才能停止。为了阻止渗透现象发生,也必须在浓度较高的溶液液面上施加一个额外压力,但这额外压力应该是两种溶液的渗透压力之差($\Pi_{浓}-\Pi_{稀}$)。

综上所述,产生渗透现象必须具备两个条件:一是半透膜存在;二是半透膜两侧溶液中单位体积内溶质粒子数不相等。

在日常生活中,可以看到很多渗透现象,如干旱发蔫的农作物,下雨后又重新恢复生机;在淡水中长时间游泳,会感觉眼球痛胀;淡水鱼和海水鱼互换环境会死亡等。这都与生物膜两侧溶液的浓度改变有关。

二、渗透压力与浓度、温度的关系

1877年德国植物学家菲弗尔(Pfeffer)用半透膜测定了蔗糖溶液的渗透压力。他发现:当温度一定时,溶液的渗透压力与溶液的浓度成正比;当浓度一定时,溶液的渗透压力与热力学温度成正比。

1886年荷兰化学家范特荷甫(Van't Hoff)进一步总结出如下规律:难挥发非电解质的稀溶液的渗透压力与浓度、温度的关系,与理想气体状态方程式相似。

$$\Pi = c_B RT \tag{2.7}$$

式中 Π 为溶液的渗透压力,单位为千帕(kPa);c_B 为物质的量浓度($mol \cdot L^{-1}$);T 为绝对温度($T=273+t$);R 为常数($R=8.314\ J \cdot K^{-1} \cdot mol^{-1}$)。

由上式可知:难挥发非电解质的稀溶液的渗透压力与溶液的物质的量浓度及绝对温度成正比,这个规律称为范特荷甫定律。它的重要意义在于:指出了在一定温度下,难挥发非电解质的稀溶液的渗透压力只与单位体积溶液中溶质的质点数成正比,而与溶剂的种类和溶质本性(种类、大小、分子或离子等)无关。在相同温度下,对于任何非电解质溶液来说,只要物质的量浓度相同,单位体积内溶质的质点数目就相同,则它们的渗透压力必然相等。

【例2-5】 将2.00 g葡萄糖($C_6H_{12}O_6$)溶于50.0 mL水配成溶液,求该溶液在37 ℃的渗透压力。

解: $C_6H_{12}O_6$ 的摩尔质量为180 $g \cdot mol^{-1}$,则

$$C(C_6H_{12}O_6) = \frac{n}{V} = \frac{m/M}{V} = \frac{2.00\ g}{180\ g \cdot mol^{-1} \times 0.050\ L} = 0.222\ mol \cdot L^{-1}$$

$$\Pi = c_B RT = 0.222\ mol \cdot L^{-1} \times 8.314\ J \cdot K^{-1} \cdot mol^{-1} \times 310\ K = 572.17\ kPa$$

若溶液是强电解质溶液,由于强电解质在溶液中几乎完全解离,单位体积溶液中溶质的质点数目会成倍增加,所以,其渗透压力比同浓度的非电解质溶液的渗透压力大若干倍,在计算渗透压力时要引入一个校正系数,即:

$$\Pi = i c_B RT \tag{2.8}$$

式中的 i 是一个强电解质分子解离后所产生的颗粒(离子)数。例如,NaCl 的 i 约为2,$CaCl_2$ 的 i 约为3。

【例2-6】 临床上常用的生理盐水是9.0 $g \cdot L^{-1}$ 的NaCl溶液,求该溶液在37 ℃的渗透压力。

解: NaCl在溶液中完全解离,是强电解质,i 近似等于2,NaCl摩尔质量为58.5 $g \cdot mol^{-1}$,根据式(2.8)

$$\Pi = i c_B RT = \frac{2 \times 9.0\ g \cdot L^{-1} \times 8.314\ kPa \cdot L \cdot mol^{-1} \cdot K^{-1} \times 310\ K}{58.5\ g \cdot mol^{-1}} = 7.9 \times 10^2\ kPa$$

由物质的量浓度的定义及物质的量、质量、摩尔质量之间的关系可知:

$$c_B = \frac{n_B}{V} = \frac{m_B/M_B}{V}$$

由式(2.7)得：

$$M_B = \frac{m_B RT}{\Pi V} \tag{2.9}$$

通过测定溶液的渗透压力，利用式(2.9)可以计算出溶质B的相对分子质量。

【例2-7】 将1.00 g血红素溶于水配制成100 mL溶液，在20 ℃时，测得溶液的渗透压力为0.367 kPa，试计算血红素的相对分子质量。

解：根据式(2.9)得：

$$M_B = \frac{m_B RT}{\Pi V} = \frac{1.00 \text{ g} \times 8.314 \text{ kPa} \cdot \text{L} \cdot \text{mol}^{-1} \cdot \text{K}^{-1} \times 293 \text{ K}}{0.367 \text{ kPa} \times 100/1000 \text{ L}} = 6.64 \times 10^4 \text{ g} \cdot \text{mol}^{-1}$$

故血红素的相对分子质量为 6.64×10^4。

三、渗透压力在医学上的意义

1. 渗透浓度

在一定温度下，渗透压力的大小只与单位体积溶液中溶质的颗粒数目成正比，而与溶质的本性和粒子的大小无关，我们把溶液中产生渗透效应的溶质粒子(分子、离子)称为渗透活性物质。这样就可以用渗透活性物质的量浓度来衡量溶液渗透压力的大小。

医学上常用渗透浓度表示溶液的渗透压力。渗透浓度是指溶液中能产生渗透效应的渗透活性物质的总的物质的量除以溶液的体积，用符号 c_{os} 表示，单位为 $\text{mol} \cdot \text{L}^{-1}$ 或 $\text{mmol} \cdot \text{L}^{-1}$。

【例2-8】 计算医院补液用的 $50.0 \text{ g} \cdot \text{L}^{-1}$ 葡萄糖溶液和 $9.0 \text{ g} \cdot \text{L}^{-1}$ 生理盐水(NaCl溶液)的渗透浓度。

解：葡萄糖为非电解质，$M(C_6H_{12}O_6) = 180 \text{ g} \cdot \text{mol}^{-1}$，故 $50.0 \text{ g} \cdot \text{L}^{-1}$ 葡萄糖溶液的渗透浓度为：

$$c_{os} = C(C_6H_{12}O_6) = \frac{50.0 \text{ g} \cdot \text{L}^{-1}}{180 \text{ g} \cdot \text{mol}^{-1}} = 0.278 \text{ mol} \cdot \text{L}^{-1} = 278 \text{ mmol} \cdot \text{L}^{-1}$$

氯化钠的 $M(\text{NaCl}) = 58.5 \text{ g} \cdot \text{mol}^{-1}$，故 $9.0 \text{ g} \cdot \text{L}^{-1}$ 的生理盐水的物质的量浓度为：

$$c(\text{NaCl}) = \frac{\rho(\text{NaCl})}{M(\text{NaCl})} = \frac{9.0 \text{ g} \cdot \text{L}^{-1}}{58.5 \text{ g} \cdot \text{mol}^{-1}} = 0.154 \text{ mol} \cdot \text{L}^{-1}$$

因NaCl为强电解质，在溶液中完全解离，所以生理盐水的渗透浓度为：

$$c_{os} = 2 \times c(\text{NaCl}) = 2 \times 154 = 308 \text{ mmol} \cdot \text{L}^{-1}$$

表2-1列出了正常人血浆、组织间液和细胞内液中各种渗透活性物质的渗透浓度。

2. 等渗、低渗和高渗溶液

溶液渗透压力的高低是相对的。渗透压力(或渗透浓度)相等的两种溶液，称为等渗溶液。若两种溶液的渗透压力(或渗透浓度)不相等，则渗透压力较低的溶液称为低渗溶液，渗透压力较高的溶液称为高渗溶液。

正常人血浆中各渗透活性物质的总浓度约为 $300 \text{ mmol} \cdot \text{L}^{-1}$。临床上规定：正常人血浆的总渗透浓度的正常范围为 $280 \sim 320 \text{ mmol} \cdot \text{L}^{-1}$，以此作为比较标准，凡渗透浓度在 $280 \sim 320 \text{ mmol} \cdot \text{L}^{-1}$ 之间的溶液称为等渗溶液；低于 $280 \text{ mmol} \cdot \text{L}^{-1}$ 的溶液称为低渗溶液；高于 $320 \text{ mmol} \cdot \text{L}^{-1}$ 的溶液称为高渗溶液。通过计算可知，临床上常用的 $50.0 \text{ g} \cdot \text{L}^{-1}$ 葡萄糖溶液、$9.0 \text{ g} \cdot \text{L}^{-1}$ 生理盐水、$12.5 \text{ g} \cdot \text{L}^{-1}$ NaHCO_3 溶液和 $18.7 \text{ g} \cdot \text{L}^{-1}$ 乳酸钠($\text{NaC}_3\text{H}_5\text{O}_3$)溶液等均是等渗溶液。

临床上给病人大量输液时，必须遵循一个基本原则：等渗输入，即不能因输入液体而影响血浆的渗透压力。如果输入液体的渗透浓度不适当，就会引起机体内水分调节失常使细胞变形和破坏，产生不良后果，甚至危及生命。

表 2-1 正常人血浆、组织间液和细胞内液中各种渗透活性物质的渗透浓度

渗透活性物质	血浆中浓度 (mmol·L^{-1})	组织间液中浓度 (mmol·L^{-1})	细胞内液中浓度 (mmol·L^{-1})
Na^+	144	137	10
K^+	5	4.7	141
Ca^{2+}	2.5	2.4	
Mg^{2+}	1.5	1.4	31
Cl^-	107	112.7	4
HCO_3^-	27	28.3	10
HPO_4^{2-}、$H_2PO_4^-$	2	2	11
SO_4^{2-}	0.5	0.5	1
磷酸肌酸			45
肌肽			14
氨基酸	2	2	8
肌酸	0.2	0.2	9
乳酸盐	1.2	1.2	1.5
三磷酸腺苷			5
一磷酸己糖			3.7
葡萄糖	5.6	5.6	
蛋白质	1.2	0.2	4
尿素	4	4	4
c_{os}	303.7	302.2	302.2

现以血红细胞在不同渗透浓度的 NaCl 溶液中出现的不同形态说明之。若将红细胞置于等渗溶液(如9.0 g·L^{-1} NaCl)中,红细胞内液的渗透压力与 NaCl 溶液的渗透压力相等,红细胞内外溶液处于渗透平衡状态,在显微镜下观察,红细胞的形状不会发生明显变化,如图 2-2(a)所示。

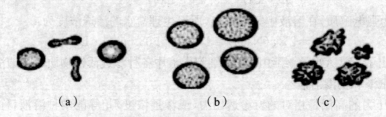

图 2-2 红细胞在不同渗透浓度的 NaCl 溶液中的形态示意图

若将红细胞置于低渗溶液中,红细胞内液的渗透压力大于红细胞外液的渗透压力,红细胞外液的水分子向红细胞内液渗透。在显微镜下观察,可见红细胞逐渐膨胀,严重时导致细胞膜破裂,使溶液呈红色,医学上把这种现象称为溶血,如图 2-2(b)所示。

若将红细胞置于高渗溶液中,红细胞内液的渗透压力小于红细胞外液的渗透压力,红细胞内液的水分子向红细胞外液渗透。在显微镜下观察,可见红细胞逐渐皱缩,医学上把这种现象称为胞浆分离,如图 2-2(c)所示。严重时容易黏结成团块,甚至形成血栓,堵塞血管。

需要指出的是,在特殊情况下允许使用高渗溶液(高渗溶液缓慢注入人体时,可被流动的血液稀释成等渗溶液),如亟须提高病人血糖时用 500 g·L^{-1} 葡萄糖溶液,治疗脑水肿时用

200 g·L^{-1}甘露醇溶液等，但必须控制用量和注射速度，并密切注意病人的反应，一旦出现异常，立即采取措施。

在临床的其他方面，等渗溶液也具有重要意义，如外科医生给病人换药冲洗伤口，一般用与组织细胞液等渗的生理盐水，若用高渗透浓度的盐水或纯水易引起疼痛；配制眼药水也需与眼粘膜细胞液的渗透压力相同，否则也会引起眼睛疼痛。

3. 晶体渗透压力和胶体渗透压力

人体血浆中既有电解质（如 NaCl、KCl、NaHCO$_3$ 等）、小分子物质（如葡萄糖、尿酸、氨基酸等），也有高分子物质（如蛋白质、糖类、脂类等）。医学上把电解质、小分子物质所产生的渗透压力称为晶体渗透压力（晶渗压），把高分子物质产生的渗透压力称为胶体渗透压力（胶渗压）。

在 37 ℃时，正常人血浆的渗透压力约为 770 kPa，其中晶体渗透压力约为 766 kPa，胶体渗透压力仅约为 4 kPa。这是因为蛋白质等分子量远大于无机盐的分子量，无机盐的渗透浓度远比蛋白质大，所以，人体血浆的渗透压力主要来源于晶体渗透压力。

人体内有很多生物半透膜（如细胞膜和毛细血管壁），但它们对不同溶质的通透性不同，从而维持和调节着体内各部位水分的相对平衡。

细胞膜允许 H$_2$O、Cl$^-$、HCO$_3^-$、氨基酸、葡萄糖等自由透过，而不允许蛋白质等大分子以及某些离子（如 Na$^+$、K$^+$）通过。这样，细胞内、外溶液的渗透压力与 Na$^+$、K$^+$ 等离子和蛋白质大分子的浓度有关，又因为晶体渗透压力远大于胶体渗透压力，因此水的渗透方向主要取决于晶体渗透压力。如果人体由于某种原因缺水，则细胞外液中盐的浓度相对升高，渗透压力增大，会迫使细胞内液中的水分子向细胞外液渗透，造成细胞失水皱缩，引起口渴。反之，如果体液中水的量增加过多（如大量饮水），则细胞外液晶体渗透压力降低，引起细胞外液的水分子通过细胞膜渗透到细胞内，会造成细胞膨胀，严重时出现水中毒。向高温作业的工人供给含电解质类物质的汽水，就是为了保持细胞外液晶体渗透压的恒定。

毛细血管壁与细胞膜不同，它允许各种无机盐、小分子自由通过，而不允许蛋白质等大分子通过。因此血液与组织间液的水平衡主要取决于胶体渗透压力。如因某种原因使人体内的血浆蛋白质明显减少时，引起血液胶体渗透压力降低，则血液中的水和其他小分子、小离子物质透过血管壁渗透到组织间液中，引起水肿。临床上对大面积烧伤或失血过多的患者进行补液时，由于这类患者血浆蛋白损失较多，除补以电解质溶液外，还要输入血浆或右旋糖苷，以恢复血浆的胶体渗透压。

本 章 小 结

溶液的组成标度是指一定量溶剂或溶液中所含溶质的量，常用的表示方法有：

B 的物质的量浓度，用符号 c_B 表示，医学上常用单位 mol·L^{-1} 和 mmol·L^{-1}。

$$c_B = \frac{n_B}{V}$$

B 的质量浓度，用符号 ρ_B 表示，医学上常用单位 g·L^{-1} 和 mg·L^{-1}。

$$\rho_B = \frac{m_B}{V}$$

B 的质量分数，用符号 ω_B 表示，无单位。

$$\omega_B = \frac{m_B}{m}$$

B 的体积分数，用符号 φ_B 表示，无单位。

$$\varphi_B = \frac{V_B}{V}$$

溶剂分子通过半透膜，从纯溶剂进入溶液（或从稀溶液进入浓溶液）的自发扩散现象称为渗透。产生渗透现象必须具备两个条件：一是半透膜存在；二是半透膜两侧存在渗透浓度差。能阻止渗透发生而在溶液一边所施加的额外压力称为渗透压力。

范特荷甫公式给出了非电解质溶液的渗透压力与温度、浓度之间的定量关系：

$$\Pi = c_B RT$$

在计算强电解质溶液的渗透压力时要引入一个校正系数。

医学上用渗透浓度表示溶液的渗透压力，它是指溶液中能产生渗透效应的各溶质质点的总浓度。临床上规定，渗透浓度在 280～320 mmol·L^{-1} 范围内的溶液称为等渗溶液，细胞在等渗溶液中形态不发生改变。大量输液时，必须用等渗溶液。

习　题

1. 什么叫渗透现象？产生渗透现象的条件是什么？

2. 某患者需补充 Na$^+$ 离子 50.0 mg，应补多少克 NaCl？如用生理盐水 [ρ(NaCl)=9.0 g·L^{-1}] 需多少毫升？

3. 欲配制 1000 mL 体积分数为 0.75 的消毒酒精溶液，计算所需体积分数为 0.95 的酒精溶液的体积。

4. 正常人血浆中 Ca^{2+} 和 HCO$_3^-$ 的浓度分别是 2.5 mmol·L^{-1} 和 27 mmol·L^{-1}，化验测得某病人血浆中 Ca^{2+} 和 HCO$_3^-$ 的质量浓度分别是 160 mg·L^{-1} 和 12 g·L^{-1}，试判断该病人血浆中这两种离子的含量是否正常。

5. 下面溶液用半透膜隔开，用箭头标明渗透的方向。
(1) 0.2 mol·L^{-1} KCl | 0.2 mol·L^{-1} 蔗糖；
(2) 0.2 mol·L^{-1} 葡萄糖 | 0.2 mol·L^{-1} 蔗糖；
(3) 0.1 mol·L^{-1} KCl | 0.1 mol·L^{-1} CaCl$_2$；
(4) 50.0 g·L^{-1} 葡萄糖 | 50.0 g·L^{-1} 蔗糖。

6. 试比较出相同温度下下列各组溶液渗透压力的大小，并说明理由。
(1) 0.2 mol·L^{-1} 葡萄糖溶液和 0.2 mol·L^{-1} NaCl 溶液。
(2) 0.1 mol·L^{-1} MgSO$_4$ 溶液和 0.1 mol·L^{-1} CaCl$_2$ 溶液。

7. 蛙肌细胞内液的渗透浓度为 240 mmol·L^{-1}，若把蛙肌细胞置于质量浓度分别为 10 g·L^{-1}、7 g·L^{-1} 和 3 g·L^{-1} NaCl 溶液中，将各呈什么形态？

8. 把 100 mL 9 g·L^{-1} 生理盐水和 100 mL 50 g·L^{-1} 葡萄糖溶液混合，与血浆相比较，此混合溶液是高渗溶液、低渗溶液，还是等渗溶液？

9. 在体温 37 ℃ 时，血浆的渗透压力为 770 kPa，计算血浆的渗透浓度。

（夏小庆）

第三章 电解质溶液

许多化学反应,特别是生物体内的酶催化反应,往往需要在具有一定 pH 值,并且能保持其 pH 值不易发生变化的溶液中才能正常进行。这种具有一定 pH 值,并在外界条件变化时能保持其 pH 基本不变的溶液,称为缓冲溶液。其缓冲性能及原理与弱电解质在水中的质子传递平衡有密切关系。因此,在讨论缓冲溶液问题之前,必须先熟悉电解质在溶液中的基本规律。

第一节 弱电解质在溶液中的解离

按电解质在水溶液中是否完全解离,将其分为强电解质和弱电解质两类。在水溶液中几乎完全解离的电解质称为强电解质,如强酸 HCl、H_2SO_4,强碱 KOH、NaOH 及大多数的盐类。而在水溶液中只有少部分解离成正、负离子,大部分以分子状态存在,导电能力较弱的电解质称为弱电解质。例如,在醋酸水溶液中,只有少数醋酸分子在水分子的作用下,解离成氢离子和醋酸根离子;另一方面,一部分氢离子和醋酸根离子又能互相碰撞、吸引而重新结合成醋酸分子。醋酸的解离可表示如下:

$$HAc + H_2O \rightleftharpoons H_3O^+ + Ac^-$$

(简写为 $HAc \rightleftharpoons H^+ + Ac^-$)

即弱电解质的解离过程是可逆的。

一、解离平衡和解离常数

在一定温度下,当弱电解质分子解离成离子的速度与离子又结合成分子的速度相等时,解离过程即达到动态平衡,称为解离平衡。这时未解离的分子浓度和已解离出来的各离子浓度不再改变,已解离的各离子浓度幂的乘积与未解离的分子浓度的比值是一常数,称为解离常数。例如,醋酸的解离平衡和解离常数可表示如下:

$$HAc \rightleftharpoons H^+ + Ac^-$$

$$K_i = \frac{[H^+][Ac^-]}{[HAc]} \tag{3.1}$$

(3.1)式中的$[H^+]$、$[Ac^-]$和$[HAc]$均为平衡时的浓度,单位以 $mol \cdot L^{-1}$ 表示;K_i 称为解离常数。K_i 的大小可表示弱电解质在水溶液中解离成离子的程度,K_i 越大,则解离程度越大。

二、解离度

在一定温度下,弱电解质在溶液中达到解离平衡时,已解离的弱电解质分子数和原有的分子总数之比,称为该电解质的解离度,用符号 α 表示。

$$\alpha = \frac{\text{已解离的分子数}}{\text{原有分子总数}} \times 100\% \tag{3.2}$$

例如,25 ℃时,$0.1\ mol \cdot L^{-1}$ HAc 的 $\alpha = 1.3\%$,表示在溶液中每 1000 个 HAc 分子中有约 13 个分子解离成 H^+ 和 Ac^-。

不同的弱电解质,在相同浓度时,它们的解离度不同。电解质越弱,解离度就越小。所以解离度的大小,可以表示弱电解质的相对强弱。

解离度的大小,除与电解质的本性有关外,还与溶液的浓度等因素有关,同一弱电解质溶液,浓度越小,解离度越大。这是由于稀释对分子解离成离子的速度几乎没什么影响,但显著减小了离子结合成分子的速度,因而溶液越稀,解离度越大。因此通常说某电解质的解离度都是指一定温度和一定浓度时的解离度。

三、同离子效应和盐效应

1. 同离子效应

弱电解质在水溶液中既然存在着解离平衡,因此利用平衡移动原理,改变平衡离子的浓度必然会使解离平衡发生移动。例如在 HAc 溶液中,加入少量 NaAc,因 NaAc 是强电解质,在溶液中全部解离为 Na^+ 和 Ac^-,使溶液中 Ac^- 的浓度大大增加,则 Ac^- 大量地同 H^+ 结合变成 HAc 分子,使解离平衡向左移动,从而降低了 HAc 的解离度。这种情况可用下式表示:

$$HAc + H_2O \rightleftharpoons H_3O^+ + Ac^-$$

$$\longleftarrow 平衡移动方向 \longrightarrow$$

$$NaAc \longrightarrow Na^+ + Ac^-$$

这种在弱电解质溶液中,加入一种与弱电解质含有相同离子的易溶强电解质,可使弱电解质的解离度降低,这种现象称为同离子效应。

2. 盐效应

在弱电解质溶液中加入与弱电解质不含相同离子的强电解质,弱电解质的解离度将稍有增大,这种现象称为盐效应。例如,在 HAc 溶液中加入强电解质 NaCl,可使 HAc 的解离度增加。

产生同离子效应时,必然伴随有盐效应,但同离子效应的影响比盐效应要大得多,所以一般情况下,不考虑盐效应也不会产生显著影响。

第二节 酸碱质子理论

人们对酸碱的认识经历了漫长的过程。最初认为有酸味,能使蓝色石蕊变红的物质为酸;有涩味,能使红色石蕊变蓝的物质为碱。后来,人们对酸碱的本质提出不同的看法。1887 年阿累尼乌斯(Arrhenius)提出的酸碱电离理论认为:凡在水溶液中电离出的阳离子全部是 H^+ 的物质称为酸,而电离出的阴离子全部是 OH^- 的物质称为碱。酸碱反应的实质是 H^+ 与 OH^- 结合生成 H_2O。这个理论把酸碱反应限制在水溶液中,把酸碱范围也限制为能电离出 H^+ 或 OH^- 的物质。这一理论无法解释许多化学事实,如 HCl 和 NH_3 在气相或苯溶液中并不电离却能相互反应生成 NH_4Cl,Na_2CO_3 和 $NaHCO_3$ 结构中不含有也不电离出 OH^-,却具有碱性。为了克服阿累尼乌斯电离理论的局限性,1923 年,丹麦的布朗斯特(Bronsted)和英国的劳瑞(Lowry)提出了酸碱质子理论。

一、酸碱的定义

酸碱质子理论认为:凡能给出质子(H^+)的物质是酸,凡能接受质子(H^+)的物质是碱。酸碱不是孤立的,它们之间存在下述的共轭关系:

$$酸 \rightleftharpoons H^+ + 碱$$
$$HCl \rightleftharpoons H^+ + Cl^-$$
$$HAc \rightleftharpoons H^+ + Ac^-$$
$$H_2CO_3 \rightleftharpoons H^+ + HCO_3^-$$
$$HCO_3^- \rightleftharpoons H^+ + CO_3^{2-}$$
$$NH_4^+ \rightleftharpoons H^+ + NH_3$$
$$H_3O^+ \rightleftharpoons H^+ + H_2O$$
$$H_2O \rightleftharpoons H^+ + OH^-$$

从上面的例子可以看出,酸给出质子后剩余部分就是相应的碱,碱接受质子后就成为相应的酸。这种对应关系,称为共轭关系。左边的各种酸是右边相应碱的共轭酸,右边的各种碱是左边相应酸的共轭碱;因此把在组成上仅相差一个质子的一对酸碱称为共轭酸碱对。其关系式表示为:

$$酸 \rightleftharpoons H^+ + 共轭碱$$

若酸给出质子的倾向愈强,则其共轭碱接受质子的倾向愈弱,即酸愈强,其共轭碱愈弱;反之,碱性越强的物质,其共轭酸的酸性越弱。

有些物质在一个共轭酸碱对中为酸,而在另一个共轭酸碱对中却为碱。如 HCO_3^- 在 $HCO_3^- - CO_3^{2-}$ 中是酸,而在 $H_2CO_3 - HCO_3^-$ 中是碱。像 H_2O、HCO_3^- 等这类既能给出质子,又能接受质子的物质称为两性物质。

二、酸碱反应的实质

根据酸碱质子理论,酸碱反应的实质就是两对共轭酸碱对之间质子的传递反应。例如:

$$\overset{\overset{H^+}{\downarrow}}{HCl + NH_3} \rightleftharpoons NH_4^+ + Cl^-$$

HCl 和 NH_3 反应,无论在水溶液、苯溶剂或气相中,其实质都是一样的。即 HCl 是酸,将质子传递给 NH_3,转变为它的共轭碱 Cl^-,NH_3 是碱,接受 HCl 给出的质子后转变为它的共轭酸 NH_4^+。

质子理论把电离理论中的中和反应、解离反应、水解反应等都归纳为酸碱反应。其质子传递过程如下:

$$\overset{\overset{H^+}{\downarrow}}{HAc + H_2O} \rightleftharpoons H_3O^+ + Ac^- \quad 醋酸解离$$

$$\overset{\overset{H^+}{\downarrow}}{H_2O + NH_3} \rightleftharpoons NH_4^+ + OH^- \quad 氨解离$$

$$\overset{\overset{H^+}{\downarrow}}{H_2O + Ac^-} \rightleftharpoons HAc + OH^- \quad 水解反应$$

以上反应可用通式表示如下:

$$\overset{\overset{H^+}{\downarrow}}{酸_1 + 碱_2} \rightleftharpoons 碱_1 + 酸_2$$

$酸_1$ 把质子给了 $碱_2$ 后就转变成 $碱_1$,$碱_2$ 接受了 $酸_1$ 给出的质子就转变为 $酸_2$。所以,$酸_1$ 是 $碱_1$ 的共轭酸,$碱_2$ 是 $酸_2$ 的共轭碱。

从以上反应可以看出,一种酸和一种碱反应,总是导致新酸、新碱的生成。酸碱反应的方向,总是由较强的酸和较强的碱反应,向着生成较弱的酸和较弱的碱的方向进行。

第三节 水溶液的酸碱性及 pH 值的计算

一、水的质子自递平衡

(一) 水的质子自递平衡和水的离子积

纯水有极弱的导电性,说明水是一个极弱的电解质。根据酸碱质子理论,水是一种既能给出质子又能接受质子的两性物质。即:

$$H_2O + H_2O \rightleftharpoons H_3O^+ + OH^-$$

这种发生在同种分子之间的质子传递反应称为质子自递反应。在一定温度下反应达到平衡时有如下关系:

$$K = \frac{[H_3O^+][OH^-]}{[H_2O]^2}$$

式中 K 是水的质子自递常数。上式可以写成:

$$[H_3O^+][OH^-] = K[H_2O]^2$$

由于水是极弱电解质,自递反应十分弱,故把 $[H_2O]$ 的数值看成常数。则 $K[H_2O]^2$ 为一个新常数,常用 K_w 表示,得:

$$K_w = K \cdot [H_2O]^2 = [H_3O^+] \cdot [OH^-] \tag{3.3}$$

K_w 称为水的质子自递平衡常数,又称水的离子积。经实验测得,在 298 K 时,

$$[H_3O^+] = [OH^-] = 1.0 \times 10^{-7} (mol \cdot L^{-1})$$

代入式(3.3)得:

$$K_w = [H_3O^+] \cdot [OH^-] = 1.0 \times 10^{-14} \tag{3.4}$$

K_w 随温度升高而增大,但室温下改变不大,均可按 1.0×10^{-14} 计算。

(二) 水溶液的 pH 值

水的离子积不仅适用于纯水,也适用于任何稀水溶液。通过水的质子自递平衡常数 K_w,只要知道水溶液的 H_3O^+ 浓度,就可计算出 OH^- 浓度;反之亦然。因此可以用 H_3O^+ 浓度或 OH^- 浓度表示溶液的酸碱性。即

在纯水或中性溶液中 $[H_3O^+] = [OH^-] = 1.0 \times 10^{-7}$ mol·L^{-1}
在酸性溶液中 $[H_3O^+] > 1.0 \times 10^{-7}$ mol·L^{-1} > $[OH^-]$
在碱性溶液中 $[H_3O^+] < 1.0 \times 10^{-7}$ mol·L^{-1} < $[OH^-]$

在稀溶液中,当 H_3O^+、OH^- 浓度较小时,用 H_3O^+ 浓度或 OH^- 浓度表示溶液的酸碱性就很不方便,为此引入 pH,即 H_3O^+ 离子浓度的负对数(或 pOH,即 OH^- 离子浓度的负对数)

$$pH = -\lg[H_3O^+] \text{(或 } pOH = -\lg[OH^-]) \tag{3.5}$$

在 298 K 时,任何水溶液中,$K_w = [H_3O^+] \cdot [OH^-] = 1.0 \times 10^{-14}$,故有 pH + pOH = 14.00。则

在纯水或中性溶液中   pH = 7
在酸性溶液中   pH < 7
在碱性溶液中   pH > 7

pH 越大,$[H_3O^+]$ 越小,溶液酸性越弱,碱性越强。

pH 和 pOH 的使用范围一般在 1~14 之间,在这个范围以外,可直接用 H_3O^+ 或 OH^- 的浓度来表示。

pH 的概念不仅在化学领域而且在医学、生物学中也很重要,正常人体中各种体液都有一定的 pH 范围,见表 3-1。

表 3-1 人体中各种体液的 pH 值

体液	pH	体液	pH
血清	7.35~7.45	大肠液	8.3~8.4
成人胃液	0.9~1.5	乳汁	6.6~6.9
婴儿胃液	5.0	泪水	~7.4
唾液	6.35~6.85	尿液	4.8~7.5
胰	7.5~8.0	脑脊液	7.35~7.45
小肠液	~7.6		

二、酸碱在水溶液中的质子传递平衡

(一) 质子传递平衡及平衡常数

1. 一元弱酸溶液的质子传递平衡

一元弱酸在溶液中的质子传递平衡为:

$$HB + H_2O \rightleftharpoons B^- + H_3O^+$$

平衡常数

$$K_i = \frac{[H_3O^+][B^-]}{[HB][H_2O]}$$

在稀溶液中,$[H_2O]$ 可看成是常数,则上式可改写为:

$$K_i[H_2O] = \frac{[H_3O^+][B^-]}{[HB]}$$

$K_i[H_2O]$ 为一个新常数,常用 K_a 表示,得:

$$K_a = \frac{[H_3O^+][B^-]}{[HB]} \tag{3.6}$$

式中,K_a 为酸的质子传递平衡常数,也称酸的解离常数,简称酸常数。K_a 决定于酸的本性,与酸的浓度无关。K_a 与温度有关,但温度变化对 K_a 的影响并不显著,一般可不考虑其影响。

K_a 是水溶液中酸强度的量度,它的大小表示酸将质子传递给水的能力的大小。同类型酸 K_a 愈大,说明该酸在水中释放质子的能力愈大,形成的 H_3O^+ 愈多,酸性愈强。例如,25 ℃ 时,HF、HAc、HCN 的 K_a 分别为 6.3×10^{-4}、1.75×10^{-5}、6.2×10^{-10},故三种酸的强弱顺序为 HF > HAc > HCN。

2. 一元弱碱溶液的质子传递平衡

一元弱碱在溶液中的质子传递平衡为:

$$B^- + H_2O \rightleftharpoons HB + OH^-$$

$$K_b = \frac{[HB][OH^-]}{[B^-]} \tag{3.7}$$

K_b 为碱的质子传递平衡常数,也称碱的解离常数,简称碱常数。K_b 取决于碱的本性,与碱的浓度无关。K_b 与温度有关。

K_b是水溶液中碱强度的量度,它的大小表示碱从水中取得质子能力的大小。K_b愈大,碱性愈强。

由于一些弱酸、弱碱的解离常数K很小,为使用方便,常用K_a或K_b的负对数即pK_a或pK_b来表示。表3-2是一些常见的弱酸、弱碱的解离常数。

表3-2 一些弱酸和弱碱的解离常数(298K)

名称	K_i	名称	K_i
醋酸(HAc)	1.76×10^{-5}	磷酸(H_3PO_4)	$7.52 \times 10^{-3}(K_{a1})$
甲酸(HCOOH)	1.77×10^{-4}		$6.23 \times 10^{-8}(K_{a2})$
氢氰酸(HCN)	4.93×10^{-10}		$2.2 \times 10^{-13}(K_{a3})$
碳酸(H_2CO_3)	$4.3 \times 10^{-7}(K_{a1})$	氨(NH_3)	1.79×10^{-5}
	$5.61 \times 10^{-11}(K_{a2})$		

(二)共轭酸碱解离常数的关系

弱酸的K_a与其共轭碱的K_b之间有确定的关系,现以共轭酸碱对 HB - B^- 为例说明:

$$HB + H_2O \rightleftharpoons H_3O^+ + B^- \qquad B^- + H_2O \rightleftharpoons HB + OH^-$$

$$K_a = \frac{[H_3O^+][B^-]}{[HB]} \qquad K_b = \frac{[HB][OH^-]}{[B^-]}$$

$$K_a \cdot K_b = \frac{[H_3O^+][B^-]}{[HB]} \cdot \frac{[HB][OH^-]}{[B^-]} = [H_3O^+] \cdot [OH^-] = K_w$$

即
$$K_a \cdot K_b = K_w \tag{3.8}$$
$$pK_a + pK_b = pK_w \tag{3.9}$$

式(3.8)说明K_a与K_b成反比,即定量地说明了 HB 与 B^- 强度互成反比,酸愈强(pK_a越小),其共轭碱愈弱(pK_b越大),碱愈强,其共轭酸愈弱。此式还说明若已知酸的K_a,可求共轭碱的K_b;反之亦然。

【例3-1】 HAc $K_a = 1.76 \times 10^{-5}$ Ac^- $K_b = 5.59 \times 10^{-10}$
HCN $K_a = 4.93 \times 10^{-10}$ CN^- $K_b = 2.03 \times 10^{-5}$
则 酸性:HAc>HCN 碱性:$CN^- > Ac^-$

【例3-2】 根据查表可知,NH_3的碱解离常数$K_b = 1.8 \times 10^{-5}$,求NH_4Cl的酸解离常数K_a。

解:$NH_3 \sim NH_4^+$ 为共轭酸碱对
因为 $K_a \cdot K_b = K_w$
所以 $K_a = K_w/K_b = 1.0 \times 10^{-14}/1.8 \times 10^{-5} = 5.6 \times 10^{-10}$

三、一元弱酸、弱碱溶液 pH 的计算

1. 一元弱酸水溶液

一元弱酸在水溶液中存在两种质子传递平衡:
$$HB + H_2O \rightleftharpoons H_3O^+ + B^-$$
$$H_2O + H_2O \rightleftharpoons H_3O^+ + OH^-$$

HB、B^-、H_3O^+、OH^-这四种物质在溶液中的平衡浓度都是未知的,要精确计算相当复杂,因此常简化处理。

(1)当$K_a c_a \geq 20 K_w$时,可忽略水的质子传递平衡,溶液中的H^+主要由 HB 解离提供,水的解离受抑制,可忽略。设 HB 的起始浓度为c_a,H_3O^+的平衡浓度为$[H_3O^+]$,HB 的解离度为α,则

$$HB + H_2O \rightleftharpoons H_3O^+ + B^-$$

开始	c_a	0	0
平衡	$c_a - c_a\alpha$	$c_a\alpha$	$c_a\alpha$

则

$$K_a = \frac{[H_3O^+][B^-]}{[HB]} = \frac{c_a\alpha^2}{1-\alpha}$$

(2) 当弱酸的 $\alpha < 5\%$，或 $c_a/K_a \geqslant 500$，已解离的酸极少，$1-\alpha \approx 1$，则

$$K_a = c_a\alpha^2$$

$$\alpha = \sqrt{\frac{K_a}{c_a}}$$

$$[H_3O^+] = c_a\alpha = c_a \cdot \sqrt{\frac{K_a}{c_a}} = \sqrt{c_a \cdot K_a} \tag{3.10}$$

式(3.10)是计算一元弱酸$[H_3O^+]$的最简式。

【例 3-3】 已知室温下 NH_3 的 $K_b = 1.79 \times 10^{-5}$，求 $0.10\ mol \cdot L^{-1}$ NH_4Cl 溶液的 pH。

解： NH_4^+ - NH_3 为共轭酸碱对

$$K_a = K_w/K_b = 1.00 \times 10^{-14}/(1.79 \times 10^{-5}) = 5.59 \times 10^{-10}$$

因为

$$cK_a = 0.10 \times 5.59 \times 10^{-10} > 20K_w$$

$$c/K_a = 0.10/(5.59 \times 10^{-10}) > 500$$

所以 $[H_3O^+] = \sqrt{c_a \cdot K_a} = \sqrt{5.59 \times 10^{-10} \times 0.10} = 7.48 \times 10^{-6}\ mol \cdot L^{-1}$

$$pH = -\lg[H_3O^+] = 5.13$$

2. 一元弱碱水溶液

对于一元弱碱溶液，按一元弱酸的处理方法，当 $c_bK_b \geqslant 20K_w$，且 $c_b/K_b \geqslant 500$，可得出计算一元弱碱溶液$[OH^-]$的最简公式：

$$[OH^-] = \sqrt{K_b \cdot c_b} \tag{3.11}$$

【例 3-4】 已知室温下 NH_3 的 $K_b = 1.79 \times 10^{-5}$，求 $0.010\ mol \cdot L^{-1}$ NH_3 溶液的 pH。

解： 因为 $c_b/K_b = 0.010/1.79 \times 10^{-5} > 500$，$c_b \cdot K_b > 20K_w$

所以 $[OH^-] = \sqrt{K_b \cdot c_b} = \sqrt{1.79 \times 10^{-5} \times 0.010} = 4.23 \times 10^{-4}\ mol \cdot L^{-1}$

$$pOH = -\lg[OH^-] = 3.37$$

$$pH = 14 - pOH = 14 - 3.37 = 10.63$$

【例 3-5】 已知室温下 HAc 的 $K_a = 1.74 \times 10^{-5}$，求 $0.10\ mol \cdot L^{-1}$ NaAc 溶液的 pH。

解： $K_b = K_w/K_a = 1.00 \times 10^{-14}/(1.74 \times 10^{-5}) = 5.75 \times 10^{-10}$

因为

$$c_bK_b = 0.10 \times 5.75 \times 10^{-10} > 20K_w$$

$$c_b/K_b = 0.10/(5.75 \times 10^{-10}) > 500$$

所以 $[OH^-] = \sqrt{K_b \cdot c_b} = \sqrt{5.75 \times 10^{-10} \times 0.10} = 7.58 \times 10^{-6}\ mol \cdot L^{-1}$

$$pOH = -\lg[OH^-] = 5.12$$

$$pH = 14 - 5.12 = 8.88$$

在水溶液的 pH 计算中，NH_4Cl 为酸性溶液，是因为 Cl^- 碱性极弱，忽略不计；NaAc 为碱性溶液，是因为 Na^+ 酸性极弱，忽略不计。

第四节 缓冲溶液

一、缓冲溶液及缓冲机制

（一）缓冲溶液

取纯水、NaCl 溶液和 HAc-NaAc 的混合溶液各 1 L，分别加入等量的酸或碱及纯水，溶液的 pH 变化见表 3-3。

表 3-3 强酸强碱及纯水的加入对溶液 pH 的影响

1.0 L 纯水或 NaCl 溶液	pH	加入 0.010 mol HCl		加入 0.010 mol NaOH		加入纯水	
		pH	ΔpH	pH	ΔpH	pH	ΔpH
H_2O	7	2	5	12	5	7	0
0.1 mol·L^{-1} NaCl	7	2	5	12	5	7	0
0.1 mol·L^{-1} HAc-NaAc	4.75	4.66	0.09	4.84	0.09	4.75	0

表 3-3 数据说明，当向上述溶液中加入等量的 HCl 或 NaOH 时，H_2O 和 NaCl 溶液的 pH 改变了 5 个单位，HAc 和 NaAc 混合溶液的 pH 改变不到 0.1 单位。而若在一定范围内加水稀释时，HAc 和 NaAc 混合溶液的 pH 也基本不变。由此可见，这种能抵抗外加少量强酸、少量强碱或稍加稀释后仍能保持溶液 pH 基本不变的作用称为缓冲作用，具有缓冲作用的溶液称为缓冲溶液。

（二）缓冲溶液的组成

缓冲溶液之所以具有缓冲作用，是由于在缓冲溶液中同时含有足量的抗酸和抗碱两种成分，通常把这两种成分合称为缓冲对或缓冲系。像上述缓冲溶液中 HAc-Ac^- 就是一个缓冲对。

根据酸碱质子理论，缓冲对为共轭酸碱对，共轭酸为抗碱成分，共轭碱为抗酸成分。一些常见的缓冲系见表 3-4。

表 3-4 常见缓冲系

缓冲系	共轭酸	共轭碱	质子转移平衡式	pK_a(25 ℃)
HAc-Ac^-	HAc	Ac^-	$HAc + H_2O \rightleftharpoons Ac^- + H_3O^+$	4.75
H_2CO_3-HCO_3^-	H_2CO_3	HCO_3^-	$H_2CO_3 + H_2O \rightleftharpoons HCO_3^- + H_3O^+$	6.37
H_3PO_4-$H_2PO_4^-$	H_3PO_4	$H_2PO_4^-$	$H_3PO_4 + H_2O \rightleftharpoons H_2PO_4^- + H_3O^+$	2.12
NH_4^+-NH_3	NH_4^+	NH_3	$NH_4^+ + H_2O \rightleftharpoons NH_3 + H_3O^+$	9.25
NaH_2PO_4-Na_2HPO_4	$H_2PO_4^-$	HPO_4^{2-}	$H_2PO_4^- + H_2O \rightleftharpoons HPO_4^{2-} + H_3O^+$	7.21
Na_2HPO_4-Na_3PO_4	HPO_4^{2-}	PO_4^{3-}	$HPO_4^{2-} + H_2O \rightleftharpoons PO_4^{3-} + H_3O^+$	12.67

（三）缓冲机制

以 HAc-NaAc 缓冲溶液为例，说明缓冲溶液的作用原理。

HAc-NaAc 缓冲溶液中，NaAc 为强电解质，在溶液中全部解离成 Na^+ 及 Ac^-；而 HAc 是弱电解质，在溶液中只部分解离，并且因来自 NaAc 的 Ac^- 引起的同离子效应，使 HAc 几乎完全以分子形式存在于溶液中。所以在 HAc-NaAc 缓冲溶液中存在着大量的 HAc 和 Ac^-,且二者是共轭酸碱对,它们之间的质子转移平衡关系可表示如下:

$$\boxed{HAc} + H_2O \rightleftharpoons H_3O^+ + \boxed{Ac^-}$$

$$NaAc \longrightarrow Na^+ + \boxed{Ac^-}$$

当有少量强酸如 HCl 侵入时,等于在溶液中加入 H_3O^+,则溶液中大量存在的 Ac^- 立即与侵入的 H_3O^+ 结合成 HAc,使上式平衡向左移动,从而消耗了侵入的绝大部分 H_3O^+,达到新平衡时,溶液中的 H_3O^+ 浓度无明显增加,因而溶液的 pH 基本保持不变。由此可见,缓冲系中的共轭碱(Ac^-)起到了抵抗外来强酸的作用,称为缓冲溶液的抗酸成分。

当有少量强碱如 NaOH 侵入时,等于在溶液中加入 OH^-,则 H_3O^+ 立即与 OH^- 结合成 H_2O,此时 HAc 质子转移平衡向右移动,补充消耗掉的 H_3O^+,达到新平衡时,溶液中的 H_3O^+ 浓度无明显降低,溶液的 pH 基本保持不变。缓冲系中的共轭酸(HAc)起到了抵抗外来强碱的作用,称为缓冲溶液的抗碱成分。

当加入少量水稀释时,溶液中的 H_3O^+ 浓度降低。但加水稀释后,共轭碱(Ac^-)浓度也同时降低,因而同离子效应减弱,减小了离子结合成分子的速度,使 HAc 解离度增大,结果是溶液中的 H_3O^+ 浓度不发生显著改变,溶液的 pH 基本保持不变。

总之,在缓冲溶液中,由于同时存在着大量的抗酸成分和抗碱成分,它们通过弱酸的质子传递平衡的移动以达到消耗掉外加的少量强酸、强碱或对抗稍加稀释的作用而维持溶液 pH 基本保持不变,因此缓冲溶液具有缓冲作用。

二、缓冲溶液 pH 的计算

以 HB-NaB 缓冲溶液为例说明缓冲溶液 pH 的计算。

HB 和 B^- 之间的质子传递平衡为:

$$HB + H_2O \rightleftharpoons H_3O^+ + B^- \tag{3.12}$$

平衡时,有:

$$K_a = \frac{[H_3O^+][B^-]}{[HB]}$$

$$[H_3O^+] = K_a \cdot \frac{[HB]}{[B^-]}$$

等式两边同取负对数

$$-\lg[H_3O^+] = -\lg K_a + \lg \frac{[B^-]}{[HB]}$$

即

$$pH = pK_a + \lg \frac{[B^-]}{[HB]} = pK_a + \lg \frac{\text{共轭碱}}{\text{共轭酸}} \tag{3.13}$$

此即计算缓冲溶液 pH 的亨德森-哈赛尔巴赫(Henderson-Hasselbalch)方程。

式中,pK_a 为缓冲对中共轭酸解离常数的负对数,[HB]、$[B^-]$ 均为平衡浓度,$[B^-]/[HB]$ 称为缓冲比。

在式(3.12)平衡中,设 HB 的总浓度为 $c(HB)$,其已解离部分的浓度为 $c'(HB)$,则 HB 和 B^- 的平衡浓度分别为:

$$[HB] = c(HB) - c'(HB)$$

$$[B^-] = c(NaB) + c'(HB)$$

由于 B^- 的同离子效应,使得 HB 的解离很小,$c'(HB)$ 可以忽略。则 $[HB] \approx c(HB)$,$[B^-] \approx c(NaB)$。因此,式(3.13)可改写为:

$$pH = pK_a + \lg \frac{[B^-]}{[HB]} = pK_a + \lg \frac{c(B^-)}{c[HB]} \qquad (3.14)$$

若以 $n(HB)$ 和 $n(B^-)$ 分别表示 V 体积(L 或 mL)缓冲溶液中所含弱酸及其共轭碱物质的量(mol 或 mmol),则式(3.14)可改写成:

$$pH = pK_a + \lg \frac{n(B^-)/V}{n(HB)/V} = pK_a + \lg \frac{n(B^-)}{n(HB)} \qquad (3.15)$$

在实际计算中,利用此式可不必计算出缓冲溶液中 $c(HB)$ 和 $c(B^-)$ 的实际浓度,只需要计算出 $n(HB)$ 和 $n(B^-)$ 的物质的量,因此使计算更简便。

由以上各式可知:

(1) 缓冲溶液的 pH 首先取决于组成缓冲对的共轭酸的 pK_a,而弱酸的解离常数与温度有关,所以温度对缓冲溶液的 pH 有影响。但温度对缓冲溶液 pH 的影响比较复杂,这里不加以深入讨论。

(2) 同一缓冲系的缓冲溶液即缓冲对确定后,pK_a 一定,则缓冲溶液的 pH 随着缓冲比改变而改变。当缓冲比等于 1 时,$pH = pK_a$。

(3) 在一定范围内加水稀释时,因稀释前后 $c(B^-)$ 与 $c(HB)$ 的比值不变,pK_a 不变,所以 pH 基本不变,即缓冲溶液有一定的抗稀释能力。

【例 3-6】 在 1 L 混合液中,含有 $0.10\ mol \cdot L^{-1}$ HAc 和 $0.10\ mol \cdot L^{-1}$ NaAc(HAc 的 $pK_a = 4.75$),计算①该混合液的 pH;②在此混合液中加入 0.01 mol HCl、0.01 mol NaOH 后,溶液 pH 的改变;③此混合液稀释一倍后,溶液的 pH。

解:①该混合液的 pH

由式(3.14)得:

$$pH = pK_a + \lg \frac{c(B^-)}{c(HB)} = 4.75 + \lg \frac{0.1}{0.1} = 4.75$$

②加入 HCl 后溶液 pH 的改变

加入 0.01 mol HCl 后,外加的 H^+ 与 Ac^- 结合生成 HAc,使 HAc 的量增加,Ac^- 的量减少,因此

$$n(HAc) = 0.10 + 0.01 = 0.11 \qquad n(Ac^-) = 0.10 - 0.01 = 0.09$$

代入式(3.15)得:$pH = pK_a + \lg \frac{n(B^-)}{n(HB)} = 4.75 + \lg \frac{0.09}{0.11} = 4.66$

$$\Delta pH = 4.66 - 4.75 = -0.09$$

即溶液的 pH 改变为 -0.09 pH 单位,说明 HAc + NaAc 混合溶液能抵抗外来少量酸的作用,而保持溶液 pH 基本不变。

加入 NaOH 后溶液 pH 的改变:

加入 0.01 mol NaOH 后,NaOH 与 HAc 反应生成 Ac^-,使 HAc 的量减少,Ac^- 的量增加,所以

$$n(HAc) = 0.10 - 0.01 = 0.09 \qquad n(Ac^-) = 0.10 + 0.01 = 0.11$$

代入式(3.15)得: $$pH = 4.75 + \lg \frac{0.11}{0.09} = 4.84$$

$$\Delta pH = 4.84 - 4.75 = 0.09$$

即溶液 pH 改变为 0.09 pH 单位,说明 HAc + NaAc 混合溶液能抵抗外来少量碱的作用,而保持溶液 pH 基本不变。

③该混合液稀释一倍后,混合液中 HAc 和 NaAc 的浓度均为它们原浓度的 1/2,即

$$c(HAc)=c(Ac^-)=0.05 \text{ mol} \cdot L^{-1}$$

代入式(3.14)得： $pH=4.75+\lg 0.05/0.05=4.75$

即 HAc+NaAc 混合溶液能抵抗少量水的稀释作用，而保持溶液 pH 不变。

通过此例即说明了缓冲溶液具有缓冲作用。

【例 3-7】 计算 $0.10 \text{ mol} \cdot L^{-1}$ $NH_3 \cdot H_2O(pK_b=4.75)$ 40.0 mL 与 $0.10 \text{ mol} \cdot L^{-1}$ HCl 20.0 mL 混合后溶液的 pH。

解：根据题意 $\qquad NH_3 \cdot H_2O + HCl \rightleftharpoons NH_4Cl + H_2O$

故体系中的缓冲系为：$NH_4^+ - NH_3$

该缓冲溶液中弱酸和共轭碱的物质的量分别为：

$$n(NH_4^+)=0.10 \times 20.0=2.0 \text{(mmol)}$$

$$n(NH_3)=0.10 \times 40.0 - 0.10 \times 20.0 = 2.0 \text{(mmol)}$$

因为 $\qquad pK_b(NH_3 \cdot H_2O)=4.75$

所以 $\qquad pK_a(NH_4^+)=14.0-4.75=9.25$

代入式(3.15)得：$pH = pK_a + \lg \dfrac{n(B^-)}{n(HB)} = 9.25 + \lg \dfrac{2.0}{2.0} = 9.25$

三、缓冲容量与缓冲溶液的配制

（一）缓冲容量

一切缓冲溶液的缓冲能力都是有限度的，当加入的强酸或强碱超过某一定量时，缓冲溶液就会丧失它的缓冲作用。为了定量地表示缓冲溶液缓冲能力的大小，采用缓冲容量 β 来衡量。

所谓缓冲容量，在数值上等于使单位体积缓冲溶液的 pH 改变 1 个单位时，所需加入一元强酸或一元强碱的物质的量。其数学表达式为：

$$\beta = \dfrac{\Delta n}{V |\Delta pH|} \qquad (3.16)$$

式中，V 是缓冲溶液的体积，Δn 是加入一元强酸或一元强碱的物质的量，$|\Delta pH|$ 是缓冲溶液 pH 改变量。很明显，β 愈大，缓冲溶液的缓冲能力愈强。

（二）影响缓冲容量的因素

经证实缓冲容量的大小与缓冲溶液的总浓度（$c_\text{总}=[HB]+[B^-]$）及缓冲比有关。

1. β 与总浓度的关系

对于同一缓冲系，当缓冲比一定时，β 与 $c_\text{总}$ 成正比，即总浓度越大，抗酸抗碱组分越多，缓冲容量也越大；反之，总浓度越小，缓冲容量也越小。

2. β 与缓冲比的关系

（1）对于同一缓冲系，当缓冲溶液的总浓度相同时，其缓冲比越接近于 1，缓冲容量越大；缓冲比为 1 时，缓冲容量最大，此时缓冲溶液的 $pH=pK_a$，所以缓冲溶液的 pH 距离 pK_a 越近，缓冲能力越强。

（2）缓冲比越远离 1，缓冲容量越小。如果缓冲比大于 10/1 或小于 1/10 时，缓冲溶液的 pH 与 pK_a 相差将超过 1 个单位，这时缓冲容量很小，缓冲能力显著下降。所以 $pH=pK_a \pm 1$ 为缓冲作用的有效 pH 区间，称为缓冲溶液的缓冲范围。

（三）缓冲溶液的配制

1. 用同浓度的弱酸及其共轭碱配制（HB-NaB）

在实际工作中，常常需要配制一定 pH 的缓冲溶液，缓冲溶液的配制应按下述原则和步骤进行：

(1) 选择合适的缓冲系。原则是：①根据 pH＝pK_a±1 和缓冲容量原理，选择缓冲溶液的 pH 最接近 pK_a 的缓冲系。②所选缓冲系应稳定、无毒，不与溶液中的物质发生反应。如硼酸-硼酸盐缓冲体系有毒，就不能用来作为培养细菌或用作注射液、口服液的缓冲溶液。

(2) 要有合适的总浓度。为使缓冲溶液有一定的缓冲能力，要有适当的总浓度。在实际工作中，一般总浓度控制在 $0.05\sim0.2\ mol\cdot L^{-1}$ 之间。

(3) 计算。选定缓冲系后，就可根据 Henderson-Hasselbalch 方程，计算所需弱酸及其共轭碱物质的量或体积。一般为配制方便，常常采用相同浓度的弱酸和共轭碱，若配制缓冲溶液的总体积为 V，其中弱酸的体积为 $V(HB)$，共轭碱的体积为 $V(B^-)$，即 $V=V(HB)+V(B^-)$，混合前共轭酸、碱的浓度均为 c，则由式(3.15)

$$pH = pK_a + \lg \frac{n(B^-)}{n(HB)}$$

$$= pK_a + \lg \frac{c(B^-)\cdot V(B^-)}{c(HB)\cdot V(HB)}$$

$$= pK_a + \lg \frac{V(B^-)}{V(HB)}$$

$$= pK_a + \lg \frac{V(B^-)}{V-V(B^-)} \tag{3.17}$$

利用此式较容易算出所需共轭酸、碱的体积。

(4) 配制。按照计算结果，分别量取 $V(HB)$ 的 HB 与 $V(B^-)$ 的 NaB 相混合，即得 V 体积的所需 pH 的缓冲溶液。

(5) 校正。按照 Henderson-Hasselbalch 方程的计算所配制的缓冲溶液，计算结果与实测值有差别。因此对某些 pH 要求严格的实验，还需在 pH 计监控下，用加入少量强酸或强碱的方法，对所配缓冲溶液的 pH 加以校正。

【例 3-8】 如何配制 1000 mL，pH＝5.00 的缓冲溶液？

解：(1) 选择缓冲系：由表 3-4 可知选用 HAc-Ac^- 缓冲系，pK_a＝4.75 接近所配制的 pH。

(2) 确定总浓度：一般要求具备中等缓冲能力，并考虑计算方便，选用 $0.10\ mol\cdot L^{-1}$ HAc 和 $0.10\ mol\cdot L^{-1}$ NaAc 溶液。

设取 NaAc 溶液体积为 $V(Ac^-)$，则 HAc 溶液体积 $V(Ac^-)$ 为 1000 mL

代入式(3.17)

$$pH = pK_a + \lg \frac{V(B^-)}{V-V(B^-)}$$

$$5.00 = 4.75 + \lg \frac{V(Ac^-)}{1000-V(Ac^-)}$$

$$0.25 = \lg \frac{V(Ac^-)}{1000-V(Ac^-)}$$

$$1.78 = \frac{V(Ac^-)}{1000-V(Ac^-)}$$

$$V(Ac^-) = 640\ (mL)$$

$$V(HAc) = 1000 - 640 = 360\ (mL)$$

即分别量取 $0.10\ mol\cdot L^{-1}$ HAc 溶液 360 mL 和 $0.10\ mol\cdot L^{-1}$ NaAc 溶液 640 mL，混合均匀即得。

根据 Henderson-Hasselbalch 方程配制的缓冲溶液，计算结果与实测值有差别。因此为了准确而方便地配制缓冲溶液，对一般常用缓冲系无需计算，查阅相关化学手册及生物化学手册，依照现成的配方即可进行配制。表 3-5 和表 3-6 为在医学上广泛使用的缓冲溶液的配方,按表中数据量取两种溶液按一定体积混合,再适当稀释后,就可得到具有一定 pH 和一定缓冲容量的缓冲溶液。

表 3-5 $H_2PO_4^- \text{-} HPO_4^{2-}$ 缓冲溶液(298K)

50 mL 0.1 mol·L⁻¹ KH₂PO₄ + x mL 0.1 mol·L⁻¹ NaOH 稀释至 100 mL

pH	x	β	pH	x	β
5.80	3.6	—	7.00	29.1	0.031
5.90	4.6	0.010	7.10	32.1	0.028
6.00	5.6	0.011	7.20	34.7	0.025
6.10	6.8	0.012	7.30	37.0	0.022
6.20	8.1	0.015	7.40	39.1	0.020
6.30	9.7	0.017	7.50	41.1	0.018
6.40	11.6	0.021	7.60	42.8	0.015
6.50	13.9	0.024	7.70	44.2	0.012
6.60	16.4	0.027	7.80	45.3	0.010
6.70	19.3	0.030	7.90	46.1	0.07
6.80	22.4	0.033	8.00	46.7	—
6.90	25.9	0.033			

x 为配制时所加另一种试剂的体积。

表 3-6 "Tris"和"Tris·HCl"组成的缓冲溶液

组成			pH	
$\dfrac{b(\text{Tris})}{\text{mol·kg}^{-1}}$	$\dfrac{b(\text{Tris·HCl})}{\text{mol·kg}^{-1}}$	$\dfrac{b(\text{NaCl})}{\text{mol·kg}^{-1}}$	298K	310K
0.02	0.02	0.14	8.220	7.904
0.05	0.05	0.11	8.225	7.908
0.006667	0.02	0.14	7.745	7.428
0.01667	0.05	0.11	7.745	7.427
0.05	0.05		8.173	7.851
0.01667	0.05		7.690	7.382

表 3-6 中,"Tris"和"Tris·HCl"分别为三(羟甲基)甲胺及其盐酸盐的符号,在 Tris 缓冲系中,加入 NaCl 是为了调节离子强度为 0.16,使其溶液与生理盐水等渗,不影响血液中某些酶的活性。因此,这种缓冲系符合生理和生物化学的要求,常用于生物体系 pH 的测定和一定酸度的控制,在医学上被广泛使用。

2. 标准缓冲溶液

用 pH 值计测量溶液 pH 值时,必须用标准缓冲溶液校正仪器。表 3-7 列出 1970 年国际纯粹与应用化学联合会(IUPAC)确定的 5 个主要的标准缓冲溶液。

表 3-7　标准缓冲溶液的 pH(298K)

标准缓冲溶液	标准 pH
饱和酒石酸氢钾(0.034 mol·L^{-1})	3.557
0.05 mol·L^{-1} 邻苯二甲酸氢钾	4.008
0.025 mol·L^{-1} KH$_2$PO$_4$ — 0.025 mol·L^{-1} Na$_2$HPO$_4$	6.865
0.00869 mol·L^{-1} KH$_2$PO$_4$ — 0.03043 mol·L^{-1} Na$_2$HPO$_4$	7.413
0.01 mol·L^{-1} 硼砂	9.180

表 3-7 中，酒石酸氢钾、邻苯二甲酸氢钾、硼砂都是由一种化合物配制而成。这些化合物所具有的缓冲作用，其原理各不相同。

如酒石酸氢钾溶于水后，解离成 $HC_4H_4C_6^-$ 与 K^+，而 $HC_4H_4C_6^-$ 是两性离子，在水溶液中形成 $H_2C_4H_4C_6$-$HC_4H_4C_6^-$ 和 $HC_4H_4C_6^-$-$C_4H_4C_6^{2-}$ 两个缓冲系。由于 $H_2C_4H_4C_6$ 和 $HC_4H_4C_6^-$ 的 pK_a 分别为 2.98 与 4.30 比较接近，缓冲范围叠加，缓冲能力增强。其抗酸和抗碱组分有足够的浓度，因此仅用酒石酸氢钾就可以配成满意的标准缓冲溶液。而硼砂溶液，则是由于 1 mol 硼砂在水中相当于 2 mol 偏硼酸(HBO_2)和 2 mol 偏硼酸钠($NaBO_2$)组成一对缓冲对，故具有良好的缓冲作用。因此仅用硼砂也可以配成满意的标准缓冲溶液。

标准缓冲溶液的具体配制方法可查阅有关化学手册。

四、人体血液中的缓冲系

缓冲溶液在医学上具有广泛的用途，如微生物的培养、酶活性的测定、组织切片和细菌的染色等都需要在一定 pH 值的缓冲溶液中进行。

缓冲溶液对人体来说也非常重要，人体内的各种化学反应都必须在一定的 pH 值条件下才能进行，这就要依靠存在于体液的各种缓冲对来使其 pH 值保持恒定。例如，正常人血液的 pH 值总是维持在 7.35～7.45 之间，如果 pH<7.3 或 pH>7.5 就会发生酸中毒或碱中毒。然而正常生理条件下，虽然组织细胞在代谢过程中不断产生酸性物质或碱性物质，进入体内的某些食物或药物也有酸性或碱性作用，但血液 pH 值仍稳定地维持在上述狭窄范围内。

为什么血液中的 pH 能够维持在一个窄小的范围内呢？主要的因素就是在血液中存在下列缓冲对：

血浆内：　　H_2CO_3-$NaHCO_3$

　　　　　　NaH_2PO_4-Na_2HPO_4

　　　　　　H-血浆蛋白-Na-血浆蛋白

红细胞内：　H_2CO_3-$KHCO_3$

　　　　　　H-血红蛋白-K-血红蛋白

　　　　　　H-氧合血红蛋白-K-氧合血红蛋白

　　　　　　KH_2PO_4-K_2HPO_4

在这些缓冲对中，以 H_2CO_3-HCO_3^- 最为主要，其浓度最大，缓冲作用最强，对维持血液正常 pH 的作用也最重要。

在血液中 H_2CO_3-HCO_3^- 存在如下平衡：

$$CO_2(溶解) + H_2O \rightleftharpoons H_2CO_3 \rightleftharpoons H^+ + HCO_3^-$$

外来的酸碱或人体代谢过程中产生的酸碱都会进入血液。当酸进入血液时,血液中的抗酸成分 HCO_3^- 与外来的 H^+ 结合成 H_2CO_3,结果使缓冲对中的 $[HCO_3^-]$ 降低,而 $[CO_2]$ 增大。增多的 CO_2 可以经肺部将其大部分呼出,降低的 HCO_3^- 可以经过肾脏的生理调节得到补充。

当碱进入血液时,则碱与血液中的 H^+ 结合生成水,消耗的 H^+ 由 H_2CO_3 解离补充,使血液的 pH 仍保持稳定。

总之,由于血液各缓冲对的缓冲作用以及肺、肾的生理调节作用,使正常人体液的 pH 能够保持基本恒定。

本 章 小 结

1. 弱电解质在溶液中的解离平衡和解离常数可表示如下:

$$HB \rightleftharpoons H^+ + B^-$$

$$K_i = \frac{[H^+][B^-]}{[HB]}$$

$$解离度\ \alpha = \frac{已解离的分子数}{原有分子总数} \times 100\%$$

同离子效应:在弱电解质溶液中,加入一种与弱电解质含有相同离子的强电解质,可使弱电解质的解离度降低。

盐效应:在弱电解质溶液中加入与弱电解质不含相同离子的强电解质,可使弱电解质的解离度增加。

盐效应比同离子效应小很多,通常不考虑。

2. 根据酸碱质子理论:凡能给出质子的物质是酸;凡能接受质子的物质是碱。

酸给出质子后就变成相应碱,碱接受质子后就成为相应的酸。这种关系称为共轭关系。其关系式表示为:

$$弱酸 \rightleftharpoons H^+ + 共轭碱$$

酸碱反应的实质是质子的传递反应。

水分子之间存在着质子自递反应,K_w 为水的离子积。

在 298 K 时, $[H_3O^+] = [OH^-] = 1.0 \times 10^{-7} (mol \cdot L^{-1})$

$$K_w = [H_3O^+][OH^-] = 1.0 \times 10^{-14}$$

3. 弱酸或弱碱在水溶液中与水分子的质子传递是可逆反应,在一定条件下达到平衡,称为质子传递平衡。

共轭酸碱 $K_a \cdot K_b = K_w$

当 $cK_a \geq 20K_w$ 和 $c/K_a \geq 500$ $[H_3O^+] = \sqrt{K_a \cdot c}$

当 $cK_b \geq 20K_w$ 和 $c/K_b \geq 500$ $[OH^-] = \sqrt{K_b \cdot c}$

4. 缓冲溶液由共轭酸碱对组成,其中弱酸为抗碱成分,共轭碱是抗酸成分。

$$缓冲公式:pH = pK_a + \lg\frac{[共轭碱]}{[弱酸]}$$

$$缓冲容量:\beta = \frac{\Delta n}{V|\Delta pH|}$$

$$缓冲范围:pH = pK_a \pm 1$$

习 题

1. $NH_3 \cdot H_2O$ 中分别加入下列物质,能否产生同离子效应?
   (1) NH_4Cl (2) $NaCl$ (3) $NaOH$

2. 根据酸碱质子理论判断下列分子或离子在水溶液中哪些是酸?哪些是碱?哪些是两性物质?
   $H_2O, H_3O^+, NH_3, NH_4^+, Ac^-, HAc, CO_3^{2-}, HCO_3^-, H_2CO_3, HS^-, H_2S$

3. 试以 $NH_3 \cdot H_2O$-NH_4Cl 为例说明缓冲溶液的缓冲作用原理及该缓冲溶液的缓冲范围?($NH_3 \cdot H_2O$ 的 $pK_b = 4.75$)

4. 影响缓冲容量的因素是什么?

5. 已知 NH_3 的 $pK_b = 4.75$,Ac^- 的 $pK_b = 9.25$,C_6H_5COOH 的 $pK_a = 4.19$,ClO^- 的 $pK_b = 6.47$,则下列分子或离子中最强的碱和最强的酸分别为
   $Ac^-, ClO^-, NH_3, C_6H_5COO^-, HAc, HClO, NH_4^+, C_6H_5COOH$

6. 下列分子或离子中属于共轭关系的是:
   H_3O^+-OH^-、H_2O-H_3O^+、HAc-Ac^-、H_3PO_4-HPO_4^{2-}、NH_3-NH_4^+、HCO_3^--CO_3^{2-}、H_2CO_3-HPO_4^{2-}

7. 求下列溶液的 pH 值。
   (1) $0.20 \text{ mol} \cdot L^{-1}$ HAc 和 $0.20 \text{ mol} \cdot L^{-1}$ NaOH 等体积混合。HAc 的 $pK_a = 4.75$。
   (2) $0.20 \text{ mol} \cdot L^{-1}$ HAc 和 $0.20 \text{ mol} \cdot L^{-1}$ NaAc 等体积混合。
   (3) $0.20 \text{ mol} \cdot L^{-1}$ $NH_3 \cdot H_2O$ 和 $0.20 \text{ mol} \cdot L^{-1}$ HCl 各 100 mL 混合。$NH_3 \cdot H_2O$ 的 $pK_b = 4.75$。
   (4) $0.20 \text{ mol} \cdot L^{-1}$ $NH_3 \cdot H_2O$ 和 $0.10 \text{ mol} \cdot L^{-1}$ HCl 各 100 mL 混合。

8. 欲配制 pH = 5.00 的缓冲溶液 500 mL,现有 $6 \text{ mol} \cdot L^{-1}$ 的 HAc 34.0 mL,问需加入 $NaAc \cdot 3H_2O$($M = 136.1 \text{ g} \cdot \text{mol}^{-1}$)多少 g?如何配制?

9. 临床检验测得甲、乙、丙三人血浆中 HCO_3^- 和溶解的 CO_2 浓度分别为。

   甲　$[HCO_3^-] = 24.0 \text{ mmol} \cdot L^{-1}$　　$[CO_2]_{溶解} = 1.20 \text{ mmol} \cdot L^{-1}$
   乙　$[HCO_3^-] = 21.6 \text{ mmol} \cdot L^{-1}$　　$[CO_2]_{溶解} = 1.35 \text{ mmol} \cdot L^{-1}$
   丙　$[HCO_3^-] = 56.0 \text{ mmol} \cdot L^{-1}$　　$[CO_2]_{溶解} = 1.40 \text{ mmol} \cdot L^{-1}$

37 ℃ 时的 pK_a 为 6.1,试求此三人血浆中 pH 各为多少?并判断何人为酸中毒(pH < 7.35)?何人为碱中毒(pH > 7.45)?

(王伟军)

第四章 化学反应速率

人们对一个化学反应的研究必然涉及两个基本问题：化学反应的方向、限度（热力学范畴）和化学反应进行的快慢即化学反应速率（动力学范畴）。

现实生活中不同化学反应的速率是极不相同的，有的进行得很慢，如金属的锈蚀、橡胶及塑料的老化、食品的腐败变质等，还有许多有机反应往往也较慢；而有的反应则瞬间完成，如爆炸反应、感光反应、离子反应等。人们总希望对人类生产和生活有益的反应进行得更快些，如工业上的合成反应；而希望另一些反应进行的慢些，如药物的失效反应、金属船体在海水中被腐蚀的反应等；还有些反应如补牙材料的固化、固定骨折病人用的石膏绷带的硬化反应则期望速率适中，以利于操作和治疗等。

本章将简要介绍化学反应速率的一些基本概念和基本理论。

第一节 化学反应速率

一、化学反应速率的概念和表示方法

化学反应速率是指在一定反应条件下反应物转化为生成物的速率，通常用单位时间内反应物浓度的减少或生成物浓度的增加来表示。浓度单位一般用 $mol·L^{-1}$，时间单位则根据具体反应的快慢可用秒（s）、分钟（min）、小时（h）或天（d）表示。因此，反应速率的单位为 $mol·L^{-1}·s^{-1}$、$mol·L^{-1}·min^{-1}$、$mol·L^{-1}·h^{-1}$ 或 $mol·L^{-1}·d^{-1}$。

反应时各物质变化量之间的关系与反应方程式中计量系数间的比是一致的，因此，反应速率可以选用反应体系中任一物质浓度的变化来表示。

例如，340K 时，N_2O_5 的分解反应

$$2N_2O_5(g)=4NO_2(g)+O_2(g)$$

其反应速率可分别表示为

$$\bar{v}(N_2O_5)=-\frac{c_2(N_2O_5)-c_1(N_2O_5)}{t_2-t_1}=-\frac{\Delta c(N_2O_5)}{\Delta t} \quad (4.1a)$$

$$\bar{v}(NO_2)=\frac{c_2(NO_2)-c_1(NO_2)}{t_2-t_1}=\frac{\Delta c(NO_2)}{\Delta t} \quad (4.1b)$$

$$\bar{v}(O_2)=\frac{c_2(O_2)-c_1(O_2)}{t_2-t_1}=\frac{\Delta c(O_2)}{\Delta t} \quad (4.1c)$$

式中，Δt 表示时间间隔，用反应物浓度的变化表示反应速率时，因 $\Delta c(N_2O_5)$ 为负值，所以式前用负号，以使反应速率为正值。

实际上，大部分化学反应都不是等速进行的。体系中各组分的浓度和反应速率均随着反应进程而变化，上述 $\bar{v}$ 实际上是反应在 Δt 时间内的平均速率。

只有瞬时速率才能表示化学反应在某一时刻的真正速率，通常所说的速率就是指瞬时速率。瞬时速率是 Δt 趋近于 0 时，平均速率的极限。

对 N_2O_5 的分解反应：

$$\bar{v}(N_2O_5) = \lim_{\Delta t \to 0} \frac{-\Delta c(N_2O_5)}{\Delta t} = -\frac{dc(N_2O_5)}{dt} \tag{4.2a}$$

$$\bar{v}(NO_2) = \lim_{\Delta t \to 0} \frac{\Delta c(NO_2)}{\Delta t} = \frac{dc(NO_2)}{dt} \tag{4.2b}$$

$$\bar{v}(O_2) = \lim_{\Delta t \to 0} \frac{\Delta c(O_2)}{\Delta t} = \frac{dc(O_2)}{dt} \tag{4.2c}$$

上述三式都表示同一化学反应的速率，但采用不同物质的浓度变化来表示时，其数值不一定相同，它们的关系是：

$$-\frac{1}{2}\frac{dc(N_2O_5)}{dt} = \frac{1}{4}\frac{dc(NO_2)}{dt} = \frac{dc(O_2)}{dt} \tag{4.3}$$

对一般反应

$$aA + bB = eE + fF$$

$$-\frac{1}{a}\frac{dc(A)}{dt} = -\frac{1}{b}\frac{dc(B)}{dt} = \frac{1}{e}\frac{dc(E)}{dt} = \frac{1}{f}\frac{dc(F)}{dt} \tag{4.4}$$

瞬时速率一般通过实验测定。即以某一反应物或产物的浓度为纵坐标，以反应时间为横坐标，作出此组分浓度随反应时间而变化的浓度-时间曲线，用作图法求出曲线在某一时刻 t 的斜率即可得此时的瞬时速率。

如 H_2O_2 水溶液在 I^- 催化下的分解反应，用 H_2O_2 浓度对反应时间作图得 c-t 曲线（图 4-1），曲线上 A 点的斜率为 -0.014，这表示在第 20 min，当 H_2O_2 浓度为 0.40 mol·L^{-1} 时分解的瞬时速率为 0.014 mol·L^{-1}·min^{-1}。用相同的方法可以得到 B 点和 C 点的斜率为 -0.0075，-0.0038，去负号即得第 40 min 和 60 min 时的瞬时速率分别为 0.0075 mol·L^{-1}·min^{-1}、0.0038 mol·L^{-1}·min^{-1}。瞬时速率随反应的进行而减小，在前 20 min，反应物浓度较大，曲线较陡，表明反应较快；在最后 20 min，反应物浓度已经大大降低了，曲线就较平缓，表明反应变慢了。c-t 曲线也形象地显示出反应进行得快慢与反应物浓度之间的关系。

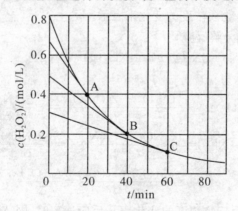

图 4-1　H_2O_2 分解反应的浓度-时间曲线

二、化学反应机理

以上是根据具体的化学反应方程式，从宏观上认识了反应速率。但反应方程式只告诉我们反应的始态和终态及量的关系，并未说明从反应物转变为产物所经历的途径。而反应速率的快慢与反应的内在机理有关。

化学反应所经历的途径叫做反应机理（或反应历程），即化学反应进行的实际步骤。

1. 基元反应和复合反应

大量实验事实表明,绝大多数化学反应并不是简单一步就能完成的,而往往是分步进行的。例如,表面上看起来很简单的 $H_2(g)+I_2(g)=2HI(g)$ 反应,实际上是经过两步完成的:

$$I_2(g)=2I(g) \qquad (快) \qquad (4.5)$$

$$2I(g)+H_2(g)=2HI(g) \qquad (慢) \qquad (4.6)$$

一步完成的化学反应,即由反应物一步就直接转变为生成物的反应称为基元反应。由一个基元反应构成的化学反应称为简单反应;而由两个或两个以上基元反应构成的化学反应称为复合反应。由一个基元反应组成的化学反应并不多。因此,一个化学反应方程式,除非特别注明,都是属于化学计量方程,而不代表基元反应。

反应历程中速率最慢的基元反应决定了整个复合反应的速率,称为速率控制步骤,它是决定化学反应速率快慢的内因。因此,研究反应机理,深入了解速率控制步骤,才能揭示反应速率的本质,自觉地控制反应速率。

2. 反应分子数

反应分子数是指简单反应或基元反应中反应物系数之和。反应分子数是从微观上用来说明各反应物分子经碰撞而发生反应的过程中所包括的分子数,仅对基元反应而言。

按反应分子数,基元反应可以分为三类:

(1) 单分子反应。主要包括分解反应和异构化反应。如式(4.5)反应。

(2) 双分子反应。绝大多数基元反应属于双分子反应。

(3) 三分子反应。属于三分子反应的基元反应为数不多,因为三个质点同时相碰的几率很小。如式(4.6)反应。

三、化学反应速率理论简介

化学反应速率相差甚远的原因是多方面的,但对任一反应均可从内在的根本因素和外部的影响因素两方面来加以考虑。在研究反应机理及决定反应速率快慢的根本原因的过程中,形成了一系列的反应速率理论,其中影响较大的有两个:有效碰撞理论和过渡态理论。

1. 有效碰撞理论

有效碰撞理论是在气体分子运动论的基础上提出的,把气相中的双分子反应看做是两个分子激烈碰撞的结果,以探讨反应快慢的各种因素。

有效碰撞理论认为,发生反应时,参加反应的物质的分子、离子或原子要发生反应必须要克服外层电子之间的斥力而充分接近、相互碰撞,才能促成外层电子的重排,即旧的化学键断裂,形成新的化学键,从而使反应物变成产物。

反应物粒子碰撞的频率越高,反应速率越快。根据气体分子运动论,每升气体分子间一秒钟可有数亿次碰撞,若每次碰撞都发生反应,那所有的气相反应都会以爆炸的速率进行。然而事实并非如此。如

$$2HI(g)=H_2(g)+I_2(g)$$

当 773K 时,$c(HI)=10^{-3}$ mol·L^{-1},根据气体分子论计算,HI 分子碰撞频率为 $3.5×10^{28}$ 次·升$^{-1}$·秒$^{-1}$,如每次碰撞都发生 HI 的分解反应,则理论计算反应速率约为 $5.8×10^4$ mol·L^{-1}·s^{-1},但实验测得的反应速率为 $1.2×10^{-8}$ mol·L^{-1}·s^{-1}。大量的实验均证实,反应物分子或离子的碰撞有的能发生化学反应,有的则不能。

碰撞理论把能发生反应的碰撞称为有效碰撞,而大部分不能发生反应的碰撞称为弹性碰撞。反应物分子或离子若要发生有效碰撞,必须具备以下两个条件:其一,该分子或离子有足够

的能量,如动能,这种能量在碰撞时足以克服外层电子间的排斥力,使反应物分子或离子充分接近;其二,该分子或离子正好碰在能起反应的原子部位上,若某些分子或离子尽管有足够的动能,但碰撞方向不对,部位不合适,也不能起反应。如图 4-2 所示,为工业上制取 H_2 的第二步反应:

$$CO(g) + H_2O(g) \rightarrow CO_2(g) + H_2(g)$$

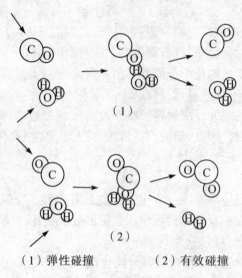

（1）弹性碰撞　　　　（2）有效碰撞

图 4-2　碰撞取向与反应的发生

结构愈复杂的分子之间的反应,后一种情况愈突出,因而它们的反应通常较慢。

在有效碰撞理论中,把那些具有较大动能并能够发生有效碰撞的反应物分子称为活化分子。这些分子只占整个反应体系中分子总数的小部分,它们比一般分子(具有平均能量的分子)高出一定能量而足以引起反应。阿累尼乌斯(Arrhenius)把由普通分子变成活化分子至少需要吸收的能量称为活化能,后来塔尔曼(Tolman)较严格地证明了活化能(E_a)是活化分子具有的最低能量(E_1)与反应物分子的平均能量($E_平$)之差：

$$E_a = E_1 - E_平 \tag{4.7}$$

一定温度下,活化分子在分子总数中所占的比值称为活化分子分数 f

$$f = e^{\frac{-E_a}{RT}} \tag{4.8}$$

活化能与活化分子的意义还可以从气体分子的动能分布曲线图 4-3 进一步说明,该图是以分子动能为横坐标,以具有一定动能间隔的分子分数($\Delta N/N$)与能量间隔(ΔE)之比作纵坐标,所得某温度下气体分子动能分布曲线。图中,活化分子具有的最低能量 E_1 右边阴影面积与整个曲线下总面积之比即为活化分子分数;若活化分子具有的最低能量 E_1 增大、右移,则活化能变大,右边阴影面积变小,活化分子分数也变小,有效碰撞减少,反应速率随之减慢。

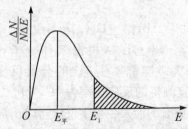

图 4-3　气体分子动能分布曲线

活化能的常用单位是 kJ·mol^{-1}。活化能的大小仅由反应物本性及反应的途径决定,而与反应物的浓度无关;在温度变化不大时也与温度无关(忽略温度影响)。多数反应的活化能在几十到几百 kJ·mol^{-1},$E_a<40$ kJ·mol^{-1} 的反应极快(如酸碱中和反应),$250<E_a<400$ kJ·mol^{-1} 的反应很慢。对于基元反应,活化能表征了反应分子能发生有效碰撞的能量要求。而对非基元反应,E_a 没有明确的物理意义,是组成此复合反应的各元反应活化能的代数和,称其为表观活化能。活化能的大小对于反应速率具有重要意义,其他条件相同时,活化能愈小的化学反应,活化分子分数愈大,反应速率愈快;反之,活化能愈大,活化分子分数愈小,反应速率愈慢。因此,活化能是化学反应的阻力,亦称能垒,它是决定化学反应速率的内因。不同反应具有不同的 E_a,所以反应有快有慢。

碰撞理论比较直观,容易理解,但限于处理气体双分子反应,把分子当作刚性球体,而忽略了其内部结构。随着人们对原子分子内部结构认识的深化,20 世纪 30 年代,艾林(H. Eyring)等提出了反应速率的过渡态理论。

2. 过渡态理论简介

过渡态理论认为,化学反应不是反应物分子间的简单碰撞一瞬间就能完成的,而是在反应物分子彼此靠近时便引起分子形状和内部结构的变化,先形成一个中间过渡状态——高能量的活化络合物,再转化为产物。活化络合物不稳定,既可以分解为产物,也可以重新恢复为反应物。活化络合物的浓度及其分解为产物的概率和速率决定化学反应的速率。

反应过程可表示为:

$$A+B-C \rightleftharpoons [A\cdots B\cdots C]^{\neq} \rightarrow A-B+C$$

由图 4-4 可知,形成的活化络合物的 $E^{\neq}$ 比反应物分子的平均能量 E_1 高出的额外能量即是活化能 E_a。E_a 是反应的能垒,即是从反应物形成产物过程中的能量障碍,反应物分子必须越过能垒形成活化络合物,反应才能进行;能垒越高,反应的阻力越大,反应就越难进行、速率越慢。同理,逆反应的活化能可表示为 E_a'。

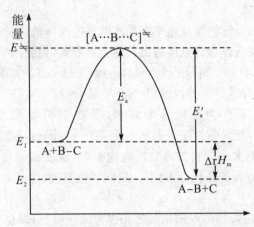

图 4-4 反应过程中体系的能量变化图

过渡态理论将反应速率与物质的微观结构联系起来,这是优于碰撞理论的一面。但由于许多反应的活化络合物的结构尚难以确定,加上计算方法过于复杂,致使其应用受到限制。

第二节 影响化学反应速率的因素

对于同一化学反应,活化能相同,但外界条件改变时,化学反应的速率也随之改变。影响化学反应速率的外界条件主要有浓度、温度和催化剂。

一、浓度对反应速率的影响

大量实验事实表明,在一定温度下,增加反应物的浓度可以加快反应速率。如乙炔气在纯氧气中比在空气中燃烧猛烈的得多,这个现象可以用有效碰撞理论加以解释。因为某一化学反应在一定温度时,反应物的活化分子分数是一定的,而活化分子浓度同时与反应物浓度和活化分子分数成正比,增加反应物的浓度,则单位体积内活化分子数增多,从而增加了单位时间内反应物分子有效碰撞次数,导致反应速率加快。

1. 质量作用定律

19 世纪中期,挪威化学家古德贝格(Guldberg)和瓦格(Waage)在总结前人大量工作的基础上,结合自己的实验,提出了一条规律:在温度恒定时,基元反应的反应速率与各反应物浓度幂(以化学反应计量方程式中相应的系数为指数)的乘积成正比。这就是著名的质量作用定律。对任一元反应:

$$a\mathrm{A}+b\mathrm{B} \rightarrow d\mathrm{D}+e\mathrm{E}$$

有
$$\nu \propto c^a(\mathrm{A}) \cdot c^b(\mathrm{B})$$

即
$$\nu = k c^a(\mathrm{A}) \cdot c^b(\mathrm{B}) \tag{4.9}$$

上述方程式反映了元反应的反应速率(指的是瞬时速率)与反应物浓度的定量关系,也称反应速率方程式。

2. 化学反应速率方程式

从上述分析可知,基元反应的反应速率方程式就是该反应的质量作用定律表达式。对于复杂反应,则不能根据化学反应方程式直接写出其速率方程式,而要由实验来确定。如下述反应:

$$2\mathrm{N}_2\mathrm{O}_5(\mathrm{g}) \longrightarrow 4\mathrm{NO}_2(\mathrm{g}) + \mathrm{O}_2(\mathrm{g})$$

实验已证明其速率方程式是 $\nu = k c(\mathrm{N}_2\mathrm{O}_5)$,而不是 $\nu = k c^2(\mathrm{N}_2\mathrm{O}_5)$。

反应速率方程式中,k 称为反应速率常数,其在数值上相当于各反应物浓度均为 $1\ \mathrm{mol \cdot L^{-1}}$ 时的反应速率,故又称为比速率。当反应条件相同时,k 值愈大反应速率也愈大,即 k 值反映了反应速率的相对大小。它的值与反应物本性、温度和催化剂有关,但与反应物浓度无关。k 值的单位随速率方程的不同而不同,与反应级数有关。

3. 反应级数

反应速率方程式中各反应物浓度的指数之和称为反应级数,即总反应级数。各反应物浓度的指数则是该反应物的反应级数。如由实验测得某反应的速率方程式为 $\nu = k c^a(\mathrm{A}) \cdot c^b(\mathrm{B})$,则该反应级数为 $a+b$,对 A 物质来说是 a 级,对 B 物质来说是 b 级。反应级数一般是通过实验先确定速率方程,而后再来确定的,它是化学反应中若干基元反应的综合表现,反应级数不一定都是整数,也可以是零或分数。如

零级反应 $2\mathrm{N}_2\mathrm{O} \longrightarrow 2\mathrm{N}_2 + \mathrm{O}_2$ $\nu = k$

一级反应 $2\mathrm{N}_2\mathrm{O}_5(\mathrm{g}) \longrightarrow 4\mathrm{NO}_2(\mathrm{g}) + \mathrm{O}_2(\mathrm{g})$ $\nu = k c(\mathrm{N}_2\mathrm{O}_5)$

二级反应 $2\mathrm{NO}_2(\mathrm{g}) \longrightarrow 2\mathrm{NO}(\mathrm{g}) + \mathrm{O}_2(\mathrm{g})$ $\nu = k c^2(\mathrm{NO}_2)$

三级反应　　$2H_2 + 2NO \longrightarrow N_2 + 2H_2O$　　　　　　　　　$\nu = kc(H_2) \cdot c^2(NO)$

3/2级反应　　$CHCl_3(g) + Cl_2(g) \longrightarrow CCl_4(g) + HCl(g)$　　　$\nu = kc(CHCl_3) \cdot c^{1/2}(Cl_2)$

反应级数的大小，反映浓度对反应速率的影响程度。零级反应不可能为元反应，它的反应速率与浓度无关。

4. 具有简单级数的反应

下面以几个简单级数的反应为例，讨论有关反应物浓度变化与反应时间的关系。

(1) 一级反应。反应速率与反应物浓度的一次方成正比的反应称为一级反应。对于一级反应：

$$aA \longrightarrow 产物$$

其速率方程式可表示为

$$\nu = -\frac{dc}{dt} = kc \tag{4.10}$$

设 c_0 和 c 分别为反应物 A 的初始浓度（$t=0$）和在 t 时刻的浓度。整理上式并积分，可得浓度-时间函数关系：

$$\int_{c_0}^{c} \frac{-dc}{c} = \int_0^t k\,dt$$

$$\ln \frac{c_0}{c} = kt \tag{4.11a}$$

式(4.11a)也可改写为：

$$\ln c = \ln c_0 - kt \tag{4.11b}$$

式(4.11a)经数学处理，可得

$$\lg \frac{c_0}{c} = \frac{kt}{2.303} \tag{4.11c}$$

式(4.11)三式均为一级反应的反应物浓度与反应时间的函数关系式。

当反应物恰好消耗掉一半时，所需时间称为半衰期，用 $t_{1/2}$ 表示，一级反应的半衰期（由式(4.11c)推得）为：

$$t_{1/2} = \frac{2.303}{k} \lg \frac{c_0}{c_0/2} = \frac{0.693}{k} \tag{4.12}$$

可见一级反应的半衰期与 k 成反比，而与反应物的起始浓度大小无关。一级反应的 $\nu = kc$，故 k 的单位是[时间]$^{-1}$，即 s^{-1}、min^{-1}、h^{-1}。由式(4.11b、c)知，$\ln c(\lg c)$-t 作图为一直线，斜率为 $-k(-k/2.303)$，纵轴截距为 $\ln c_0(\lg c_0)$。

常见的一级反应有放射性核素的衰变反应、热分解反应、分子重排反应、部分药物的体内代谢反应等。

【例 4-1】 已知 $_{60}Co$ 衰变的 $t_{1/2} = 5.26$ a（a 代表年），放射性 $_{60}Co$ 所产生的 γ 射线广泛应用于癌症治疗，放射性物质的强度以 ci（居里）表示。某医院购买一台 20 ci 的钴源，在使用 10 年后还剩多少？

解：因为 $t_{1/2} = \frac{0.693}{k}$，所以 $k = \frac{0.693}{t_{1/2}} = \frac{0.693}{5.26a} = 0.132 \text{ a}^{-1}$

以 Co 的初浓度为 20 ci，$k = 0.132 \text{ a}^{-1}$ 代入公式得：

$$\lg \frac{20 ci}{c(Co) ci} = \frac{0.132 a^{-1} \times 10 a}{2.303}$$

$$c(Co) = 5.3 ci$$

故，用了 10 年后钴源还剩下 5.3 ci。

【例 4-2】 某药物溶液的初始含量为 $5.0\ \text{g}\cdot\text{L}^{-1}$，室温下放置 20 个月后含量降为 $4.2\ \text{g}\cdot\text{L}^{-1}$。如药物含量降低 30% 即失效，且其含量降低的反应为一级反应，问：① 药物的有效期为几个月？② 半衰期是多少？

解：① 因该药物分解为一级反应，故知

$$k = \frac{2.303}{t}\lg\frac{c_0}{c} = \frac{2.303}{20}\lg\frac{5.0}{4.2} = 8.7\times 10^{-3}(\text{月}^{-1})$$

分解 30% 时药物含量为 $c = c_0(1-30\%)$，故有效期应为

$$t = \frac{2.303}{k}\lg\frac{c_0}{c} = \frac{2.303}{8.7\times 10^{-3}}\lg\frac{5.0}{5.0(1-30\%)} = 41(\text{月})$$

② 半衰期 $t_{1/2} = \dfrac{0.693}{k} = \dfrac{0.693}{8.7\times 10^{-3}} = 79.7(\text{月})$

【例 4-3】 低浓度蔗糖溶液在酸性条件下水解是准一级反应：

$$C_{12}H_{22}O_{11} + H_2O \longrightarrow C_6H_{12}O_6(\text{萄糖}) + C_6H_{12}O_6(\text{果糖})$$

在 45 ℃ 时速率常数为 $1.88\times 10^{-2}\ \text{min}^{-1}$，若蔗糖浓度为 $0.100\ \text{mol}\cdot\text{L}^{-1}$，试计算：① 反应开始时的瞬时速率；② 反应进行到 30 min 时的瞬时速率。

解：① $v = kc_0 = 1.88\times 10^{-2} \times 0.100 = 1.88\times 10^{-3}\ \text{mol}\cdot\text{L}^{-1}\cdot\text{min}^{-1}$

② 由 $\ln c_0/c = kt$

在 30 min 时 $\ln c = \ln 0.100 - 1.88\times 10^{-2} \times 30 = -2.303 - 0.564 = -2.867$

$c = 0.057\ \text{mol}\cdot\text{L}^{-1}$

$v = kc = 1.88\times 10^{-2} \times 0.057 = 1.07\times 10^{-3}\ \text{mol}\cdot\text{L}^{-1}\cdot\text{min}^{-1}$

(2) 二级反应。反应速率与反应物浓度的二次方成正比的反应称为二级反应。对于二级反应：

$$2A \longrightarrow \text{产物}$$

其速率方程式可表示为

$$v = -\frac{dc}{dt} = kc^2$$

设 c_0 和 c 分别为反应物 A 的初始浓度（$t=0$）和在 t 时刻的浓度。整理上式并积分，可得浓度-时间函数关系：

$$\int_{c_0}^{c}\frac{-dc}{c^2} = \int_0^t k\,dt$$

$$\frac{1}{c} - \frac{1}{c_0} = kt \tag{4.13}$$

式(4.13)为二级反应的反应物浓度与反应时间的关系式。

二级反应的半衰期（由式 4.13 推得）为

$$t_{1/2} = \frac{1}{c_0 k} \tag{4.14}$$

二级反应的半衰期与 $c_0 k$ 成反比；$v = kc^2$，故 k 的单位是 [浓度·时间]$^{-1}$，即 $\text{L}\cdot\text{mol}^{-1}\cdot\text{s}^{-1}$。由式(4.13)知，$\dfrac{1}{c}$-$t$ 作图为一直线，斜率为 k，纵轴截距为 $\dfrac{1}{c_0}$。

常见的二级反应有 $HI(g)$、CH_3CHO 的热分解，乙酸乙酯的皂化反应等。

(3) 零级反应。反应速率与反应物浓度无关的反应称为零级反应。温度一定时，反应速率是一常数。对于零级反应：

$$A \longrightarrow \text{产物}$$

其速率方程式可表示为

$$\nu = -\frac{dc}{dt} = k$$

设 c_0 和 c 分别为反应物 A 的初始浓度（$t=0$）和在 t 时刻的浓度。整理上式并积分，可得浓度-时间函数关系：

$$\int_{c_0}^{c} -dc = \int_0^t k dt$$

经数学处理，可得

$$c_0 - c = kt \tag{4.15}$$

式(4.15)为零级反应的反应物浓度与反应时间的关系式。

零级反应的半衰期（由式(4.15)推得）为

$$t_{1/2} = \frac{c_0}{2k} \tag{4.16}$$

零级反应的半衰期与反应物起始浓度 c_0 成正比，与 k 成反比；$\nu = k$，故 k 的单位是[浓度]·[时间]$^{-1}$，即 $mol \cdot L^{-1} \cdot s^{-1}$、$mol \cdot L^{-1} \cdot min^{-1}$。由式(4.15)知，$c$-$t$ 作图为一直线，斜率为 $-k$，纵轴截距为 c_0。

总反应级数为零的反应并不多，已知的零级反应中最多的是表面催化反应，例如 NH_3 在金属催化剂钨（W）表面上的分解反应。

表 4-1　几类简单级数反应的特征

反应级数	速率方程式	浓度-时间关系式	直线关系	半衰期 $t_{1/2}$
0	$\nu = k$	$c_0 - c = kt$	c-t	$\dfrac{c_0}{2k}$
1	$\nu = kc$	$\ln\dfrac{c_0}{c} = kt$	$\ln c$-t	$\dfrac{0.693}{k}$
2	$\nu = kc^2$	$\dfrac{1}{c} - \dfrac{1}{c_0} = kt$	$1/c$-t	$\dfrac{1}{kc_0}$

二、温度对化学反应速度的影响

化学反应速率对温度的变化很敏感，如夏季里食物易变质，但放在冰箱里情况会大不一样；氢、氧混合气体在常温常压下生成水的反应极慢，若加热至 600 ℃ 以上，反应便爆炸式瞬间完成。1884 年，范特荷甫（Van't Hoff）总结了大量实验事实，归纳出浓度及其他条件不变时温度影响反应速率的近似规律："温度每升高 10 ℃，反应速率一般增加 2～4 倍"，称为范特荷甫（Van't Hoff）规则。

温度对反应速率的影响，可通过反应速率的碰撞理论加以解释。温度升高，一方面分子的平均动能增大，导致反应速率加快。另一方面更重要的是温度升高，具有高能量的活化分子分数增加，单位时间内有效碰撞次数显著增大，从而使反应速率加快。图 4-5 能形象的说明这一点，图中两条曲线分别代表两个温度下的分子能量分布。由图可知，在高温 T_2 时，能量高于 E 的活化分子分数大于低温 T_1 时的活化分子分数。由于活化分子分数的增加，有效碰撞次数便增加，

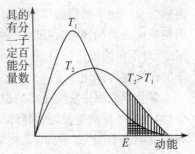

图 4-5　活化分子与温度的关系

导致化学反应速率加快。

1889年，瑞典化学家阿累尼乌斯(S. Arrhenius)根据大量实验事实提出了另一个经验公式——阿累尼乌斯(Arrhenius)方程式：

$$k = A \cdot e^{\frac{-E_a}{RT}} \text{ 或 } \ln k = \frac{-E_a}{RT} + \ln A \tag{4.17}$$

式中，k 为速率常数，E_a 为反应的活化能，R 为气体常数，T 为热力学温度，e 为 2.718，A 为给定反应的特征常数(积分常数)。公式表明了温度升高，导致 k 值增大，故反应加快。且速率常数 k 与热力学温度 T 之间呈指数关系，温度的极小变化将导致速率常数 k 值发生较大的改变。从公式还可以看出，在一定温度下，活化能 E_a 越小，$e^{\frac{-E_a}{RT}}$ 越大，即速率常数 k 越大，因此反应速率越大。反之，E_a 越大，反应速率就越小。

对很多化学反应来说，在一定的温度范围内，可利用 Arrhenius 公式来计算反应的活化能和不同温度下的速率常数。若某反应的速率常数在温度 T_1、T_2 时分别为 k_1、k_2，则

$$(1) \quad \ln k_1 = \frac{-E_a}{RT_1} + \ln A$$

$$(2) \quad \ln k_2 = \frac{-E_a}{RT_2} + \ln A$$

(2)式减(1)式得

$$\ln \frac{k_2}{k_1} = \frac{E_a}{R}\left(\frac{1}{T_1} - \frac{1}{T_2}\right) = \frac{E_a}{R}\left(\frac{T_2 - T_1}{T_1 T_2}\right) \tag{4.18}$$

由式(4.18)也可以看出，当温度从 T_1 改变为 T_2 时，E_a 越大，$\ln \frac{k_2}{k_1}$ 也就越大。可见反应的 E_a 越大，温度的变化对反应速率的影响就越大。

【例 4-4】 在 28 ℃，鲜牛奶大约 4 h 开始变酸，但在 5 ℃ 的冰箱中可保持 48 h。假定变酸反应的速率与变酸时间成反比，求牛奶变酸反应的活化能。

解：$\nu \propto k$，由题 $\nu \propto 1/t$，即 $k \propto 1/t$

$$E_a = R \frac{T_2 T_1}{(T_2 - T_1)} \ln \frac{k_2}{k_1} = R \frac{T_2 T_1}{(T_2 - T_1)} \ln \frac{t_1}{t_2}$$

$$= \frac{8.314 \text{ J} \cdot \text{mol}^{-1} \cdot \text{K}^{-1} \times 301\text{K} \times 278\text{K}}{(301-278)\text{K}} \ln \frac{48}{4} = 75.2 \text{ kJ} \cdot \text{mol}^{-1}$$

三、催化剂对化学反应速率的影响

在化学反应中，催化剂是一种较少量就能显著改变反应速率而在反应前后自身组成、数量和化学性质基本不变的物质。例如，由氯酸钾加热分解制备气体的反应，当加入少量 MnO_2 催化剂时，反应速率可大大加快。通常将能加快反应速率的催化剂称为正催化剂，简称催化剂。能减慢反应速率的称为负催化剂或阻化剂。而有些反应的产物本身就能作该反应的催化剂，从而使反应自动加速，这种催化剂称为自催化剂，例如，酸性溶液中高锰酸钾与草酸钠反应时产物 Mn^{2+} 对反应的催化作用。一般情况下，如不加说明，指的都是正催化剂。催化剂能改变反应速率的作用称为催化作用。

催化剂能加快反应速率的根本原因是由于催化剂能与反应物形成不稳定的过渡态活化络合物，改变了反应途径，从而降低了反应的活化能、增大了活化分子分数，使有效碰撞频率增加，导致反应速率加快。例如，某化学反应

$$A + B = AB \quad \text{活化能 } E_a$$

如图 4-6 所示,在催化剂 K 存在下,反应历程为:
(1) $A+B+K = AK+B$ E_{a1}
(2) $AK+B = AB+K$ E_{a2}

因为 E_{a1} 和 E_{a2} 均小于 E_a,所以步骤(1)和(2)的速率都很快,使总反应速率加快了。

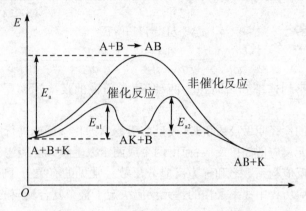

图 4-6 催化剂降低反应活化能的示意图

在生物体内几乎所有的化学反应都是由酶(enzyme)所催化的,正是由于酶的存在,大大加速了体内许多复杂的反应。酶是具有蛋白质本性的生物催化剂,种类繁多。酶不同于一般的催化剂,它具有如下特点:其一是酶催化具有高度选择性,一种酶通常只能催化一种或一类反应。如尿酶只能将尿素转化为氨和二氧化碳,延胡索酶只催化延胡索酸(反丁烯二酸)加水生成苹果酸,对马来酸(顺丁烯二酸)则无作用。其二是酶有很高的催化活性。如蛋白质分子在体外需要在 20% 盐酸溶液中煮沸 24 h 才能完全水解,而在人体内,在胃蛋白酶的参与下,不需要任何强酸和高温,仅需 4 h 就可水解掉。酶的催化效率如此之高,与酶参与反应时,降低的活化能比一般的催化剂降低得多有关。从表 4-2 可以看出,对于同一反应,酶的催化能力常常比非酶催化高 $10^6 \sim 10^{10}$ 倍。其三是酶催化需要在一定 pH 值及一定温度条件下才能实现,且反应条件比较温和。酶抑制剂的存在、温度或溶液 pH 值的改变都可以显著降低酶的催化活性,甚至使其失活。人体大多数酶的最适温度在 310 K(37 ℃)左右,而最适 pH 值则与酶所处的部位有关。如,胃蛋白酶最适宜 pH 值约为 1.5~2.5。酶的高选择性、高催化效率、温和的催化条件等特性是与其蛋白质本性分不开的。

表 4-2 催化剂和过氧化氢酶对 H_2O_2 分解反应速率的影响

催化剂	E_a(kJ·mol^{-1})	相对速率
无	75.3	1
I^-	56.5	2.0×10^3
Pt	49.0	4.1×10^4
过氧化氢酶	8	6.3×10^{11}

本 章 小 结

化学反应速率通常用单位时间内反应物浓度的减少或生成物浓度的增加来表示。

对任一反应

$$aA + bB = eE + fF$$

$$v = -\frac{1}{a}\frac{dc(A)}{dt} = -\frac{1}{b}\frac{dc(B)}{dt} = \frac{1}{e}\frac{dc(E)}{dt} = \frac{1}{f}\frac{dc(F)}{dt}$$

化学反应速率有平均速率和瞬时速率两种,通常所说的反应速率是指瞬时速率,即上式所示。

化学反应所经历的途径叫做反应机理(或反应历程),即化学反应进行的实际步骤。一步完成的化学反应称为基元反应即简单反应;而由两个或两个以上基元反应构成的化学反应称为复合反应。基元反应中反应物系数之和称为反应分子数。常见的有单分子反应、双分子反应,三分子反应较少见。反应历程中速率最慢的基元反应决定了整个复合反应的速率,称为速率控制步骤。

在对反应机理及决定反应速率快慢的根本原因的研究中,影响较大的基元反应的反应速率理论有两个:有效碰撞理论和过渡态理论。有效碰撞理论认为,只有活化分子按适当的取向相互碰撞即发生有效碰撞才能起反应。活化分子所具有的最低能量与反应物分子的平均能量之差即为活化能(E_a),其他条件相同时,活化能愈小的化学反应,活化分子分数愈大,反应速率愈快。过渡态理论认为,反应中先形成一个高能量的活化络合物中间体,再转化为产物。活化络合物的浓度及其分解为产物的概率和速率决定化学反应的速率。

影响化学反应速率的因素主要有反应物浓度、反应温度和催化剂。表示某反应的反应速率与反应物浓度关系的数学式称为反应速率方程式,如 $v = kc^a(A) \cdot c^b(B)$。对于基元反应而言,可根据质量作用定律直接书写;若不知某一反应是否为基元反应,则应根据实验来确定反应速率方程式。速率方程式中的比例系数 k 即为速率常数,其中 $(a+b)$ 即为反应级数。具有简单级数的反应有一级反应、二级反应和零级反应,其中一级反应在医药上应用较广。

阿累尼乌斯(Arrhenius)方程式 $k = A \cdot e^{-\frac{E_a}{RT}}$,表明反应速率与温度的关系。温度升高反应速率加快的原因主要是提高了活化分子分数,使有效碰撞次数增加。

催化剂由于改变了反应的途径,降低了反应的活化能,因而能提高反应速率。生物体内的催化剂酶具有高度的专一性和高的催化效率,以及在生物体内的不可替代作用,正愈来愈受到人们的重视,是现代化学和生物化学研究的重要课题之一。

习 题

1. 解释下列名词。
(1) 反应速率 (2) 瞬时速率 (3) 基元反应 (4) 质量作用定律 (5) 速率常数 (6) 反应级数 (7) 半衰期 (8) 有效碰撞 (9) 活化能

2. 下列说法是否正确?为什么?
(1) 质量作用定律是一个普遍的规律,适用于一切化学反应。
(2) 单分子反应是一级反应,双分子反应是二级反应。
(3) 温度升高使反应速率加快的原因是因为温度升高使碰撞次数增多,从而使反应速率加快。

（4）两个不同的反应相比,活化能大的,其反应速率一定慢。

（5）反应速率常数与温度有关,而与物质的浓度无关。

（6）催化剂对正逆反应的速率影响是一样的。

3. 在 SO_2 氧化成 SO_3 反应的某一时刻,SO_2 的反应速率为 13.60 mol·L^{-1}·h^{-1},试求 O_2 和 SO_3 的反应速率各是多少? 反应式为 $SO_2+1/2O_2=SO_3$

4. 多数农药的水解反应是一级反应,它们的水解速率是杀虫效果的重要参考指标。溴氰菊酯在 20 ℃时的半衰期是 23 天。试求在 20 ℃时的水解常数。

5. 某药物分解 35% 即失效,在 45 ℃和 55 ℃测出每小时它分解掉 0.068% 和 0.18%,药物的分解率不受药物浓度的影响。问:

（1）此药物在 20 ℃的室温下可保存多长时间?

（2）在 4 ℃冰箱中可保存多长时间?

6. 反应

$$H_2+I_2=2HI$$

为二级反应,其反应速率方程式为 $v=kc(H_2)c(I_2)$。若 H_2 和 I_2 的浓度都是 2.00 mol·L^{-1} 时,该反应速率为 0.10 mol·L^{-1}·s^{-1},求 $c(H_2)=0.10$ mol·L^{-1},$c(I_2)=0.50$ mol·L^{-1} 时的反应速率。

7. 青霉素 G 的分解为一级反应,实验测得有关数据如下。

T/K	310	316	327
k/h^{-1}	2.16×10^{-2}	4.05×10^{-2}	0.119

求反应的活化能。

8. 在生物化学中常用温度因子,即 310 K 时速率常数与 300 K 时速率常数的比值来说明温度对酶催化反应的影响。已知某种酶催化反应的温度因子 Q_{10} 为 2.50,求该反应的活化能。

9. 阿司匹林的水解为一级反应。373 K 时速率常数为 7.92 d^{-1}(d 代表天),活化能为 56.484 kJ·mol^{-1},求 290 K 时水解 30% 所需时间。

10. 元素放射性蜕变是一级反应。^{14}C 的半衰期为 5730 a(a 代表年)。今在一古墓的木质样品中测得 ^{14}C 含量只有原来的 68.5%。问此古墓距今多少年?

（冯志君）

第五章 氧化还原反应与电极电位

第一节 氧化还原反应

氧化还原反应是一种十分重要的化学反应,它广泛存在于化学反应和生命过程中。氧化还原反应中伴随的能量变化与人们的日常生活、工业生产及生命过程息息相关,如:各种燃料的燃烧、各类电池的使用,电镀工业、金属的腐蚀和防腐、生物的光合作用、呼吸过程、新陈代谢、神经传导、生物电现象(心电、脑电、肌电)等等。物理学知识告诉我们,电荷的定向移动会产生电流,提供电能。氧化还原反应的实质是电子的转移,这种电子转移只要能与外界形成闭合环路,就能形成电流,将化学能转化为电能。所以,我们首先必须深刻了解氧化还原反应。

人们对氧化还原反应的认识经历了一个过程。最初把一种物质同氧化合的反应称为氧化,把含氧的物质失去氧的反应称为还原。随着对化学反应的深入研究,人们认识到还原反应实际上是得到电子的过程,氧化反应是失去电子的过程,氧化与还原必然是同时发生的。总之,这样一类有电子转移(或得失)的反应,被称为氧化还原反应。

一、氧化值

在18世纪末,人们把与氧化合的反应称为氧化反应,从氧化物中夺取氧的反应称为还原反应。19世纪中后期,借助化合物的加氢与脱氢反应,人们把化合物的脱氢过程称为氧化,化合物的加氢过程称为还原。20世纪初,由于化学键电子理论的发展,人们把失电子的过程称为氧化,得电子的过程称为还原。例如 $Fe+Cu^{2+}=Fe^{2+}+Cu$ 的反应中,Fe 失电子被氧化,Cu^{2+} 得电子被还原。但是在反应 $H_2(g)+Cl_2(g)=2HCl(g)$ 中,却没有明显的电子得失关系,因此,为了便于描述氧化还原反应,必须引入氧化值(又称为氧化数)。

在氧化还原反应中,电子转移引起某些原子的价电子层结构发生变化,从而改变了这些原子的带电状态。为了描述原子带电状态的改变,表明元素被氧化的程度,提出了氧化态的概念。元素的氧化态是用一定的数值来表示的。表示元素氧化态的代数值称为元素的氧化值。对于简单的单原子离子来说,如 Na^+ 和 Cl^-,它们的电荷数分别为 +1 和 -1,则这些元素的氧化值依次为 +1 和 -1。也就是说,在这种情况下,元素的氧化值与离子所带的电荷数是一致的。但是,对于以共价键结合的多原子分子或离子来说,原子间成键时,没有电子的得失,只有电子对的偏移。通常,原子间共用电子对靠近电负性大的原子,而偏离电负性小的原子。可以认为,电子对靠近的原子带负电荷,电子对偏离的原子带正电荷。这样,原子所带电荷实际上是人为指定的形式电荷。原子所带形式电荷数就是其氧化值,如 CO_2,C 的氧化值为 +4,O 的氧化值为 -2。三溴化磷(PBr_3)分子,它是把 P-Br 键中的电子指定给电负性较大的溴原子,可以认为溴原子形式上得到1个电子,荷电数为 -1,其氧化值为 -1,PBr_3 中有3个 P-Br 键,磷原子形式上失去了3个电子,荷电数为 +3,其氧化值为 +3。

1970年国际纯粹和应用化学会议(IUPAC)给出的定义是:氧化值是某元素一个原子的表观荷电数,这种荷电数是假设把每一个化学键中的电子指定给电负性更大的原子而求得。确定原子的氧化值的规则如下:

(1) 单质中原子的氧化值为零。

(2) 单原子离子中原子的氧化值等于离子的电荷,例如 Na^+ 的氧化值为 +1。多原子离子中所有元素的氧化值之和等于该离子所带的电荷数。

(3) 氧在化合物中的氧化值一般为 -2,但在过氧化物中,如 H_2O_2、Na_2O_2 中,O 的氧化值为 -1;超氧化物中,如 KO_2 中,O 的氧化值为 -1/2。

(4) 氢的氧化值在大多数化合物中为 +1,但在金属氢化物中为 -1,如在 NaH、CaH_2 中。

(5) 卤族元素,氟的氧化值在所有化合物中均为 -1,如在 OF_2 中。其他卤原子的氧化值在二元化合物中为 -1,但在卤族的二元化合物中,列在周期表中靠前的卤原子的氧化数为 -1,如 Cl 在 BrCl 中;在含氧化合物中按氧化物决定,如 ClO_2 中 Cl 的氧化值为 +4。

(6) 电中性的化合物中所有原子的氧化值的和为零。

(7) 碱金属和碱土金属在化合物中的氧化值分别为 +1 和 +2。

根据以上规则,可求算一些较复杂化合物中元素的氧化值。

【例 5-1】 求 $Cr_2O_7^{2-}$ 中 Cr 的氧化值和 Fe_3O_4 中 Fe 的氧化值。

解:设 $Cr_2O_7^{2-}$ 中 Cr 的氧化值为 x,由于氧的氧化值为 -2,则

$$2x + 7 \times (-2) = -2, x = +6$$

故 Cr 的氧化值为 +6;

设 Fe_3O_4 中 Fe 的氧化值为 x,由于氧的氧化值为 -2,则

$$3x + 4 \times (-2) = 0, x = +8/3$$

故 Fe 的氧化值为 +8/3。

由以上计算可知,可见元素的氧化值可以是整数也可以是分数(或小数)。

在某些情况下,元素具体以何种物种形式存在并不十分明确,如铁在盐酸中,除以 Fe^{3+} 存在外,还可能有以 $Fe(OH)_2^+$、$FeCl^{2+}$ 等物种的形式存在,这时通常用罗马数字写成铁(Ⅲ)或 Fe(Ⅲ),表明铁的氧化值是 +3,而不强调它究竟以何种物种存在。

元素的氧化值的改变与反应中得失电子相关联。如果反应中某元素的原子失去电子,则该元素的氧化值升高;相反,某元素的原子得到电子,其氧化值降低。在氧化还原反应中,失去电子的物质使另一物质得到电子被还原,则失去电子的物质是还原剂,还原剂是电子的给予体,它失去电子后本身被氧化。得到电子的物质是氧化剂,氧化剂是电子的接受体,它得到电子后本身被还原。

二、氧化还原反应

元素的氧化值发生了变化的化学反应称为氧化还原反应。氧化还原反应中元素氧化值的变化反映了电子的得失,包括电子的转移和电子的偏移。

例如甲烷和氧的反应:$CH_4(g) + 2O_2(g) = CO_2(g) + 2H_2O(g)$,反应式中,氧分子中氧的氧化值为 0,反应后生成 CO_2 和 H_2O,氧的氧化值降为 -2;CH_4 中碳的氧化值为 -4,反应后生成 CO_2,碳的氧化值升为 +4。形式上,碳原子失去 8 个电子,氧化值升高,发生了氧化反应(oxidation reaction);而每个氧原子获得 2 个电子,氧化值降低,发生了还原反应(reduction reaction)。在该反应中电子并不是完全失去或完全得到,只是发生了偏移。甲烷和氧的反应中,CH_4 是还原剂,它使 O_2 发生了还原反应;而 O_2 是氧化剂,它使 CH_4 发生了氧化反应。

又例如锌和盐酸反应的离子方程式为:$Zn(s) + 2H^+(aq) = Zn^{2+}(aq) + H_2(g)$ 反应中,Zn 失去了两个电子生成了 Zn^{2+},锌的氧化值从 0 升到了 +2,Zn 被氧化,HCl 中的氢离子得到两个电子生成了 H_2,氢的氧化值从 +1 降到了 0,氢离子被还原。锌和盐酸的反应中,Zn

是还原剂,它使 H^+ 发生了还原反应,H^+ 是氧化剂,它使 Zn 发生了氧化反应。

从以上两个反应中可以得出:

(1) 氧化还原反应的本质是物质在反应过程中有电子的得失,从而导致元素的氧化值发生变化。

(2) 氧化还原反应中电子的得失,既可以表现为电子的偏移,又可以表现为电子的转移。本章重点讨论在溶液中进行的有电子转移的氧化还原反应。

氧化还原反应可以根据电子的转移,由两个氧化还原半反应构成。例如氧化还原反应:$Zn+Cu^{2+}=Cu+Zn^{2+}$,反应中 Zn 失去电子,生成 Zn^{2+},这个半反应是氧化反应:$Zn-2e^-=Zn^{2+}$。Cu^{2+} 得到电子,生成 Cu,这个半反应是还原反应:$Cu^{2+}+2e^-=Cu$。电子有得必有失,因此,氧化反应和还原反应同时存在,在反应过程中得失电子的数目相等。氧化还原半反应的通式为:

$$氧化型 + ne^- \rightleftharpoons 还原型$$

式中,n 为半反应中电子转移的数目。同一元素原子的氧化型物质及对应的还原型物质称为氧化还原电对(redox electric couple)。每个氧化还原半反应中都含有一个氧化还原电对。氧化还原电对通常可写成:氧化型/还原型(Ox/Red),如 Cu^{2+}/Cu;Zn^{2+}/Zn。

三、氧化还原反应方程式的配平

氧化还原反应往往比较复杂,反应中涉及的物质比较多,除氧化剂与还原剂外,常常还有介质(酸、碱、水)参与,而且有时反应介质、条件不同,反应产物也不相同。因此难以用一般的观察法配平反应方程式。配平氧化还原反应方程式,首先要知道反应条件,如温度、压力、介质的酸碱性等,然后写出氧化剂及其还原产物,还原剂及其氧化产物。同时要遵循物料平衡原则,即反应前后原子种类和数目相等。配平氧化还原反应方程式常用的有氧化值法和离子-电子法(或半反应法)。下面介绍这两种配平方法:

1. 氧化值法

根据在氧化还原反应中氧化剂和还原剂氧化值变化相等的原则进行配平的方法。此方法中学化学中已有介绍,在此不再细述。

2. 离子-电子法

根据氧化剂和还原剂得失电子总数相等的原则进行配平,则称为离子-电子法(ion-electron method)(或半反应法 half-reaction method)。用离子-电子法配平氧化还原反应方程式要知道两个氧化还原半反应,根据氧化剂和还原剂得失电子总数相等的原则进行配平。

以反应 $KMnO_4+HCl \longrightarrow MnCl_2+Cl_2+H_2O+KCl$ 为例说明离子-电子法配平氧化还原反应方程式的具体步骤。

(1) 根据实验事实写出离子方程式。

$$H^+ + MnO_4^- + Cl^- \longrightarrow Mn^{2+} + Cl_2 + H_2O$$

(2) 根据氧化还原电对,将离子方程式拆成氧化和还原两个半反应。

还原反应: $MnO_4^- + H^+ \longrightarrow Mn^{2+} + H_2O$

氧化反应: $Cl^- \longrightarrow Cl_2$

(3) 根据物料平衡,使半反应式两边各原子的数目相等。如果 O 原子数目不等,可根据酸性或中性及碱性介质条件选择适当的介质如 H^+ 和 H_2O,或 OH^- 和 H_2O 来配平。

还原反应: $MnO_4^- + 8H^+ \longrightarrow Mn^{2+} + 4H_2O$

氧化反应: $2Cl^- \longrightarrow Cl_2$

(4) 电荷平衡,在半反应式的一边配以适当数量的电子,使半反应式两边电荷总量相等。

还原反应: $MnO_4^- + 8H^+ + 5e^- = Mn^{2+} + 4H_2O$ ①

氧化反应: $2Cl^- - 2e^- = Cl_2$ ②

(5) 配平氧化还原方程式。找出配平的两个半反应式中得失电子的最小公倍数,分别用其约数乘两个半反应式,使氧化剂和还原剂得失电子数相等,最后合并成离子反应方程式。

①×2 $2MnO_4^- + 16H^+ + 10e^- = 2Mn^{2+} + 8H_2O$

②×5 $10Cl^- - 10e^- = 5Cl_2$

两式相加: $2MnO_4^- + 16H^+ + 10Cl^- = 2Mn^{2+} + 5Cl_2 + 8H_2O$

由上例可知,离子-电子法的特点是不需要计算元素的氧化值,但它仅适用于在水溶液中进行的反应,而且要特别注意有含氧酸根参与的半反应在不同介质中配平方法的差异(含氧酸根中的氧的确参与了反应,但反应前后其氧化值没有变化);氧化值法不仅适用于在水溶液中进行的反应,而且适用于在非水溶液和高温下进行的反应。

注意:如果半反应中有含氧酸根参与反应时,氧的氧化值没有变化,但它的确参与了反应,配平半反应时,必须配平前后的氧。氧是通过介质中的 H^+、OH^-、H_2O 来配平的。且介质不同,配平方法不同。

在 H^+ 条件下:只可加 H^+ 或 H_2O(H^+ 加在含氧多一边)。

在 OH^- 条件下:只可加 OH^- 或 H_2O(OH^- 加在含氧少的一边)。

在 H_2O 条件下:只可加 H_2O。

第二节 原电池及电极电位

一、原电池

1. 概念

将一块锌片置于 $CuSO_4$ 溶液中,一段时间后可以观察到 $CuSO_4$ 溶液的蓝色渐渐变浅,而锌片上会沉积出一层棕红色的铜。这是一个自发进行的氧化还原反应。

$$Zn + CuSO_4 \rightleftharpoons Cu + ZnSO_4 \quad \Delta_r G_m^\ominus = -212.6 \text{ kJ} \cdot \text{mol}^{-1}$$

反应中 Zn 失去电子生成 Zn^{2+},发生氧化反应;Cu^{2+} 得到电子生成 Cu,发生还原反应,Zn 和 Cu^{2+} 之间发生了电子转移。由于还原剂 Zn 与氧化剂 Cu^{2+} 直接接触,电子直接由 Zn 转移给 Cu^{2+},电子在两者之间进行无序转移,不能形成电荷的定向移动,不能产生电流。反应过程中系统的自由能降低,但没有对外作电功,反应的化学能转化成热能,以热能的形式放出。

现如果不让 Zn 与 $CuSO_4$ 直接接触,而是如图 5-1 所示,将锌片和铜片分别插入 $ZnSO_4$ 溶液和 $CuSO_4$ 溶液中,两种溶液用一个盐桥(salt bridge)连接,这里盐桥是一个倒置的 U 型管,其内填充的琼脂凝胶将饱和的 KCl 溶液固定其中,盐桥的作用是构成电子流的通路,并消除两极溶液之间的液体接界电势。在 Cu 片和 Zn 片上通过导线串联一个电流计,连通后可以观察到电流计的指针偏转,提示连接锌片和铜片的导线中有电流通过。

那么该装置是怎样通过化学反应产生电流的呢?

锌片上 Zn 失去电子,发生氧化反应,形成 Zn^{2+} 离子进入溶液

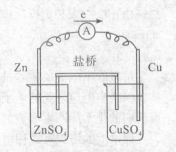

图 5-1 铜锌原电池示意图

$$Zn(s) \longrightarrow Zn^{2+}(aq) + 2e^-$$

锌片上多余的电子由连接锌片和铜片的导线转移到铜片,溶液中 Cu^{2+} 离子从铜片上得到电子,发生还原反应,生成金属 Cu 在铜片上析出

$$Cu^{2+}(aq) + 2e^- \longrightarrow Cu(s)$$

与此同时,盐桥的饱和 KCl 溶液中 Cl^- 离子和 K^+ 离子分别迁移到 $ZnSO_4$ 溶液和 $CuSO_4$ 溶液中,以平衡两溶液中过剩的离子电荷,维持两溶液的电中性,从而使 Zn 的氧化和 Cu^{2+} 的还原可以继续进行下去,电流得以不断地产生。

该装置中发生的总的化学反应是:

$$Zn(s) + Cu^{2+}(aq) \rightleftharpoons Zn^{2+}(aq) + Cu(s)$$

与将锌片直接插入 $CuSO_4$ 溶液中发生的氧化还原反应相同。但是,在上述装置中,由于 Zn 发生的氧化反应和 Cu^{2+} 离子发生的还原反应被分隔在两处进行,同时又通过导线、盐桥保持联系,因此,电子经导线连成的外电路,离子经溶液构成的内电路,有序地、持续地发生定向转移,形成电荷的定向移动,从而产生电流。这种将氧化还原反应的化学能转化为电能的装置称为原电池(primary cell),简称电池。按这种原理组装的实用锌铜电池又称为 Daniell 电池。原电池可以将自发进行的氧化还原反应所产生的化学能转变为电能,同时做电功。

2. 电池组成式

原电池的概念导致了化学电源的发展。一个自发的氧化还原反应,虽然不一定可以用来构建具有实用价值的化学电源,但是在理论上可以设计成原电池。原电池一般由两个半电池组成。半电池包括电极材料(电极板)和电解质溶液,电极板是电池反应中电子转移的导体,氧化还原电对的电子得失反应在溶液中进行,两个半电池由盐桥连接。

在上述锌铜原电池中,$ZnSO_4$ 溶液和 Zn 片构成 Zn 半电池(half-cell),$CuSO_4$ 溶液和 Cu 片构成 Cu 半电池。半电池中的导体称为电极(electrode)。Zn 电极发生氧化反应失去电子,即 Zn 电极输出电子,是原电池的负极(anode),电势低;Cu 电极发生还原反应得到电子,即 Cu 电极输入电子,是原电池的正极(cathode),电势高。在连接两电极的导线上,电流从 Cu 电极流向 Zn 电极(电子从 Zn 电极流向 Cu 电极),即从高电势流向低电势,此两电极之间存在的电势差,称为该电池的电动势,用 E 表示。

原电池中,氧化剂在正极发生还原半反应;还原剂在负极发生氧化半反应,通常将半电池中发生的氧化半反应或还原半反应称为电极反应(electrode reaction)或半电池反应(half-cell reaction)。

如锌铜原电池中的氧化还原反应可用两个电极反应来表示:

负极反应:锌电极　　　$Zn(s) \longrightarrow Zn^{2+}(aq) + 2e^-$ 　　（氧化反应）

正极反应:铜电极　　　$Cu^{2+}(aq) + 2e^- \longrightarrow Cu(s)$ 　　（还原反应）

由正极反应和负极反应相加,使电子得失数相等,所构成的总反应,称为电池反应(cell reaction):

$$Zn(s) + Cu^{2+}(aq) \rightleftharpoons Zn^{2+}(aq) + Cu(s)$$

可以看出电池反应就是氧化还原反应,是发生在两个半反应之间的电子转移(传递)过程。构成两个半反应之间的电子转移(传递)是经由导线(或负载)实现的,这正是原电池利用氧化还原反应的化学能产生电流的原因所在。

原电池的组成可以用电池组成式(电池符号)来方便地表示。通常作如下规定:

(1) 以化学式表示电池中各种物质的组成,并需注明物态,气体应标明所依附的惰性电极。

(2) 半电池中用单竖线"|"表示物质的相界面,同一相中的不同物质用逗号","隔开。用双

竖线"‖"表示盐桥。

(3) 溶液中的溶质须在括号内标注浓度；气体物质须在括号内标注压力。当溶液浓度为 $1\ mol·L^{-1}$ 或气体分压为 $100\ kPa$ 时可不标注。

(4) 书写电池表达式时，各化学式及符号的排列顺序要真实反映电池中物质的接触顺序。一般电池中，电极板写在外边，固体、气体物质紧靠电极板，溶液紧靠盐桥。

(5) 习惯上负极写在盐桥的左边，正极写在盐桥的右边，电极的极性在括号内用"＋"、"－"号标注。

按如上规定，锌铜原电池可表示为

$$(-)\ Zn(s)\,|\,Zn^{2+}(c_1)\,\|\,Cu^{2+}(c_2)\,|\,Cu(s)\ (+)$$

二、电极电位

在锌铜原电池中，锌是负极，铜是正极，说明铜电极的电势比锌电极的电势高，两电极的电势存在电势差。那么单个电极的电势是如何产生的呢？德国化学家能斯特(W. H. Nernst)提出的双电层理论，对金属-金属离子电极电位的产生给予了很好的解释。

金属晶体中有中性原子、金属离子和自由电子，当把金属 M 浸入其相应的盐溶液中时，金属表面的原子由于本身的热运动及极性溶剂分子的作用，有生成溶剂化离子进入溶液，同时将电子留在金属表面的趋势，金属愈活泼、金属盐溶液浓度愈稀，这种趋势就愈大；同时已溶剂化的金属离子也会受到极板上电子的吸引，有重新沉积于极板上的趋势，金属愈不活泼、金属盐溶液浓度愈高，这种趋势就愈大。当金属的溶解速率等于溶液中金属离子沉积到金属表面上的速率时，达到一种动态平衡：

$$M(s) \underset{析出}{\overset{溶解}{\rightleftharpoons}} M^{n+}(aq) + ne^-$$

在极板上　　　在溶液中　　　留与极板上

当达到平衡时，若金属溶解的趋势大于金属离子析出的趋势，则金属极板表面上会带有过剩的负电荷，等量的正电荷将分布在溶液中，但分布是不均匀的。由于金属极板上负电荷的静电吸引，使溶液中的正电荷较多地集中在金属极板附近的溶液中。这样，在金属与溶液的相界面处，形成了类似于平行板电容器的双电层结构，从而在金属与溶液两相之间产生电势差，这便是金属电极的电极电位(electrode potential)，如图(5-2a)。相反，若金属离子析出的趋势大于金属溶解的趋势，则金属极板表面带正电荷，溶液带负电，这时也在两相界面处形成双电层，并产生相应的相间电势差，亦即电极电位，如图(5-2b)。电极电位是电极与溶液之间处于平衡状态时的电势差。

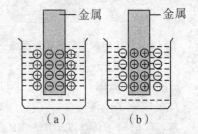

图 5-2　金属的电极电势(双电层示意图)

电极电位用符号 φ 表示，单位是伏特(V)。根据电极电位产生的原因，可以看出电极电位与金属的溶解、沉积平衡有关，因此，电极电位的正负和大小与金属的本性(金属得失电子的倾向大小)、金属离子的浓度、温度有关。当外界条件一定时，电极电位的高低只取决于电极的本性(氧化还原性)。

三、标准电极电位

1. 标准氢电极

电势与物体具有的势能一样,其绝对值是无法测量得知的,这就是至今我们无法直接测定单个电极电位绝对值的原因。通常所说的"电极电位"都是指相对电极电位。我们用电位差计测出的是原电池两电极间的电势差,而不是单个电极的电势。但是电势的相对高低可以通过比较的方法来测定,就像把海平面的高度人为地确定为零,从而测定地球上各种地形的相对高度一样。从实际应用角度出发,我们需要选定一种电极作为标准,并把该标准电极的电极电位定义为零,其他各种电极与该标准电极组成原电池,测得它们的电势差,便可确定出其他各种电极的相对电极电位 φ。

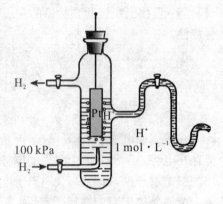

图 5-3 标准氢电极示意图

根据 1953 年国际纯粹和应用化学会议(IUPAC)所做的规定,将标准氢电极(standard hydrogen electrode, SHE)作为理想的标准电极,其他各种电极的电极电位均是相对于标准氢电极而得到的。

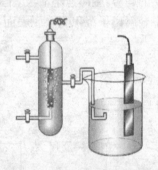

图 5-4 测定电极电势的装置示意图

图 5-3 是 SHE 的示意图。为了增强吸附氢气的能力并提高反应速率,金属铂片上要镀一层铂黑,将铂电极插入含氢离子的酸性溶液中,不断通入氢气,使铂电极吸附的氢气达到饱和,并与溶液中的氢离子达到平衡,其电极反应如下:

$$2H^+(aq)+2e^- \rightleftharpoons H_2(g)$$

规定在标准状态下,既氢气分压为 100 kPa,氢离子浓度为 1 mol·L^{-1}(严格地是活度)时,在任何温度下,标准氢电极的电极电位为零,即 $\varphi^{\ominus}_{H^+/H_2}=0.0000$ V。

以标准氢电极为参照标准来测定其它电极的电极电位时,测定方法如图 5-4 所示。按规定将标准氢电极作为发生氧化作用的负极写在电池符号的左边,将待测电极作为发生还原作用的正极写在电池符号的右边,组成一个电池

(－) Pt(s)|H$_2$(100 kPa)| H$^+$(1 mol·L^{-1})||M^{n+}(1 mol·L^{-1})|M(s) (＋)

所测定出的电池电动势即为待测电极的电极电位。

在此电池中,待测电极反应必定是电极物质获得电子由氧化态变为还原态。测定该电池的电动势,这个电池电动势的数值和符号就是待测电极的电极电位的数值和符号。测得的电极电位称为还原电势。

若电池的电动势为 E,它等于正极的电极电位减去负极的电极电位,即待测电极的电极电位与标准氢电极之差,为:

$$E=\varphi_{待测}-\varphi_{SHE}=\varphi_{待测}-0=\varphi_{待测}$$

例如,要测定铜电极 Cu(s)|Cu^{2+}(0.1 mol·L^{-1})的电极电位,可组成电池

(－) Pt(s)|H$_2$(100 kPa)|H$^+$(1 mol·L^{-1})||Cu^{2+}(0.1 mol·L^{-1})|Cu(s) (＋)

测得电池电动势为 0.307 V,即 Cu(s)|Cu^{2+}(0.1 mol·L^{-1})的电极电位等于 0.307 V。又

如,欲确定锌电极 $Zn(s)|Zn^{2+}$ (0.01 mol·L^{-1})的电极电位,可组成电池

(-) $Pt(s)|H_2$(100 kPa) | H^+(1 mol·L^{-1})||Zn^{2+}(0.01 mol·L^{-1}) | $Zn(s)$ (+)

由于标准氢电极的电势高于此锌电极的电极电位,上述电池的电动势为负值,$E=-0.822$ V(若电池正负极互换,$E=0.822$ V),则 $Zn(s)|Zn^{2+}$(0.01 mol·L^{-1})的电极电位等于-0.822 V。

2. 标准电极电位的测定

不同电对组成的电极具有不同的电极电位,电极电位的大小主要取决于氧化还原电对的组成,但同时又与温度、浓度和压力等因素有关,为了便于比较与应用,需要使它们处于共同的外部条件下,通常使它们处于各自的标准状态,提出了标准电极电位的概念。

电极反应中各物质都处于标准状态时,待测电极与标准氢电极组成原电池,此时测定的电极电位为该电极的标准电极电位(standard electrode potential),符号用 $\varphi^{\ominus}$ 表示,单位是伏特(V)。电极的标准态与热力学标准态是一致的,即对于溶液,各电极反应物浓度为 1 mol·L^{-1}(严格地讲是活度为 1 mol·L^{-1});若有气体参加反应,则气体分压为 100 kPa,反应温度未指定,IUPAC 推荐参考温度为 298 K。

若构成原电池的两电极均在标准态下,测得的电动势就为标准电动势,用符号 $E^{\ominus}$ 表示为

$$E^{\ominus}=\varphi_+^{\ominus}-\varphi_-^{\ominus}$$

标准氢电极的标准电极电位已规定为零,根据测得的标准电池电动势即可求出待测电极的标准电极电位。

例如,铜电极 $Cu(s)|Cu^{2+}$ (1 mol·L^{-1})的标准电极电位的测定,以标准状态下的 $Cu(s)|Cu^{2+}$ 电极为正极,以 SHE 为负极,组成原电池,其电池组成式为:

(-) $Pt(s)|H_2$(100 kPa)$|H^+$(1 mol·L^{-1})||Cu^{2+}(1 mol·L^{-1})$|Cu(s)$ (+)

测定的标准电动势 $E^{\ominus}=0.3419$ V,即为铜电极 $Cu(s)|Cu^{2+}$ 的标准电极电位:

$$E^{\ominus}=\varphi_+^{\ominus}-\varphi_-^{\ominus}=\varphi_{Cu^{2+}/Cu}^{\ominus}-\varphi_{H^+/H_2}^{\ominus}$$

$$\varphi_{Cu^{2+}/Cu}^{\ominus}=E^{\ominus}+\varphi_{H^+/H_2}^{\ominus}=0.3419 \text{ V}$$

应该指出,标准电极电位的值并不都是按照组成原电池,通过测定其标准电动势的方法得到的,有的是通过热力学数据计算的,有的是通过实验方法,如电池电动势外推法得到的。

3. 标准电极电位表

化学工作者进行了大量的工作,完成了一系列不同电对电极的标准还原电势数据的测定。将各个不同电对的标准电极电位值连同相应的电极反应式一并列出,再按照一定的顺序排列,便建立了标准电极电位表,该表可以在有关手册中查到。目前的标准电极电位表主要有两种排序方法:第一种是按照电极电位值从低到高的顺序(或从高到低)排列,其优点是物质的氧化性和还原性的强弱可以区分得很清楚。因为标准电极电位值越低,其电对中还原型物质的还原能力越强;标准电极电位越高,其电对中氧化型物质的氧化能力越强。但对于不熟悉物质氧化-还原性的人们从表中找到所需的标准电极电位较困难。第二种是按照电对中氧化型物质的中心原子的英文字母顺序排列,可以方便人们尽快找到所需的标准电极电位。表 5-1 是部分常见氧化还原电对的标准电极电位表。

表 5-1 中位于标准氢电极上方各电极的标准电极电位均为负值,表示这些电极分别与标准氢电极组成原电池时,它们都作负极;位于标准氢电极下方的各电极的标准电极电位值均为正值,表明这些电极分别与标准氢电极组成原电池时,它们都作正极。这里的正与负是相对于标准氢电极而言。必须指出,无论标准或非标准状态下的电极电位表示的都是电极在特定状态下的平衡电学性质,其代数值不随电极反应实际进行的方向而变化。即不管该电极在原电池中作

正极或负极，电极电位的正负、绝对值均不变。

表 5-1 一些常见的氧化还原半反应和标准电极电位(298 K)

	半反应	$\varphi^{\ominus}/V$	
氧化剂的氧化能力增强 ↓	$Na^+ + e^- = Na$	-2.71	还原剂的还原能力增强 ↑
	$Zn^{2+} + 2e^- = Zn$	-0.7618	
	$Pb^{2+} + 2e^- = Pb$	-0.1262	
	$2H^+ + 2e^- = H_2$	0.00000	
	$AgCl + e^- = Ag + Cl^-$	0.22233	
	$Cu^{2+} + 2e^- = Cu$	0.3419	
	$I_2 + 2e^- = 2I^-$	0.5355	
	$O_2 + 2H^+ + 2e^- = H_2O_2$	0.695	
	$Fe^{3+} + e^- = Fe^{2+}$	0.771	
	$Ag^+ + e^- = Ag$	0.7996	
	$Br_2(l) + 2e^- = 2Br^-$	1.066	
	$Cr_2O_7^{2-} + 14H^+ + 6e^- = 2Cr^{3+} + 7H_2O$	1.232	
	$Cl_2 + 2e^- = 2Cl^-$	1.35827	
	$MnO_4^- + 8H^+ + 5e^- = Mn^{2+} + 4H_2O$	1.507	

标准电极电位表是电化学中非常重要的数据表，下面对其使用作几点说明：

(1) 标准电极电位是指在热力学标准态下的电极电位，应在满足标准态的条件下使用。由于该表中的数据是在水溶液中求得的，因此不能用于非水溶液或高温下的固相反应。

(2) 表中半反应按规定都写为 Ox(氧化态)$+ne^- \rightleftharpoons$ Red(还原态)表示，所以电极电位又称为还原电势。$\varphi^{\ominus}$ 值的大小及符号与组成电极的物质种类有关，而与电极反应进行的方向无关。

(3) 电极电位是热力学中的强度性质，与物质的量无关，与反应方程式的书写无关，即电极反应方程式中计量系数改变，电极电位值不变。

如：电极反应 $Zn^{2+} + 2e^- \longrightarrow Zn$，$\qquad \varphi^{\ominus}(Zn^{2+}/Zn) = -0.7618$ V；

$2Zn^{2+} + 4e^- \longrightarrow 2Zn$，$\qquad \varphi^{\ominus}(Zn^{2+}/Zn) = -0.7618$ V。

(4) 表中的标准电极电位数据为 298 K 的，由于电极电位随温度变化并不很大，其他温度下的电极电位也可参照使用此表。

(5) 氧化还原反应有的在酸性条件下进行，有的在碱性条件下进行，还有的在生命体内进行，标准电极电位表有相应的 pH=0，pH=7 和 pH=14 的表，所以在查电极的 $\varphi^{\ominus}$ 时要注意反应条件，从而选择相应的表，以免发生错误。

(6) 生物体系中，当 H^+ 浓度等于 1 mol·L^{-1} 即 pH=0 时会引起生物大分子变性，所以生物化学标准状态规定为 pH=7.0(接近机体生理 pH 值)，而其他各物质仍按照正常规定。医学上对于机体内的氧化还原反应，需要应用生物化学标准状态下的电极电位进行讨论，有关数据可查相关手册。

4. 标准电极电位的应用

(1) 比较氧化剂或还原剂的相对强弱。标准电极电位的数据反映了氧化还原电对得失电子的能力,根据标准电极电位的高低可判断在标准状态下物质的氧化还原能力的相对强弱,对在水溶液中进行的反应,可用标准电极电位直接比较标准状态下氧化剂或还原剂的相对强弱。

① 标准电极电位愈高,表明氧化还原电对中的氧化态愈易得电子变成它的还原态,即氧化态的氧化能力越强,是强氧化剂;其对应的还原态的还原能力越弱,是弱还原剂。

② 标准电极电位愈低,表明氧化还原电对中的还原态愈易失电子变成它的氧化态,即还原态的还原能力越强,是强还原剂;其对应的氧化态的氧化能力越弱,是弱氧化剂。

【例 5-2】 比较标准状态下,在酸性介质中,下列电对氧化能力及还原能力的相对强弱。

$$MnO_4^-/Mn^{2+}、Fe^{3+}/Fe^{2+}、I_2/I^-、O_2/H_2O、Cu^{2+}/Cu$$

解: 查表得各电对的标准电极电位,并按由小到大排列

$\varphi^\ominus(MnO_4^-/Mn^{2+})=1.507$ V $\varphi^\ominus(O_2/H_2O)=1.229$ V

$\varphi^\ominus(Fe^{3+}/Fe^{2+})=0.771$ V $\varphi^\ominus(I_2/I^-)=0.5355$ V

$\varphi^\ominus(Cu^{2+}/Cu)=0.3419$ V

氧化能力由大到小排列:$MnO_4^- > O_2 > Fe^{3+} > I_2 > Cu^{2+}$

还原能力由大到小排列:$Cu > I^- > Fe^{2+} > H_2O > Mn^{2+}$

(2) 判断标准状态下氧化还原反应进行的方向。氧化还原反应的自发进行方向总是强的氧化剂从强的还原剂那里夺取电子,变成弱的还原剂和弱的氧化剂,即氧化还原反应自发进行的方向是:标准电极电位高的电对中的氧化态氧化标准电极电位低的电对中的还原态,即"对角线方向相互反应"。这里需要指出:一般 $\varphi^\ominus$ 只能直接判断标准状态下的反应方向,对非标准状态下的反应不能直接判断。

对氧化还原反应,热力学指出,体系吉布斯自由能的减少($-\Delta G$)等于过程对外作的最大有用功,对电池反应等于原电池作的最大电功,即:$\Delta G_{(原电池)}=-W_电=-nFE$。

当 $\Delta G<0$ 时,则 $E>0$,即 $\varphi_+>\varphi_-$,电池反应能自发进行;

当 $\Delta G>0$ 时,则 $E<0$,即 $\varphi_+<\varphi_-$,电池反应逆向自发;

当 $\Delta G=0$ 时,则 $E=0$,即 $\varphi_+=\varphi_-$,电池反应处于平衡态。

如果电池中的各物质处于标准状态时,应为 $\Delta G^\ominus_{(原电池)}=-nFE^\ominus$。

这时反应自发的判据应为:

当 $\Delta G^\ominus<0$ 时,则 $E^\ominus>0$,即 $\varphi^\ominus_+>\varphi^\ominus_-$,电池反应能自发进行;

当 $\Delta G^\ominus>0$ 时,则 $E^\ominus<0$,即 $\varphi^\ominus_+<\varphi^\ominus_-$,电池反应逆向自发;

当 $\Delta G^\ominus=0$ 时,则 $E^\ominus=0$,即 $\varphi^\ominus_+=\varphi^\ominus_-$,电池反应处于平衡态。

因而可以在标准状态下将待判断的反应设计成原电池,计算该电池的标准电动势,根据其值的正负就可以判断标准状态下该反应的自发方向。

【例 5-3】 在标准状态下,判断反应 $2Fe^{3+}+2I^-=2Fe^{2+}+I_2$ 自发进行的方向。

已知 $\varphi^\ominus_{Fe^{3+}/Fe^{2+}}=0.7710$ V, $\varphi^\ominus_{I_2/I^-}=0.5355$ V。

解: 标准状态下,判断氧化还原反应方向的方法有以下两种:

(1) 利用标准电极电位:

两个半反应(Ox/Red) $\begin{cases} Fe^{3+}+e^-\longrightarrow Fe^{2+} & \varphi^\ominus_{Fe^{3+}/Fe^{2+}}=0.7710 \text{ V} \\ I_2+2e^-\longrightarrow 2I^- & \varphi^\ominus_{I_2/I^-}=0.5355 \text{ V} \end{cases}$

因为 $\varphi^\ominus_{Fe^{3+}/Fe^{2+}} > \varphi^\ominus_{I_2/I^-}$。$\varphi^\ominus$ 高的电对中的氧化态(Fe^{3+})氧化 $\varphi^\ominus$ 低的电对中的还原态(I^-)。所以反应自发正向进行。

(2) 利用 $E^\ominus$ 判据:假设反应按所写方程式正向进行并组成电池,则:

$$\begin{cases} 正极,发生还原:Fe^{3+}+e^- \longrightarrow Fe^{2+} \quad \varphi^{\ominus}_{Fe^{3+}/Fe^{2+}}=0.7710 \text{ V}=\varphi^{\ominus}_+ \\ 负极,发生氧化:2I^- \longrightarrow I_2+2e^- \quad \varphi^{\ominus}_{I_2/I^-}=0.5355 \text{ V}=\varphi^{\ominus}_- (注意不是-0.5355 \text{ V}) \end{cases}$$

$E^{\ominus}=\varphi^{\ominus}_+ - \varphi^{\ominus}_-=0.7710-0.5355=0.2355 \text{ V}>0$

所以反应正向自发进行。

[注]这两种方法本质上是一致的,归根结底都是利用电极电位的高低。

第三节 能斯特方程及影响电极电位的因素

一、能斯特方程

在 1889 年,能斯特(Nernst,1864~1941,德国人)提出了电动势 E 与电极反应各组分活度的关系方程,即能斯特方程。对任意给定的电极,若电极反应为

$$aOx + ze^- \longrightarrow dRed$$

则电极电位的能斯特方程的通式为

$$\varphi = \varphi^{\ominus} - \frac{RT}{zF}\ln\frac{(a_{Red})^a}{(a_{Ox})^d} \tag{5.1}$$

式中:a 为活度;下标 Ox 和 Red 分别表示氧化态和还原态;R 为标准气体常数,8.314 J·K^{-1}·mol^{-1};F 为法拉第常量,96485 C·mol·L^{-1};T 为热力学温度,单位 K;z 为电极反应中电子的计量系数;一般纯液体、纯固体物质和溶剂不代入方程;若为气体则用其分压除以 100 kPa 表示;$\varphi^{\ominus}$ 为氧化态和还原态活度等于 1 时的标准电极电位。当浓度不大时,可用浓度代替。若试验温度 $T=298$ K,将相关常数代入式(5.1)得:

$$\varphi = \varphi^{\ominus} - \frac{0.0592}{z}\lg\frac{(c_{Red})^a}{(c_{Ox})^d} \tag{5.2}$$

该式为电极的电极电位 φ 与溶液浓度间关系的能斯特方程。由此可方便的写出电极电位的能斯特方程:

$Fe^{3+}+e^- \longrightarrow Fe^{2+} \quad \varphi(Fe^{3+}/Fe^{2+})=\varphi^{\ominus}(Fe^{3+}/Fe^{2+})-\frac{0.0592}{1}\lg\frac{c_{Fe^{2+}}}{c_{Fe^{3+}}}$

$Cu^{2+}+2e^- \longrightarrow Cu(s) \quad \varphi(Cu^{2+}/Cu)=\varphi^{\ominus}(Cu^{2+}/Cu)-\frac{0.0592}{2}\lg\frac{1}{c_{Cu^{2+}}}$

$Cl_2(g)+2e^- \longrightarrow 2Cl^- \quad \varphi(Cl_2/Cl^-)=\varphi^{\ominus}(Cl_2/Cl^-)-\frac{0.0592}{2}\lg\frac{c^2_{Cl^-}}{p_{Cl_2}/p^{\ominus}}$

$Cr_2O_7^{2-}+14H^++6e^- \longrightarrow 2Cr^{3+}+7H_2O$

$\varphi(Cr_2O_7^{2-}/Cr^{3+})=\varphi^{\ominus}(Cr_2O_7^{2-}/Cr^{3+})-\frac{0.0592}{6}\lg\frac{c^2_{Cr^{3+}}}{c_{Cr_2O_7^{2-}}\cdot c^{14}_{H^+}}$

从以上式子中看出,电极电位不仅取决于电极的本性,还取决于反应时的温度和氧化型、还原型及相关介质的浓度(或分压)。在温度一定的条件下,电极反应中氧化型与还原型物质浓度发生变化,将导致电极电位的改变。对同一个反应,其氧化型物质浓度愈大,则 $\varphi_{Ox|Red}$ 值愈大;反之,还原型物质浓度愈大,则 $\varphi_{Ox|Red}$ 值愈小。

对于任意一个已配平的氧化还原方程式:

$$aOx_1+bRed_2 = dRed_1+eOx_2$$

其电池电动势的能斯特方程为:

$$E = \varphi_{Ox|Red}(右) - \varphi_{Ox|Red}(左)$$

$$= \left[\varphi^{\ominus}_{Ox|Red}(右) - \frac{RT}{zF}\ln\frac{c^d_{Red_1}}{c^a_{Ox_1}}\right] - \left[\varphi^{\ominus}_{Ox|Red}(左) - \frac{RT}{zF}\ln\frac{c^b_{Red_2}}{c^e_{Ox_2}}\right]$$

$$= \left[\varphi^{\ominus}_{Ox|Red}(右) - \varphi^{\ominus}_{Ox|Red}(左)\right] - \frac{RT}{zF}\ln\frac{c^d_{Red_1} c^e_{Ox_2}}{c^a_{Ox_1} c^b_{Red_2}}$$

$$= E^{\ominus} - \frac{RT}{zF}\ln\frac{c^d_{Red_1} c^e_{Ox_2}}{c^a_{Ox_1} c^b_{Red_2}} \tag{5.3}$$

电池:$Zn(s)|Zn^{2+}(c_{Zn^{2+}})\|Cu^{2+}(c_{Cu^{2+}})|Cu(s)$

右边电极还原反应为 $Cu^{2+} + 2e^- \longrightarrow Cu(s)$

左边电极还原反应为 $Zn^{2+} + 2e^- \longrightarrow Zn(s)$

则电动势 E 为

$$E = \varphi_{Cu^{2+}|Cu} - \varphi_{Zn^{2+}|Zn}$$

$$= \left[\varphi^{\ominus}_{Cu^{2+}|Cu} - \frac{RT}{2F}\ln\frac{c_{Cu}}{c_{Cu^{2+}}}\right] - \left[\varphi^{\ominus}_{Zn^{2+}|Zn} - \frac{RT}{2F}\ln\frac{c_{Zn}}{c_{Zn^{2+}}}\right]$$

$$= E^{\ominus} - \frac{RT}{2F}\ln\frac{c_{Zn^{2+}}}{c_{Cu^{2+}}}$$

φ 的下标表示还原电势;$E^{\ominus}$ 为电池标准电动势。

二、电极溶液中影响电极电位的因素

从电极的能斯特方程式可知,电极反应式中各物质的浓度发生变化可以对电极电位产生影响。

1. 离子浓度不同对电极电位的影响

【例5-4】 将锌片浸入含有 $0.01\ mol\cdot L^{-1}$ 或 $4.0\ mol\cdot L^{-1}$ 浓度的 Zn^{2+} 离子溶液中,计算 298 K时电极的电极电位。

解:电极反应:$Zn^{2+} + 2e^- \longrightarrow Zn(s)$ $\varphi^{\ominus} = -0.762\ V$

当 $c(Zn^{2+}) = 0.01\ mol\cdot L^{-1}$,由能斯特方程得

$$\varphi(Zn^{2+}/Zn) = \varphi^{\ominus}(Zn^{2+}/Zn) - \frac{0.0592}{2}\lg\frac{1}{c(Zn^{2+})}$$

$$= -0.762 - \frac{0.0592}{2}\lg\frac{1}{0.01}$$

$$= -0.821\ V$$

当 $c(Zn^{2+}) = 4.0\ mol\cdot L^{-1}$,由能斯特方程得:

$$\varphi(Zn^{2+}/Zn) = \varphi^{\ominus}(Zn^{2+}/Zn) - \frac{0.0592}{2}\lg\frac{1}{c(Zn^{2+})}$$

$$= -0.762 - \frac{0.0592}{2}\lg\frac{1}{4.0}$$

$$= -0.744\ V$$

结果表明,氧化型或还原型物质的浓度变化对电极电位的影响,是在能斯特方程中通过其对数项乘以一个 $0.0592/z$ 这样数值甚小的系数而起作用的。因此浓度商变化即使改变了几百倍,电极电位只不过产生几十至一百毫伏的变化。

尽管电对中氧化型或还原型物质本身浓度的变化导致的影响不显著,然而反应体系酸碱度

的改变、生成沉淀、生成弱酸(或弱碱)这几类情况下,电极电位受到的影响不容忽视,下面就溶液的酸度对电极电位的影响进行讨论。

2. 酸度对电极电位的影响

在许多电极反应中,介质中的 H^+、OH^- 和 H_2O 参加了反应,溶液 pH 值的变化可通过 H^+ 和 OH^- 的浓度变化来影响电极电位。

电极反应:$Cr_2O_7^{2-}+14H^++6e^- \longrightarrow 2Cr^{3+}+7H_2O$ $\varphi^\ominus=1.232\ V$

若 $Cr_2O_7^{2-}$ 和 Cr^{3+} 的浓度均为 $1\ mol\cdot L^{-1}$,求 298 K,pH=6 时的电极电位。

解:$Cr_2O_7^{2-}+14H^++6e^- \longrightarrow 2Cr^{3+}+7H_2O$ $z=6$

已知 $c(Cr_2O_7^{2-})=c^2_{(Cr^{3+})}=1\ mol\cdot L^{-1}$

pH=6 $c(H^+)=1\times 10^{-6}\ mol\cdot L^{-1}$

由能斯特方程 $\varphi(Cr_2O_7^{2-}/Cr^{3+})=\varphi^\ominus(Cr_2O_7^{2-}/Cr^{3+})-\dfrac{0.0592}{6}\lg\dfrac{c^2(Cr^{3+})}{c(Cr_2O_7^{2-})c^{14}_{(H^+)}}$

$$=1.232-\dfrac{0.0592}{6}\lg\dfrac{1}{(10^{-6})^{14}}$$

$$=0.404\ V$$

由于 H^+ 浓度以 14 次方影响 φ,因此 pH=6 时,电极电位从 1.232 V 降到 0.404 V,降低了 0.828 V,表明 $Cr_2O_7^{2-}$ 的氧化性较标准态下明显降低。

三、能斯特方程计算示例

(一) 直接用能斯特方程计算电池的电动势

【**例 5-5**】 写出下述电池的电极和电池反应,并计算 298 K 时电池的电动势。设 $H_2(g)$ 可看做理想气体。

(-) $Pt(s)|H_2(90\ kPa)|H^+(0.01\ mol\cdot L^{-1})\ \|\ Cu^{2+}(0.10\ mol\cdot L^{-1})|Cu(s)$ (+)

解:正极还原反应 $Cu^{2+}+2e^- \longrightarrow Cu(s)$

负极氧化反应 $H_2(90\ kPa) \longrightarrow 2H^++2e^-$

电池净反应 $H_2+Cu^{2+}=Cu(s)+2H^+$

已知:从电极电位附表查得 $\varphi^\ominus(Cu^{2+}/Cu)=0.337\ V$,$\varphi^\ominus(H^+/H_2)=0\ V$

方法一:

$E=\varphi(Cu^{2+}/Cu)-\varphi(H^+/H_2)$

$$=\left[\varphi^\ominus(Cu^{2+}/Cu)-\dfrac{RT}{2F}\ln\dfrac{1}{c(Cu^{2+})}\right]-\left[\varphi^\ominus(H^+/H_2)-\dfrac{RT}{2F}\ln\dfrac{p(H_2)/p^\ominus}{c^2(H^+)}\right]$$

$$=\left[0.337-\dfrac{0.0592}{2}\lg\dfrac{1}{0.10}\right]-\left[-\dfrac{0.0592}{2}\lg\dfrac{(90.0/100)}{(0.01)^2}\right]$$

$$=0.424\ V$$

方法二:

$E=E^\ominus-\dfrac{RT}{2F}\ln\dfrac{c^2(H^+)}{p(H_2)/p^\ominus c(Cu^{2+})}$

$$=(0.337-0)-\dfrac{0.0592}{2}\lg\dfrac{(0.01)^2}{(90.0/100)\times 0.10}=0.424\ V$$

2. 计算氧化还原反应的平衡常数

$$-zFE^\ominus=\Delta_rG_m^\ominus=-RT\ln K\ 可得$$

$$\ln K = \frac{zE^{\ominus}F}{RT} \tag{5.4}$$

298 K 时,代入相关常数得:

$$\lg K = \frac{zE^{\ominus}}{0.0592} = \frac{z[\varphi^{\ominus}(+) - \varphi^{\ominus}(-)]}{0.0592} \tag{5.5}$$

K 只与 z、$E^{\ominus}$ 有关,即平衡常数只与氧化剂和还原剂的本性有关而与反应的浓度无关。

【例 5-6】 求 298 K 下 $Zn + Cu^{2+} \rightleftharpoons Cu + Zn^{2+}$ 反应的平衡常数。

解: 将以上氧化还原反应设计成原电池,其电池反应如下:

负极氧化反应 $Zn^{2+} + 2e^{-} \longrightarrow Zn(s)$ $\varphi^{\ominus}(Zn^{2+}/Zn) = -0.762$ V

正极还原反应 $Cu^{2+} + 2e^{-} \longrightarrow Cu(s)$ $\varphi^{\ominus}(Cu^{2+}/Cu) = 0.337$ V

$$E^{\ominus} = \varphi^{\ominus}(Cu^{2+}/Cu) - \varphi^{\ominus}(Zn^{2+}/Zn) = 0.337 - (-0.762) = 1.099 \text{ V}$$

由(5.5)得: $\lg K = \dfrac{2 \times 1.099}{0.0592} = 37.128$

$K = 1.343 \times 10^{37}$,反应进行的极为彻底。

3. 由能斯特方程判断氧化还原反应进行的方向

【例 5-7】 298 K 下,反应 $Fe + 2Ag^+ \rightleftharpoons 2Ag + Fe^{2+}$

(1) 在标准状态下;

(2) 当 $c(Ag^+) = 1.0 \times 10^{-3}$ mol·L^{-1}, $c(Fe^{2+}) = 1$ mol·L^{-1} 时该反应可否自发进行?

解: $Fe + 2Ag^+ \rightleftharpoons 2Ag + Fe^{2+}$

负极氧化反应 $Fe \longrightarrow Fe^{2+} + 2e^-$ $\varphi^{\ominus}(Fe^{2+}/Fe) = -0.447$ V

正极还原反应 $Ag^+ + e^- \longrightarrow Ag$ $\varphi^{\ominus}(Ag^+/Ag) = 0.7996$ V

(1) 在标准状态下, $E^{\ominus} = \varphi^{\ominus}(Ag^+/Ag) - \varphi^{\ominus}(Fe^{2+}/Fe) = 0.7996 - (-0.447) = 1.2466$ V > 0,

可见该反应在标准状态下可以自发进行。

(2) 在非标准状态下,当 $c(Ag^+) = 1.0 \times 10^{-3}$ mol·L^{-1},由能斯特方程:

$$\varphi(Ag^+/Ag) = \varphi^{\ominus}(Ag^+/Ag) - \frac{0.0592}{1} \lg \frac{1}{c(Ag^+)}$$

$$= 0.7996 - \frac{0.0592}{1} \lg \frac{1}{1.0 \times 10^{-3}} = 0.6221 \text{ V}$$

此时负极仍处于标准状态下, $\varphi(Fe^{2+}/Fe) = \varphi^{\ominus}(Fe^{2+}/Fe) = -0.447$ V

则 $E = \varphi(Ag^+/Ag) - \varphi(Fe^{2+}/Fe) = 0.6221 - (-0.447) = 1.0691$ V > 0

电池电动势 E 仍然大于零,因此该反应在给定的非标准状态下照样可自发进行。

【例 5-8】 298 K 时,氧化还原反应 $Hg^{2+} + 2Ag \rightleftharpoons Hg + 2Ag^+$,在

(1) $c(Hg^{2+}) = 0.10$ mol·L^{-1}, $c(Ag^+) = 1.0$ mol·L^{-1};

(2) $c(Hg^{2+}) = 0.001$ mol·L^{-1}, $c(Ag^+) = 1.0$ mol·L^{-1} 两种情况下,反应自发进行的方向有无变化?

解: 反应 $Hg^{2+} + 2Ag \rightleftharpoons Hg + 2Ag^+$

负极氧化反应 $Ag \longrightarrow Ag^+ + e^-$ $\varphi^{\ominus}(Ag^+/Ag) = 0.7996$ V

正极还原反应 $Hg^{2+} + 2e^- \longrightarrow Hg$ $\varphi^{\ominus}(Hg^{2+}/Hg) = 0.851$ V

(1) 在 $c(Hg^{2+}) = 0.10$ mol·L^{-1}, $c(Ag^+) = 1.0$ mol·L^{-1} 的条件下

正极处于非标准状态下,由能斯特方程:

$$\varphi(Hg^{2+}/Hg) = \varphi^{\ominus}(Hg^{2+}/Hg) - \frac{0.0592}{2} \lg \frac{1}{c(Hg^{2+})}$$

$$=0.851-\frac{0.0592}{2}\lg\frac{1}{0.10}=0.821 \text{ V}$$

此时负极处在标准状态下，$\varphi(Ag^+/Ag)=\varphi^{\ominus}(Ag^+/Ag)=0.7996$ V

所以 $E=\varphi(Hg^{2+}/Hg)-\varphi(Ag^+/Ag)=0.821-0.7996=0.021$ V>0

故在此条件下，该反应正向自发进行。

(2) 在 $c(Hg^{2+})=0.001$ mol·L^{-1}，$c(Ag^+)=1.0$ mol·L^{-1} 的条件下

正极处于非标准状态下，由能斯特方程

$$\varphi(Hg^{2+}/Hg)=\varphi^{\ominus}(Hg^{2+}/Hg)-\frac{0.0592}{2}\lg\frac{1}{c(Hg^{2+})}$$

$$=0.851-\frac{0.0592}{2}\lg\frac{1}{0.001}=0.76 \text{ V}$$

此时负极处在标准状态下，$\varphi(Ag^+/Ag)=\varphi^{\ominus}(Ag^+/Ag)=0.7996$ V

所以 $E=\varphi(Hg^{2+}/Hg)-\varphi(Ag^+/Ag)=0.76-0.7996=-0.04$ V<0

故在此条件下，该反应正向非自发进行，或逆向自发进行。

根据电池电动势是否大于零，可以来判断电池反应的自发方向。具体地讲：

当 $E>0$，即 $\Delta_r G_m<0$，正向自发进行；

当 $E<0$，即 $\Delta_r G_m>0$，逆向反应自发。

这种用电池电动势作为判据的方法符合人们的尝试。首先，将自发方向有待判断的反应设计成原电池，再分别求算电池正极和负极的电极电位值，并根据公式 $E=\varphi(+)-\varphi(-)$，计算电池的电动势 E，按照 E 值的正负就可以判断该反应的自发方向。

第四节 电位法测定溶液的 pH 值

一、常用电极介绍

电化学电极种类繁多，按电极的作用可分为工作电极、指示电极、参比电极、辅助电极或对电极。

1. 工作电极和指示电极

工作电极和指示电极在电化学电池中都能反映离子浓度，发生电化学反应或响应激发信号，但两者也存在区别。凡电池中电流通过，使本体溶液成分发生显著变化的体系，相应的电极称为工作电极。平衡体系或在测量期间本体溶液成分不发生可察觉变化，相应的电极称为指示电极。

下面以玻璃电极为例，简单介绍一般常用指示电极的原理和使用方法。

玻璃电极是测定 pH 最常用的一种指示电极。它是一种氢离子选择电极（selective electrode），在一支玻璃管下端焊接一个特殊原料制成的玻璃球形薄膜（约为 0.1 mm），膜内盛一定 pH 的缓冲溶液，或用 0.1 mol·L^{-1} 的 HCl 溶液，溶液中浸入一根 AgCl/Ag 电极（称为内参比电极）。玻璃电极膜的组成一般是 72% SiO$_2$，22% Na$_2$O 和 6% CaO（这种玻璃电极可用于 pH 值为 1~9 的范围，如改变组成，其适用范围可达 1~14）。

将玻璃电极插入待测溶液中，当玻璃膜内外两侧的氢离子浓度不等时，就会出现电势差，这种电势差称为膜电势。由于膜内盐酸浓度一定，膜电势的数值就取决于膜外待测溶液的氢离子浓度，即 pH，这就是玻璃电极可用作 pH 指示电极的基本原理。

玻璃电极的电极电位与待测液的氢离子浓度符合能斯特方程式：

$$\varphi_{玻} = K_{玻} - \frac{RT}{F}\ln\frac{1}{c(H^+)} = K_{玻} - \frac{2.303RT}{F}\text{pH} \tag{5.7}$$

式中，$K_{玻}$ 在理论上说是常数，但实际上是个未知数，原因是玻璃电极在生产过程中其表面存在一定的差异，不同的玻璃电极可能有不同的 $K_{玻}$ 值，即使是同一支玻璃电极在使用过程中 $K_{玻}$ 也会缓慢发生变化，所以每次使用前必须校正。

2. 参比电极

参比电极(reference electrode)在测量过程中，其电极电位与被测物无关，且稳定不变。作为参比电极，不仅电势要恒定，而且必须重现性好，电极反应可逆，装置简单，方便耐用。

标准氢电极(ISE)是测量电极电位的基础，可作为参比电极。但标准氢电极由于制作和纯化比较复杂，对使用时的条件要求十分严格，在一般实验室中难以有这样的设备。

这里主要以甘汞电极和 AgCl/Ag 电极为例来介绍常用参比电极的原理和使用方法。

(1) 甘汞电极。甘汞电极(calomel electrode)结构如图 5-5 所示。它属于金属-金属难溶盐-阴离子电极，是常用的二级标准电极。电极有两个玻璃套管组成，内管上部为 Hg，其上端封接一根铂丝，铂丝上部连接电极引线，铂丝下部插入 Hg 层中(Hg 层厚约 0.5~1 cm)。中部为 Hg 和 Hg_2Cl_2 的糊状物，底部用棉球或纸浆类多孔物塞紧，外管为 KCl 溶液，下部直管口塞有多孔素烧瓷。测定过程中，盛有 KCl 溶液的外管还可起到盐桥的作用。

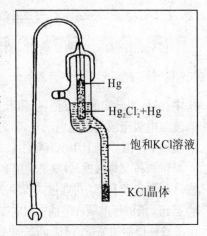

图 5-5 饱和甘汞电极

电极组成　$Pt(s)|Hg_2Cl_2(s)|Hg(l)|Cl^-(c)$

电极反应　$Hg_2Cl_2(s) + 2e^- \longrightarrow 2Hg + 2Cl^-$

电极电位表达式　$\varphi_{甘} = \varphi_{甘}^{\ominus} - \frac{RT}{2F}\ln c^2(Cl^-)$

298 K 时，$\varphi_{甘} = 0.2801 - 0.0592\lg c(Cl^-)$

若 KCl 为饱和溶液，则称为饱和甘汞电极(saturated calomel electrode, SCE)，298 K 时，$\varphi_{SCE} = 0.2412$ V

甘汞电极在给定温度下的电极电位比较稳定，并且容易制备，使用方便。

(2) AgCl/Ag 电极。AgCl/Ag 电极属于金属-金属难溶盐-阴离子电极，电极结构比较简单。在盛有 KCl 溶液的玻璃管中插入一根镀有 AgCl 的银丝，玻璃管的下端用石棉丝封住，上端用导线引出。

电极组成　$Ag(s)|AgCl(s)|Cl^-(c)$

电极反应　$AgCl(s) + e^- \longrightarrow Ag(s) + Cl^-$

电极电位表达式　$\varphi(AgCl/Ag) = \varphi^{\ominus}(AgCl/Ag) - \frac{RT}{F}\ln c(Cl^-)$

298 K 时，$\varphi(AgCl/Ag) = 0.2223 - 0.0592\lg c(Cl^-)$

此电极对温度变化不敏感，甚至可在 80 ℃以上使用。

二、电位法测溶液的 pH 值

由电极电位的 Nernst 方程，电极的电极电位与溶液中离子浓度(或活度)有一定关系，通过电极电位或电动势的测定，可以对物质的含量进行定量分析，这就是电位法(电位分析法)。单个电极的电位是无法直接测量的,但可以与另一个电极组成原电池,通过对原电池的电动势进行测定,以确定待测物质的含量。其中一个电极的电位必须是已知的和稳定的,另一个电极必须能指示待测物质的浓度。前者叫参比电极(reference electrode),后者叫指示电极(indicator electrode)。测定溶液的 pH 值时,通常用玻璃电极作 pH 指示电极,饱和甘汞电极作参比电极,组成原电池。原理为:

$$(-)\text{玻璃电极}|\text{待测 pH 溶液}|\text{SCE}(+)$$

电池电动势为:$E=\varphi_{SCE}-\varphi_{玻}=\varphi_{SCE}-(K_{玻}-\frac{2.303RT}{F}\text{pH})$

在一定温度下,φ_{SCE} 为常数,令 $K_E=\varphi_{SCE}-K_{玻}$

$$E=K_E+\frac{2.303RT}{F}\text{pH} \tag{5.8}$$

由于(5.8)式中有两个未知数 K_E 和 pH,需先将玻璃电极和饱和甘汞电极插入 pH 值为 pH_s 的标准缓冲溶液中进行测定,测定的电池电动势为 E_s。

$$E_s=K_E+\frac{2.303RT}{F}\text{pH}_s \tag{5.9}$$

将(5.8)和(5.9)两式合并,消去 K_E,即得待测溶液的 pH 值:

$$\text{pH}=\text{pH}_s+\frac{(E-E_s)F}{2.303RT} \tag{5.10}$$

式中,pH_s 为已知的标准值,E 和 E_s 分别为由待测溶液与电极组成的电池电动势以及由标准 pH_s 溶液与电极组成的电池电动势,T 为测定时的温度,pH 与 E 为一一对应关系,这样即可求出待测溶液的 pH 值。经 IUPAC 确定:(5.10)式为 pH 操作定义(operational definition of pH)。

pH 计(又称酸度计)就是借用上述原理来测定待测溶液 pH 值的。在实际测量过程中,并不需要先分别测定 E 和 E_s,再通过式(5.10)计算待测溶液的 pH 值。而是先将参比电极和指示电极插入有确定 pH 值的标准缓冲溶液中组成原电池,测定此电池的电动势并转换成 pH 值,通过调整仪器的电阻参数使仪器的测量值与标准缓冲溶液的 pH 值一致,这一过程称为定位(也称 pH 校正),再用待测溶液代替标准缓冲溶液在 pH 计上直接测量,仪表显示的 pH 值即为待测溶液的 pH 值。

本章小结

氧化还原反应的本质是电子的转移,在氧化还原反应中氧化剂的氧化值降低,还原剂的氧化值升高,氧化和还原两个过程总是同时发生。一个氧化还原反应可以被拆成两个半反应,每个氧化半反应或还原半反应中都含有一个氧化还原电对,根据氧化值法和离子-电子法可配平氧化还原方程式。

将化学能转化为电能的装置称为原电池。每一个电池都由两个电极组成,负极发生氧化反应,正极发生还原反应。电极电位的绝对值无法测得,IUPAC 规定标准氢电极的电势为零,据此可求其他电极的标准电极电位。标准电极电位值愈大,其氧化剂的氧化能力愈强。标准电极电位值愈小,其还原剂的还原能力愈强。

根据热力学和电学知识,E 可用作氧化还原反应的自发性判据,$E>0$ 反应自发进行,$E<0$ 反应非自发进行,$E=0$ 反应处于平衡状态。用 $E^{\ominus}$ 可以计算平衡常数,$E^{\ominus}$ 值愈大,平衡常数愈大。

Nernst 方程式是电化学中最重要的方程之一,Nernst 方程式表示了电极电位大小,除决定于电极本性外,还与电极反应中氧化剂、还原剂、介质的浓度(气体为分压)以及反应时的温度有关。酸度、沉淀物质和难解离物质会对电极电位的大小产生影响。

常用的参比电极是甘汞电极和 AgCl/Ag 电极,常用的氢离子指示电极是玻璃电极。用电位法可测溶液 pH 值。

习 题

1. 写出下列电对的氧化还原半反应。

$Cr_2O_7^{2-}/Cr^{3+}$(H^+介质)　　　　IO_3^-/IO_4^-(OH^-介质)

2. 配平几个半反应。

H^+ 和 OH^- 介质：$MnO_2 \longrightarrow Mn^{2+}$；$H_2O_2 \longrightarrow H_2O$；$IO_3^- \longrightarrow I_2$；$O_2 \longrightarrow H_2O$

3. 总结配平氧化还原反应方程式应注意的问题。

4. 用离子-电子法配平下列反应式。

(1) $HgS(s) + NO_3^-(aq) + Cl^-(aq) \longrightarrow HgCl_4^{2-}(aq) + NO_2(g) + S(s)$

(2) $MnO_4^{2-}(aq) + H^+(aq) \longrightarrow MnO_4^-(aq) + MnO_2(s)$

(3) $Cr_2O_7^{2-}(aq) + H_2S(aq) + H^+(aq) \longrightarrow S(s) + Cr^{3+}(aq)$

5. 用电池符号表示下列氧化还原反应。

(1) $2Ag + 2HI \longrightarrow 2AgI + H_2$

(2) $Fe^{2+} + Ag^+ \longrightarrow Fe^{3+} + Ag$

6. 根据标准电极电位排列下列顺序。

(1) 氧化剂的氧化能力增强顺序：$Cr_2O_7^{2-}$、MnO_4^-、MnO_2、Cl_2、Fe^{3+}、Zn^{2+}

(2) 还原剂的还原能力增强顺序：Cr^{3+}、Fe^{2+}、Cl^-、Li、H_2

7. 写出下列原电池的电极反应和电池反应。

$(-)\ Pt(s)|Cl_2(g)|Cl^-(c_1)\ \|\ H^+(c_2), MnO_4^-(c_3), Mn^{2+}(c_4)|Pt(s)\ (+)$

8. 在标准状态下,判断下列反应的自发方向是否正确,并写出正确的电池组成式。

(1) $Zn(s) + Ag^+(aq) \longrightarrow Zn^{2+}(aq) + Ag(s)$

(2) $Cr^{3+}(aq) + Cl_2(g) \longrightarrow Cr_2O_7^{2-}(aq) + Cl^-(aq)$

(3) $IO_3^-(aq) + Fe^{2+}(aq) \longrightarrow Fe^{3+}(aq) + I_2(s)$

9. 试判断氧化还原反应 $Pb^{2+} + Sn \longrightarrow Pb + Sn^{2+}$ 在标准状态下,及 $c(Pb^{2+}) = 0.1\ mol \cdot L^{-1}$, $c(Sn^{2+}) = 1.0\ mol \cdot L^{-1}$ 时,反应进行的方向。

10. 根据标准电极电位和电极电位能斯特方程式计算下列电极电位。

(1) $2H^+(0.10\ mol \cdot L^{-1}) + 2e^- \longrightarrow H_2(200\ kPa)$

(2) $Cr_2O_7^{2-}(1.0\ mol \cdot L^{-1}) + 14H^+(0.001\ mol \cdot L^{-1}) + 6e^- \longrightarrow 2Cr^{3+}(1.0\ mol \cdot L^{-1}) + 7H_2O$

(3) $Br_2(l) + 2e^- \longrightarrow 2Br^-(0.20\ mol \cdot L^{-1})$

11. 已知下列电极反应。

$$H_3AsO_4 + 2H^+ + 2e^- \longrightarrow H_3AsO_3 + H_2O \qquad \varphi_1^\ominus = 0.559\ V$$

$$I_3^- + 2e^- \longrightarrow 3I^- \qquad \varphi_2^\ominus = 0.535\ V$$

试计算反应 $H_3AsO_4 + 2H^+ + 3I^- = H_3AsO_3 + I_3^- + H_2O$,在 298 K 时的平衡常数。上述反应若在 pH=7 的溶液中进行,自发方向如何? 若溶液的 H^+ 离子浓度为 $6\ mol \cdot L^{-1}$,反应进行的自发方向又如何?

12. 用玻璃电极和饱和甘汞电极在 $a_{H^+} = 1 \times 10^{-4}\ mol \cdot L^{-1}$ 的 HCl 溶液中测得电动势为 0.344 V,改测某未知溶液时,电动势为 0.436 V,求未知溶液的 pH 值。

(尉艳)

第六章 原子结构、现代价键理论及分子间力

尽管形形色色的物质在外形上或功能上可能迥然不同,却都是由110多种元素组成的。这些元素的原子之间通过强烈的相互作用——化学键形成分子,分子再堆积成物质,组成我们的大千世界。那么,原子之间为什么能够以不同类型的化学键相互结合?原子形成的分子为什么会有不同的空间构型?分子之间又存在什么样的相互作用?在原子结构、现代价键理论及分子间力这章中,这些问题将得到一一解释。

第一节 原子结构

对于氢原子来说,在通常情况下,其核外的一个电子是位于基态的 1s 轨道上。对于氢原子或类氢离子(如 He^+、Li^{2+}),原子轨道的能量 E 随主量子数 n 的增大而增大,即 $E_{1s} < E_{2s} < E_{3s} < E_{4s}$;而主量子数相同的各原子轨道能量相同,即 $E_{4s} = E_{4p} = E_{4d} = E_{4f}$。但对于多电子原子来说,由于核外的电子数大于1,存在电子与电子间的相互作用,情况应该比氢原子复杂得多,其电子在核外又是处于一个怎样的运动状态呢?原子核外有不同的电子层,且有不同的原子轨道(如:1s、2s、2p、3s、3p、3d、4s、4p、4d、4f、5s、5p 等等),这些电子应该处在哪些轨道上运动呢?要解决这个问题,首先应该了解这些原子轨道本身,即了解各能级之间的能量关系。

一、多电子原子轨道的能级

在多电子原子中,由于电子间的相互排斥作用,原子轨道能级关系较为复杂。1939年鲍林(L. Pauling)根据光谱实验结果总结出多电子原子中各原子轨道能级的相对高低情况,并用图近似地表示出来,称为鲍林近似能级图(图 6-1)。

由近似能级图可以看出:①图中一个小圆圈代表一个原子轨道,s 亚层只有一个圆圈,表示 s 亚层只有一个原子轨道;同理,p 亚层有 3 个原子轨道,d 亚层有 5 个原子轨道,f 亚层有 7 个原子轨道。从纵坐标(能量)可以看出同亚层原子轨道能量相同,是简并轨道,也称等价轨道。②图中圆圈是按原子轨道的能量高低排列,而不是按原子轨道离核远近排列的。在图中把能量相近的原子轨道划为一组,称为能级组。通常共分为 7 个能级组。③主量子数 n 相同,角量子数 l 不同的能级,其能量随 l 的增大而升高。如:$E_{4s} < E_{4p} < E_{4d} < E_{4f}$;角量子数 l 相同的能级,其能量顺序由主量子数 n 决定,n 越大能量越高。如:$E_{1s} < E_{2s} < E_{3s} < E_{4s} < E_{5s}$;主量子数 n 和角量子数 l 同时变化时,从图中可看出,能级的能量次序是比较复杂的。归纳起来有两种类型:

$$E_{ns} < E_{(n-1)d} < E_{np} (n \geq 4); E_{ns} < E_{(n-2)f} < E_{(n-1)d} < E_{np} (n \geq 6)$$

这种现象称为能级交错。

对于鲍林近似能级图,我国化学家徐光宪于1956年提出归纳能级的主量子数 n 和角量子数 l 的关系为 $(n+0.7l)$ 的近似规律,也可以得出相同的结论。

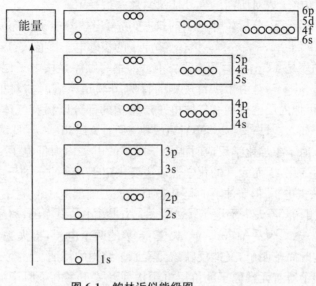

图 6-1 鲍林近似能级图

二、基态原子中电子的排布

根据光谱实验结果和量子力学理论,核外电子排布服从以下原则:

1. 保里不相容原理

1925 年,瑞士人保里(Pauli)根据元素在周期表中的位置和光谱分析的结果,提出一个新的假定:在同一个原子中没有四个量子数完全相同的电子,或者说,在同一原子中没有运动状态完全相同的电子。即在同一个原子轨道里,两个电子必须是自旋相反,否则就违反了保里不相容原理。由保里不相容原理可得以下推论:①每个原子轨道最多只能容纳两个自旋相反的电子;②s、p、d、f 各亚层能最多容纳的电子数分别是:2、6、10、14;③每个电子层中原子轨道数为 n^2,则每个电子层中最多容纳电子数为 $2n^2$。应该指出,保里不相容原理并不是从量子力学理论推导而来,它只是一个假定,适合量子力学,并为实验证实。

2. 能量最低原理

自然界一个最普遍的规律就是:能量越低越稳定。原子中的电子也是如此。电子在原子中所处的状态总是要尽可能使整个体系的能量最低,这样的体系最稳定。因此,多电子原子在基态时核外电子的排布,总是尽可能分布到能量最低的轨道,然后按近似能级图依次向能量较高的能级顺次分布。例如氢原子的一个电子通常都处于能量最低的 1s 能级中。但是,并不是原子中的电子都处于能量最低的能级,这里涉及每一个原子轨道中最多容纳电子数目的问题。基态原子外层电子填充顺序为

$$ns \rightarrow (n-2)f \rightarrow (n-1)d \rightarrow np$$

3. 洪特规则

所谓洪特(Hund)规则,是洪特在 1925 年从大量光谱实验数据总结出来的规律:电子分布到能量相同的等价轨道时,总是尽可能以自旋相同的方向,单独占据能量相同的轨道。或者简单说:在等价轨道中,自旋相同的单电子越多,体系越稳定。作为洪特规则的特例,等价轨道全充满、半充满、全空的状态是比较稳定的。即下列状态比较稳定:全充满:p^6、d^{10}、f^{14};半充满:p^3、d^5、f^7;全空:p^0、d^0、f^0。

洪特规则是一个经验规律,后来由量子力学证明,电子按洪特规则分布时可使原子体系能

量最低(不需要为克服电子成对所需的额外能量),体系最稳定。

在上述三原则的指导下,分析核外电子的排布,可写出核外电子排布式。如:钾($_{19}$K)原子的核外电子排布式:$1s^22s^22p^63s^23p^64s^1$。铬($_{24}$Cr)原子的核外电子排布式:$1s^22s^22p^63s^23p^63d^54s^1$。(注意:电子的填充顺序是4s3d,书写顺序是:3d4s,即书写顺序是按电子层数由小到大书写的。此处是$3d^54s^1$而不是$3d^44s^2$,是由于洪特规则的特例:d轨道半满时相对更稳定。)为了避免电子排布式过长,通常可把内层已达稀有气体电子层结构的部分以稀有气体符号加方框表示,称为原子芯或原子实。如N:[He]$2s^22p^3$;K:[Ar]$4s^1$;Cr:[Ar]$3d^54s^1$。此种电子排布式称为原子的价电子层组态。原子参加化学反应时能用于成键的电子称为价电子。化学反应时仅价电子层的电子排布发生变化,因而元素的化学性质主要决定于元素原子的价电子结构。原子在发生化学反应时,如若失去电子,但要注意的是基态原子失去外层电子的顺序为$np \to ns \to (n-1)d \to (n-2)f$,先失外层电子,再失内层电子。如:Fe:[Ar]$3d^64s^2$,其$Fe^{2+}$离子为:[Ar]$3d^64s^0$(失去4s上的两个电子);$Fe^{3+}$为:[Ar]$3d^54s^0$(失去4s上的两个电子,再失去3d上的1个电子)。所以使用价电子结构既简单明了,又能反映该元素原子结构的特征。

元素周期表列出了所有元素原子的价层电子构型。关于多电子原子的核外电子排布的原理(三原则),是实验事实的总结,其中绝大多数元素的电子排布与上节所述的排布原则是一致的,但也有少数不符合。对此,必须尊重事实,并在此基础上去探求更符合实际的理论解释。

第二节 现代价键理论

化学键按成键时生成和性质的不同,可分为离子键、共价键(包括配位键)和金属键三种基本类型。在这三种类型化学键中,以共价键相结合的化合物占已知化合物的90%以上,本节将在原子结构的基础上着重讨论形成共价键的有关理论中的现代价键理论。

一、现代价键理论的基本要点

海特勒和伦敦研究了两个氢原子结合成为氢分子时所形成共价键的本质。量子力学对氢分子系统的处理表明:氢气分子的形成是两个氢原子1s轨道重叠的结果,只有两个氢原子的单电子自旋相反时,两个1s轨道才会有效重叠,形成共价键;否则不能形成化学键。

他们将两个氢原子相互作用时的能量(E)当作两个氢原子核间距(R)的函数进行计算,得到了如图6-2所示的两条曲线。

如果两个氢原子的1s电子运动状态不同(即自旋方向相反),当它们相互靠近时,两原子之间产生了吸引作用,使整个系统的能量降低(图6-2 E_1曲线)。当两个氢原子的核间距为74 pm时,系统能量达到最低,表明两个氢原子在此平衡距离R_0处成键,形成了稳定的氢分子。这种状态称为氢分子的基态。如果两个氢原子继续接近,则原子间的排斥力将迅速增加,能量曲线E_1急剧上升,排斥作用又将氢原子推回平衡位置。因此氢分子中的两个氢原子在平衡距离R_0附近振动。

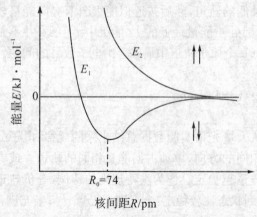

E_1:基态的能量曲线 E_2:排斥态的能量曲线

图6-2 氢分子形成过程中能量与核间距的关系示意图

R_0即为氢分子单键的键长。氢分子在平衡距

离 R_0 时与两个氢原子相比能量降低的数值近似等于氢分子的键能 436 kJ·mol^{-1}。因此,两个 1s 电子之所以能配对成键形成稳定的氢分子,其关键在于两个氢原子参与配对的 1s 电子的自旋方向相反。

当 1s 电子运动状态完全相同(即自旋方向相同)的两个氢原子相距很远时,它们之间基本上不存在相互作用力。但当它们互相靠近时,逐渐产生了排斥作用,能量曲线 E_2 随核间距减小而急剧上升(图 6-2 中 E_2),系统能量始终高于两个氢原子单独存在时的能量,故不能形成稳定的分子。这种状态称为氢分子的排斥态。

由氢分子的形成过程的分析,我们可以得出当两个氢原子电子自旋方向相反时,两核间电子云比较密集,系统能量降低,可形成 H_2。当两个氢原子电子自旋方向相同时,两核间电子云十分稀疏,系统能量升高,不能成键。所以由此得出共价键本质为两个原子有自旋相反的未成对电子,成键的两原子轨道发生重叠,使体系的能量降低。

现代价键理论的要点:①两个原子接近时,只有自旋方向相反的单电子可以相互配对(两原子轨道重叠),系统能量降低,形成稳定的共价键。②自旋方向相反的单电子配对形成共价键后,就不能再和其他原子中的单电子配对。所以,每个原子所能形成共价键的数目取决于该原子中的单电子数目。这就是共价键的饱和性。③成键时,两原子轨道重叠愈多,两核间电子云愈密集,形成的共价键愈牢固,这称为原子轨道最大重叠原理。因此共价键具有方向性。

根据价键理论的要点,共价键具有以下两个特征:

(1) 共价键具有饱和性。一个原子有几个未成对电子(单电子),便可和几个自旋相反的电子配对成键。即:每个原子所能形成共价键的数目,取决于该原子中的单电子数目。如氮原子有三个未成对电子,可与三个氢原子的自旋方向相反的未成对电子配对形成三个共价单键,结合成 NH_3。

(2) 共价键具有方向性。共价键的形成将尽可能沿着原子轨道最大限度重叠的方向进行,也称为原子轨道最大重叠原理。原子轨道中,除 s 轨道呈球形对称外,p、d 等轨道都有一定的空间取向,它们在成键时只有沿一定的方向靠近达到最大限度的重叠,才能形成稳定的共价键,这就是共价键的方向性。

例如氢与氯结合形成 HCl 分子时,氢原子的 1s 电子与氯原子的一个未成对电子(设处于 $3p_x$ 轨道上)配对成键时有三种重叠方式。只有 H 原子的 1s 原子轨道沿着 x 轴的方向向 Cl 原子的 $3p_x$ 轨道接近,才能达到最大程度的重叠,形成稳定的共价键(图 6-3(1))。图 6-3(2)、(3)所示的接近方向中,二原子轨道同号部分重叠较(1)少,结合较不稳定,氢原子有移向 x 轴的倾向。共价键的方向性决定了共价分子具有一定的空间构型。

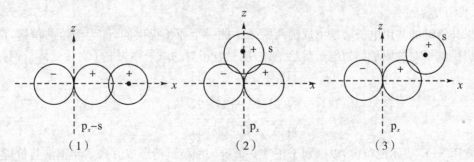

图 6-3 s 和 p_x 轨道的重叠示意图

二、共价键的类型

按原子轨道重叠方式及重叠部分对称性的不同,可以将共价键分为σ键和π键两类。

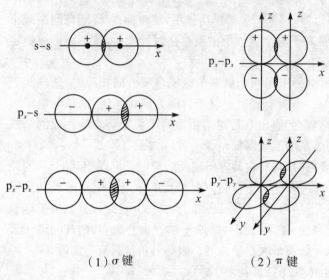

（1）σ键　　　（2）π键

图6-4　σ键和π键

1. σ键

若两原子轨道按"头碰头"的方式发生轨道重叠,轨道重叠部分沿着键轴(即成键原子核间连线)呈圆柱形对称分布,这种共价键称为σ键(图6-4(1))。对于含有单的s电子或单的p电子的原子,它们可以通过s-s、s-p_x、p_x-p_x、p_y-p_y、p_z-p_z等轨道重叠形成共价键。为了达到原子轨道最大程度重叠,其中s-s、s-p_x和p_x-p_x轨道沿着键轴即成键两原子核间的连线,如图6-4(1)所示,形成的共价键,这种共价键为σ键。其特点:重叠程度大,牢固,可单独存在。

2. π键

若两原子轨道按"肩并肩"的方式发生轨道重叠,轨道重叠部分对通过键轴的一个平面具有镜面反对称,这种共价键称为π键(图6-4(2))。如p_y-p_y、p_z-p_z以"肩并肩"方式进行重叠时,形成π键。其特点:重叠程度小,易断开,与σ键共存。

由于σ键的轨道重叠程度比π键的轨道重叠程度大,因而σ键比π键牢固。π键较易断开,化学活泼性强,一般它是与σ键共存于具有双键或三键的分子中。σ键是构成分子的骨架,可单独存在于两原子间,以共价键结合的两原子间只可能有1个σ键。必须注意,π键不能单独存在,它总和σ键相伴形成。共价单键一般是σ键,双键中有1个σ键和1个π键,三键中有1个σ键和2个π键。

3. 正常共价键和配位共价键

按共用电子对中电子的来源方式不同,可将共价键分为正常共价键和配位共价键。

如果共价键的共用电子对由成键两原子各提供一个电子所组成,称为正常共价键。如H_2、O_2、Cl_2、HCl等。

如果共价键的共用电子对是由成键两原子中的一个原子提供的,称为配位共价键,简称配位键。提供电子对的原子称为电子对给予体,接受电子对的原子称为电子对接受体。例如:

$$H^+ + :N(H)(H)(H) \longrightarrow [H:N(H)(H)(H)]^+$$

通常用"→"表示配位键,以区别于正常共价键。配位键的形成方式虽和正常共价键不同,但形成以后,两者是没有区别的。

形成配位键必须具备两个条件:①一个原子的价电子层有未共用的电子对,即孤对电子。②另一个原子的价电子层有空轨道。含有配位键的离子或化合物是相当普遍的,如

$[Cu(NH_3)_4]^{2+}$、$[Ag(NH_3)_2]^+$、$Fe(CO)_5$等。

现代价键理论把我们对共价键的认识由共用电子对上升到了原子轨道重叠,它可成功地解释共价键的饱和性和方向性,但对CH_4的组成(饱和性)、H_2O分子中的键角(方向性)、B_2和O_2分子的顺磁性则无法解释。可查阅杂化轨道理论、价层电子互斥理论以及分子轨道理论。

第三节 分子间作用力

化学键是决定分子化学性质的主要因素,但影响物质性质的因素,除化学键外还有分子与分子之间的一些较弱的作用力。在温度足够低时,许多气体能凝聚为液体、甚至固体,说明在分子与分子之间确实存在着一种相互吸引作用。荷兰物理学家范德华(Van der Waals)在1873年就发现并研究了这种作用力。这种作用力一般是属于电学性质范畴的,大小在几千焦每摩尔~几十千焦每摩尔范围内,其产生与分子的极化有关,是影响物质物理性质的重要因素。对分子间作用力本质的认识是随着量子力学的出现而逐步深入的。

一、分子的极性与分子的极化

1. 键的极性

共价键有极性共价键和非极性共价键之分。在共价键中,若成键两原子的电负性差值等于零,这种键称为非极性共价键;若成键两原子的电负性差值不等于零,这种键称为极性共价键。在极性共价键中,共用电子对偏向电负性大的原子,产生偶极。电负性差值越大,键的极性也就越大。为了表示键的极性,可以在相关原子符号上方以δ^+、δ^-表示构成极性共价键的原子的带电情况,如$H^{\delta+}$-$F^{\delta-}$。离子键可以看成是一个极端,而非极性共价键则是另一个极端。

2. 分子的极性

共价分子有极性分子和非极性分子之分。一种分子的正电荷部分(原子核)和负电荷部分(电子)的重心重合时,整个分子不显极性,称为非极性分子;反之,分子便会显出极性,称为极性分子。极性分子本身存在的正、负极(正负电荷重心)称为固有偶极或永久偶极。

分子的极性与键的极性有关。如果组成分子的键是非极性键,则该分子一定为非极性分子,如H_2、N_2、P_4、S_8分子。如果组成分子的键有极性,对双原子分子来说,必定为极性分子,如HCl、HBr等分子。对多原子分子来说,是否有极性不仅取决于组成分子的键的极性,而且也与分子的空间构型有关。由极性共价键构成的对称分子是非极性分子。如CO_2、BF_3等分子中,虽然都有极性键,但由于CO_2为直线形,BF_3为平面三角形构型,键的极性互相抵消,因此它们均为非极性分子。由极性共价键构成不对称分子是极性分子。如H_2S分子为V形构型,NH_3分子为三角锥形构型,键的极性不能互相抵消,故它们均为极性分子。

必须指出,分子的极性和键的极性并不完全一致。共价键是否有极性,取决于相邻原子的共用电子对是否有偏移;而分子是否有极性,则取决于整个分子的正、负电荷重心是否重合,它与键的极性以及整个分子的空间构型有关。

分子的极性大小常用偶极矩μ来衡量。距离为d、电量为$\pm q$的两个基本点电荷所构成的一个电偶极子,其偶极矩$\mu = q \cdot d$。偶极矩是一个矢量,其方向规定从正电荷指向负电荷。分子的偶极矩μ可以用实验方法加以测定,单位为$C \cdot m$。μ值既可以说明分子极性的强弱,也提供了判断分子空间构型的信息。$\mu = 0$非极性分子;$\mu \neq 0$极性分子;μ越大分子的极性越大。例如,实验测得CS_2分子的$\mu = 0$,可以判断CS_2为非极性分子,其空间构型应是直线型。μ越大,分子的极性越强。因此可以根据偶极矩μ的大小比较分子极性的相对强弱。

3. 分子的极化

分子在外电场作用下,分子中的原子核和电子会产生相对位移,正负电荷重心的位置发生改变,分子发生了变形,分子的极性增大,这种过程称为分子的极化。

分子在外电场的作用下,分子内正、负电荷重心产生相对位移。这样产生的偶极矩叫诱导偶极矩。外电场消失,诱导偶极矩消失。无论是极性分子还是非极性分子,都会在外电场作用下产生诱导偶极矩。这一过程也称为分子的极化。分子中因电子云与原子核发生相对位移而使分子外形发生变化的性质就称为分子的变形性,也称为极化度。当外电场消失时,诱导产生的偶极也就随之消失,分子恢复为原状。

极性分子本身就具有固有偶极,当极性分子被置于外电场中时,所有分子的偶极会按照电场的方向定向排列,这一过程称为取向,亦称为分子的定向极化。同时在外电场的作用下,极性分子也会因变形而产生诱导偶极。分子此时所呈现的极性,是由极性分子本身的固有偶极和由外电场诱发的诱导偶极所组成的。

分子被极化的程度,可用分子极化率表示。极化率表示在单位电场作用下,分子被极化的程度或变形性的大小。极化率越大,表示该分子的变形性越大。分子越大,分子变形的可能性越大。外电场越强,分子的变形程度越大。故稀有气体从 He 到 Xe,卤化氢从 HCl 到 HI,分子的变形性增大。

分子的取向极化和变形不仅能在外电场的作用下发生,而且在相邻分子间也可以发生。由于极性分子本身就存在着正、负极,因此极性分子与极性分子,极性分子与非极性分子相邻时,同样也会发生极化作用。这种极化作用对分子间力的产生有重要影响。

二、分子间作用力

1873 年,范德华(Van der Waals)在研究气体性质时,首先发现并提出了分子间作用力的存在。因此,人们把分子间力又叫做范德华力。根据分子间力产生的原因,一般从理论上将分子间力分为三种:

1. 取向力

两个极性分子互相靠近时,由于极性分子固有偶极的作用,产生同极相斥,异极相吸,使极性分子在空间转向成为异极相邻的状态,以静电引力互相吸引。这种由极性分子在空间取向形成的作用力,称为取向力(图 6-5)。取向力只存在于极性分子之间,其大小取决于极性分子固有偶极的大小。

2. 诱导力

当极性分子和非极性分子相互靠近时,极性分子的固有偶极会使非极性分子变形而产生诱导偶极,极性分子的固有偶极与非极性分子的诱导偶极之间产生了吸引力,这种吸引力称为诱导力(图 6-6)。诱导力使非极性分子产生了偶极,也使极性分子的极性增强。

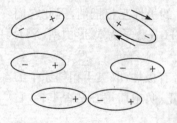

图 6-5 极性分子相互作用示意图

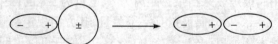

图 6-6 极性分子与非极性分子相互作用示意图

3. 色散力

室温下碘、萘是固体,苯是液体;在低温下,Cl_2、N_2、O_2以及稀有气体也能液化,表明非极性分子之间存在相互作用力。任何一个分子,由于电子的运动和核的振动,会出现电子和核的瞬间相对位移,引起分子中正负电荷重心分离,产生瞬时偶极。

当两个非极性分子相互靠近时,这种瞬时偶极也会诱使邻近的非极性分子产生瞬时诱导偶极,相邻分子会在瞬时产生互异极相邻的状态,分子间因此而产生了吸引力。由于从量子力学导出的这种力的理论公式与光色散公式相似,因此把这种力称为色散力,其实二者并无联系。虽然瞬时偶极仅在瞬时出现,存在时间极短,但由于分子处于不断运动之中,因此不断地重复产生瞬时偶极,故分子之间始终存在着这种色散力。

分子间色散力的大小与分子的变形性有关,一般来说,分子越大,其变形性越大,分子间的色散力越大。必须指出,色散力是存在于一切分子之间的作用力。

4. 分子间力的特征及其对物质物理性质的影响

分子间力的特征:

(1) 是永远存在于分子之间的一种作用力,其本质是一种静电力。

(2) 是一种吸引力。作用能量一般在几千焦每摩尔到几十千焦每摩尔范围内,比化学键小1~2个数量级。

(3) 是一种短程力,作用范围约500 pm以内。没有方向性和饱和性。只要空间许可,气体凝聚时总是吸引尽可能多的其他分子于其正负两极周围。

(4) 大多数分子间的作用力以色散力为主。只有极性很大的分子,取向力才占较大的比重。

分子间力对物质的物理性质,包括熔点、沸点、熔化热、气化热、溶解度和粘度等都有较大的影响。例如,F_2、Cl_2、Br_2、I_2的熔、沸点随相对分子质量的增加而升高,这是因为色散力随分子相对质量增大(即分子体积增大)而增强的缘故。

分子间力也可以说明物质相互溶解情况。例如,极性分子HCl和H_2O之间,存在着较强的取向力,所以可以很好互溶。而CCl_4是非极性分子,非极性的CCl_4分子之间的吸引力以及极性的H_2O分子之间的吸引力均大于CCl_4和H_2O分子之间的吸引力,所以CCl_4不溶于H_2O。I_2和CCl_4都是非极性分子,I_2与CCl_4之间的色散力较大,因此I_2易溶于CCl_4。

图6-7给出了ⅣA~ⅦA同族元素氢化物熔点、沸点的递变情况。图中除F、O、N外,其余氢化物熔点、沸点的变化趋势可以用分子间作用力的大小很好地加以解释。

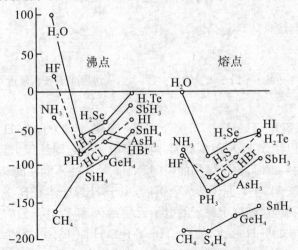

图6-7 ⅣA~ⅦA同族元素氢化物熔点、沸点的递变情况

三、氢键

1. 氢键的形成

当氢原子与电负性很大、半径很小的原子 X(如 F、O、N 等)以共价键结合时,由于 X 原子吸引电子的能力很强,共用电子对强烈偏向于 X 原子,氢原子几乎成为没有电子云的只带有正电荷的"裸核",它的半径又很小,电荷密度很大,还可以与另一个电负性很大,且半径较小的原子 Y(如 F、O、N 等)的孤对电子充分靠近产生吸引力,形成氢键。氢键通常表示为 X—H---Y。

形成氢键的条件是:

(1) 有一个与电负性很大、半径很小的原子 X 形成共价键的氢原子。

(2) 有另一个电负性很大、半径很小且有孤对电子的原子 Y。

X 和 Y 可以是同种元素,也可以是不同种的元素。由上述要求可知 X 原子和 Y 原子是位于周期表右上角元素的原子,主要是氮原子、氧原子和氟原子。

氢键的键能是指打开 1 mol H---Y 键所需要的能量。氢键比共价键的键能小得多,为 $10 \sim 40 \text{ kJ} \cdot \text{mol}^{-1}$,与分子间作用力的数量级相同,所以把它归入分子间作用力的范畴,但它又不完全类同于分子间作用力。

氢键的强弱与 X、Y 的电负性和半径大小有密切关系。元素的电负性越大,形成的氢键越强:F—H---F>O—H---O>O—H---N>N—H---N>O—H---Cl>O—H---S。Cl 电负性和 N 相同,但半径比 N 大,只能形成极弱的氢键(O—H---Cl);O—H---S 氢键更弱;C 因电负性甚小,一般不形成氢键。

2. 氢键的分类

分子的 X—H 键与另一个分子中的 Y 原子形成的氢键称为分子间氢键;一个分子的 X—H 键与该分子内的 Y 原子形成的氢键称为分子内氢键。分子内氢键虽不在同一直线上,但形成了较稳定的环状结构(如邻硝基苯酚、水杨醛等)。

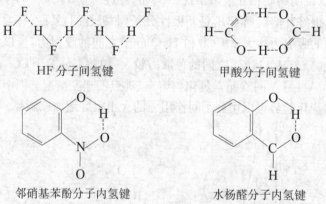

HF 分子间氢键　　　　　　甲酸分子间氢键

邻硝基苯酚分子内氢键　　　水杨醛分子内氢键

3. 氢键的特点

(1) 方向性。在氢键 X—H---Y 中,Y 原子取 X—H 的键轴方向与 H 靠近,即 X—H---Y 中三个原子在一直线上,以使 Y 与 X 距离最远,两原子电子云之间的斥力最小,从而能形成较强的氢键。但形成分子内氢键时,由于结构的限制,X、H、Y 往往不能在同一直线上。

(2) 饱和性。当 X—H 与 Y 原子形成氢键后,由于 H 原子半径比 X 和 Y 小得多,如果有另一个电负性大的原子靠近,则这个原子的电子云受到 X 和 Y 电子云的排斥力远比受到带正电荷 H 的吸引力大而很难与 H 靠近,使 X—H---Y 中的 H 原子不可能再与第二个 Y 原子形成第二个氢键。

4. 氢键对物质性质的影响

(1) 熔、沸点升高。分子间形成氢键增加了分子间的作用力,从而使物质的熔、沸点显著升高。所以图6-7中HF、H_2O、NH_3的熔、沸点与同族氢化物相比都特别高。必须指出,当物质存在分子内氢键时,反而会使其熔、沸点下降。对硝基苯酚和邻硝基苯酚的沸点分别为114 ℃和45 ℃,是因为前者只能生成分子间氢键,而后者可以生成分子内氢键之故。

(2) 溶解度变化。溶质和极性溶剂间形成氢键会使溶质的溶解度增加,如NH_3在水中的溶解度很大。溶质形成分子内氢键时,其在极性溶剂中的溶解度减小,在非极性溶剂中的溶解度增加。

氢键的形成亦会影响到物质的酸碱性、密度、介电常数甚至反应性。

氢键广泛存在于无机含氧酸、有机羧酸、醇、酚、胺分子之间。氢键在生物大分子如蛋白质、核酸、糖类等中起重要作用。蛋白质分子的α-螺旋结构就是靠羰基(C=O)的氧和亚氨基(—NH)上的氢以氢键(C=O---H—N)彼此连接而成的(图6-8)。脱氧核糖核酸(DNA)的双螺旋结构各圈之间也是靠氢键连接而维持其一定的空间构型、增强其稳定性的。可以说,没有氢键的存在,也就没有这些特殊而又稳定的大分子结构,而正是这些大分子支撑了生物机体,担负着贮存营养、传递信息等各种生物功能。

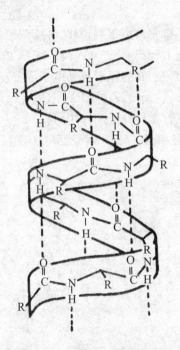

图6-8 蛋白质α-螺旋结构模式

本章小结

本章介绍了多电子原子核外的能级顺序图,按照能级图,并结合核外电子排布的三个原则:保利不相容原理、能量最低原理和洪特规则对多电子原子的核外电子的排布规律进行介绍;现代价键理论揭示了共价键形成的本质,成功解释了共价键的方向性和饱和性,并由此推出共价键的类型:σ键和π键,得出其特征。按共用电子对中电子的来源方式不同,可将共价键分为正常共价键和配位共价键。除化学键外还有分子与分子之间的一些较弱的作用力,包括范德华力和氢键。范德华力有三种不同的形式:取向力、诱导力和色散力。分子间力对物质的物理性质,包括熔点、沸点和溶解度等都有较大的影响。氢键是一种特殊的分子间作用力,它具有方向性和饱和性,并对物质的熔、沸点和溶解度产生一定的影响。

习　题

1. 区别下列名词。
(1) σ键和π键　(2) 正常共价键和配位共价键　(3) 极性键和非极性键　(4) 永久偶极和瞬间偶极　(5) Van der Waals 力和氢键

2. 共价键为什么具有饱和性和方向性?

3. 解释下列现象。
(1) 氧元素与碳元素的电负性相差较大,但 CO 分子的偶极矩很小,CO_2 分子的偶极矩为零。为什么?
(2) 常温下 F_2 和 Cl_2 为气体,Br_2 为液体,而 I_2 为固体,何故?
(3) 乙醇(C_2H_5OH)和二甲醚(CH_3OCH_3)组成相同,但乙醇的沸点比二甲醚的沸点高,何故?

4. 若将以下基态原子的电子排布写成下列形式,各违背了什么原理?并改正之。
A. $_5B$　$1s^2 2s^3$　　　B. $_4Be$　$1s^2 2p^2$　　　C. $_7N$　$1s^2 2s^2 2p_x^2 2p_y^1$

5. 写出原子序数为 10、24、49 及 80 的原子核外电子排布及价层电子组态。

6. 写出下列离子的电子排布式:Ag^+、Zn^{2+}、Fe^{3+}、Cu^+。

7. 判断下列各组分子间存在着哪种分子间作用力。
(1) 苯和四氯化碳　(2) 乙醇和水　(3) 苯和乙醇　(4) 液氨

(陈结霞)

第七章　配位化合物

配位化合物简称配合物,又称络合物,是一类组成较为复杂的化合物。我们的衣、食、住、行及日常生活中所用的各种材料,许多都和配位化合物有关。早在 1704 年,普鲁士人狄斯巴赫(Diesbach)在染料作坊中将兽皮、兽血与碳酸钠在铁锅中强烈煮沸获得了一种蓝色染料,后经研究发现其化学式为 $Fe_4[Fe(CN)_6]_3$,也称为普鲁士蓝,该染料也成为历史上第一次人工合成的、组成确切的配位化合物。18 世纪以后,一些重要的配合物不断被发现,以及配位化学理论的提出和健全,配位化合物的研究内容得到了极大丰富,研究技术也得到了飞速发展,逐渐形成了多门交叉学科和边缘学科。如生物无机化学则是无机化学和生物学相交叉的一门新学科,主要研究生物体内存在的无机元素与生物配体所形成的配位化合物的组成、结构、形成、转化、作用机制及生理功能,并将研究结果应用于实践;再如金属有机化学是无机化学和有机化学之间的一门交叉学科,主要研究含有无机金属与碳原子相配位的有机金属化合物,其中包含了与金属配位有关的化学反应。

配合物与医学的关系非常密切,人体内一些必需的金属元素都能与体内存在的糖、脂肪、蛋白质、核酸、氨基酸、多肽、核苷酸、有机酸根、O、Cl 等形成众多配位化合物,很多生命物质、酶及药物等都是由配合物构成。此外,配位化学在临床检验、工业催化、环境科学、材料学、农林业和海洋化学等领域都具有广泛的用途。

本章主要介绍配位化合物的一些基本知识,包括配合物的组成、命名、配位平衡、螯合物及医学意义。

第一节　配合物的基本概念

一、配合物的定义

公共游泳池中的水通常都是蓝色的,这是由于水中放了硫酸铜,可起到消毒杀菌的作用。而硫酸铜一般为结晶的五水硫酸铜($CuSO_4 \cdot 5H_2O$),其中 $CuSO_4$ 和 H_2O 以加合方式形成了分子间化合物。若向一定量的 $CuSO_4$ 溶液中慢慢滴加氨水,边加边振荡,开始时出现蓝色沉淀,继续滴加氨水时,蓝色沉淀逐渐消失,最终得到深蓝色澄清溶液。将该深蓝色溶液分为两份,一份滴加少量 NaOH 溶液,既无氨气生成也无天蓝色 $Cu(OH)_2$ 沉淀生成,但滴加少量 $BaCl_2$ 溶液时,则有白色的 $BaSO_4$ 沉淀生成,这说明溶液中有 SO_4^{2-} 离子存在,却无明显的 Cu^{2+} 和 NH_3。将该深蓝色溶液用酒精处理后可获得深蓝色晶体,经 X 射线分析发现,其化学组成式为 $[Cu(NH_3)_4]SO_4$。

$$CuSO_4 + 4NH_3 \cdot H_2O = [Cu(NH_3)_4]SO_4 + 4H_2O$$

$[Cu(NH_3)_4]SO_4$ 在水中可全部解离为 $[Cu(NH_3)_4]^{2+}$ 和 SO_4^{2-},其中 $[Cu(NH_3)_4]^{2+}$ 是由 1 个 Cu^{2+} 和 4 个 NH_3 以配位键相结合而形成的复杂离子,该复杂离子在水中比较稳定,不易进一步解离,故溶液中的 Cu^{2+} 和 NH_3 的浓度都很低,实验方法很难检测得到。

银镜反应实验中所用的银氨溶液是通过向硝酸银溶液中加入过量的氨水而得到的,其中也形成了复杂的化合物:$AgNO_3 + 3NH_3 \cdot H_2O = [Ag(NH_3)_2]OH + NH_4NO_3 + 2H_2O$,实验测得溶液中$Ag^+$离子浓度很低，$Ag^+$和$NH_3$结合形成较稳定的复杂离子$[Ag(NH_3)_2]^+$。

在$[Cu(NH_3)_4]^{2+}$的结构中，Cu^{2+}价电子为$3d^94s^0$，外层具有空轨道，每个NH_3分子中的N均提供一对孤对电子，进入Cu^{2+}的空轨道，形成4个配位键。同样，在$[Ag(NH_3)_2]^+$结构中，Ag^+和NH_3之间也形成了配位键。这些复杂的化合物的共同本质在于具有配位键。由此可得：由一个具有空轨道的金属阳离子或原子（统称中心原子）和一定数目可以提供孤对电子的中性分子或阴离子（称为配体）按一定组成和空间构型以配位键结合而成的复杂离子（或分子），称为配离子（或配位分子）。其中，带正电的配离子称为配阳离子，如$[Cu(NH_3)_4]^{2+}$及$[Ag(NH_3)_2]^+$等；带负电的配离子称为配阴离子，如$[Fe(CN)_6]^{4-}$及$[Fe(NCS)_4]^-$等；不带电的称为配位分子，如$[Ni(CO)_4]$及$[Pt(NH_3)_2Cl_2]$等。这些含有配离子的化合物和配位分子统称为配位化合物，简称配合物。

复盐，又名重盐，是由两种或两种以上的同种晶型的简单盐类所组成的化合物，其晶体和水溶液中也存在复杂离子，但它与配合物有什么不同呢？由于配合物的本质特点是分子中具有由配位键结合而成的结构单元，所以，分子中是否存在配位键是判断复盐和配合物的关键。如明矾$[KAl(SO_4)_2 \cdot 12H_2O]$、光卤石（$KCl \cdot MgCl_2 \cdot 6H_2O$）和钾镁矾（$K_2SO_4 \cdot MgSO_4 \cdot 6H_2O$）等，它们的晶体或水溶液中都不存在配离子，分子中无配位键，它们在水溶液中都解离成了简单离子，因此都不是配合物。而$LiCl \cdot CuCl_2 \cdot 3H_2O$晶体中存在$[CuCl_3]^-$配离子，故它既是配合物也是复盐，因而，复盐和配合物没有严格的界限。

二、配合物的组成

1. 内界和外界

配合物一般有内界和外界两个组成部分。中心原子和配体为配合物的内界，在配合物化学式中通常写在方括号内。配合物中与配离子带相反电荷的离子称为成配合物的外界。中心原子和配体之间以配位键相结合，在水溶液中很难解离，内界与外界之间以离子键相结合，在水溶液中通常全部解离。

有些配合物没有外界，中心原子与配体构成配位分子，如$[Ni(CO)_4]$、$[Fe(CO)_5]$等。

2. 中心原子

中心原子是指外层具有空轨道，能接受电子对的原子或离子，有时也称为配合物的形成体，是配合物的核心部分。它们多为金属离子，大多数为过渡金属元素，特别是第ⅧB族元素以及他们相邻的一些副族元素，如Cu^{2+}、Ag^+、Fe^{3+}、Co^{2+}、Zn^{2+}等。此外，一些副族元素的原子也可作为中心原子，如$[Ni(CO)_4]$、$[Fe(CO)_5]$中的Ni、Fe原子。少数高氧化值的非金属元素的原子也可以作为中心原子，如BF_4^-、SiF_6^{2-}中的B(Ⅲ)、Si(Ⅳ)等。

3. 配体及配位原子

在配合物中，与中心原子以配位键相结合的负离子或中性分子称为配体，如$[Cu(NH_3)_4]^{2+}$、$[Ag(SCN)_2]^-$和$[Ni(CO)_4]$中的NH_3、CN^-和CO都是配体，配体以一定的空间构型排列在中心原子的周围。配体中能够直接提供孤对电子给中心原子形成配位键的原子称为配位原子，如NH_3中的N，SCN^-中的S，CO中的C等。配位原子的最外层一般都有孤对电子，电负性较大，通常是ⅣA-ⅦA族元素，如C、N、O、P、S、F^-、Cl^-、Br^-、I^-等。

按照配体中配位原子数的多少，可将配体分为单齿配体和多齿配体两类。只含一个配位原子的配体是单齿配体，如NH_3、H_2O、Cl^-、CN^-等，其配位原子分别为N、O、Cl、C，虽然有些配位原子有多对孤对电子，但一个配位原子也只能与中心原子形成一个配位键；含有两个或两个以上配位原子的配体称为多齿配体，如乙二胺（$H_2N-CH_2-CH_2-NH_2$，常用符号en表示）中的两个 N 原子都能给出孤对电子，为双齿配体。表 7-1 为常见单齿配体。

表 7-1 常见单齿配体

配体名称	化学式	配位原子
羰基、氰根、乙烯	CO、CN^-、C_2H_4	C
氨、硝基、异硫氰酸根、氨基	NH_3、NO_2^-、NCS^-、NH_2^-	N
水、羟基、亚硝酸根	H_2O、OH^-、NO_2^-	O
磷化氢	PH_3	P
硫氰酸根	SCN^-	S
卤素离子	F^-、Cl^-、Br^-、I^-	F、Cl、Br、I

有些配体虽然也有两个以上配位原子，但两个配位原子靠的太近，只能选择其中一个与中心原子成键，这类配体通常称为两可配体。如硝基(NO_2^-)以 N 配位，而亚硝酸根(ONO^-)以 O 配位；氰根(CN^-)以 C 配位，而异氰根(NC^-)以 N 配位；硫氰根(SCN^-)以 S 配位，而异硫氰根(NCS^-)以 N 配位。两可配体中一般以配体结构中前一个原子作为配位原子。

配合物内界中的配体种类可以相同，也可以不同。

4. 配位数

直接与中心原子相结合的配位原子的数目称为中心原子的配位数，其数值等于配合物中配位键的数目。确定配位数时，要注意区分单齿配体和多齿配体。对于单齿配体，中心原子(离子)的配位数等于配体的数目。如$[Cu(NH_3)_4]^{2+}$，配体 NH_3 是单齿配体，故 Cu^{2+} 的配位数是 4。对于多齿配体，配位数等于同中心原子(离子)配位的原子数目，并不等于配体的数目。如二(乙二胺)合铜(Ⅱ)配离子$[Cu(en)_2]^{2+}$，en 分子为双齿配体，其每个分子中含有 2 个配位原子，故在该配合物中 Cu^{2+} 的配位数是 4，而不是 2。

中心原子(离子)的配位数可以为 2~9，其中常见的是 4 和 6，其他配位数并不常见。表 7-2 列出了部分中心原子的常见配位数。

表 7-2 一些金属离子的常见配位数

配位数	金属离子	实例
2	Ag^+、Cu^+、Au^+	$[Ag(NH_3)_2]^+$ $[Ag(CN)_2]^-$ $[Cu(CN)_2]^-$ $[AuCl_2]^-$
4	Cu^{2+}、Zn^{2+}、Fe^{2+}、Co^{2+}、Ni^{2+}、Hg^{2+}、Pt^{2+}	$[Cu(NH_3)_4]^{2+}$ $[Zn(CN)_4]^{2-}$ $[Fe(en)_2]^{2+}$ $[CoCl_4]^{2-}$ $[Ni(CN)_4]^{2-}$ $[HgI_4]^{2-}$ $[Pt(NH_3)_2Cl_2]$
6	Co^{3+}、Fe^{3+}、Pt^{4+}、Cr^{3+}、Co^{2+}、Fe^{2+}	$[Co(NH_3)_3(H_2O)Cl_2]^+$ $[Fe(CN)_6]^{3-}$ $[PtCl_6]^{2-}$ $[Cr(NH_3)_4Cl_2]^+$ $[Co(NH_3)_2(C_2O_4)]$

中心原子的配位数的大小主要取决于中心原子和配体的性质，即它们的电荷、体积和电子层结构等。此外，中心原子和配体间的相互作用以及配合物的形成条件对配位数也有很大影响，特别是浓度和温度。实际上，影响配位数的因素还是很复杂的。

5. 配离子的电荷

配离子的电荷数等于中心原子和所有配体总电荷的代数和。对于由中性分子构成的配体，其配离子的电荷等于中心离子的电荷，如$[Co(NH_3)_6]^{3+}$、$[Co(H_2O)_6]^{2+}$、$[Fe(en)_2]^{2+}$的配离子的电荷分别为+3、+2、+2；对于由带负电荷的离子构成的配体，其配离子的电荷数等于中心离子和所有配体电荷的代数和，如$[Co(NH_3)_5Cl]^{2+}$、$[Cr(NH_3)_4Cl_2]^+$、$[Co(NH_3)_2(C_2O_4)]$、$[Ag(CN)_2]^-$、$[CoCl_4]^{2-}$的配离子电荷分别为+2、+1、0、-1、-2。对于带电荷的配离子，为了保持配合物的电中性，必然会有电荷相等符号相反的外界离子相结合，因而配离子的电荷也可以通过外界离子的电荷推算出来。例如$K_4[Fe(CN)_6]$，外界是4个K^+，共带有4个正电荷，而配离子必须带有与外界离子符号相反的等量电荷，推算出该配离子的电荷是-4。

通过配离子和配体的电荷也可以计算出中心原子的电荷。例如，对于$K[Pt(NH_3)Cl_3]$，该配合物的外界离子为1个K^+，由此可知配离子的电荷为-1，配体NH_3的电荷为0，Cl^-的电荷是-1，配体的总电荷等于$0+(-1)×3=-3$。中心原子的电荷等于配离子的电荷减去配体的总电荷，结果为$-1-(-3)=+2$。

三、配合物的命名

早期，配合物常采用习惯名称，例如将$[Cu(NH_3)_4]^{2+}$称为铜氨离子，$[Ag(NH_3)_2]^+$称为银氨离子，$K_3[Fe(CN)_6]$称为赤血盐或铁氰化钾，$K_4[Fe(CN)_6]$称为黄血盐或亚铁氰化钾，K_2SiF_6称为氟硅酸，K_2PtCl_6称为氯铂酸钾等。后来配合物采用了系统命名法，介绍如下。

1. 内界和外界

配合物的命名法遵循无机化合物的命名原则，阴离子在前、阳离子在后。

阴离子是简单离子(F^-、Cl^-、Br^-、I^-、OH^-、S^{2-}等)时，称为"某化某"。如$[Co(NH_3)_6]Cl_3$，命名为三氯化六氨合钴(Ⅲ)；阴离子是复杂离子或配离子时，则称为"某酸某"。如$[Cu(NH_3)_4]SO_4$，命名为硫酸四氨合铜(Ⅱ)；外界是氢离子时，称为"某酸"。如$H_2[PtCl_6]$，命名为六氯合铂(Ⅳ)酸，其相应的盐，如$Na_2[PtCl_6]$，命名为六氯合铂(Ⅳ)酸钠；外界是氢氧根离子时，称为"氢氧化某"。如$[Ag(NH_3)_2]OH$，命名为氢氧化二氨合银(Ⅰ)。

2. 配离子及中性配位分子的命名

先配体，后中心原子，在最后一个配体和中心原子之间用"合"字相连接。配体数目用中文数字一、二、三……标注在配体名称之前，复杂的配体名称写在圆括弧内，以免混淆，不同的配体之间用中圆点"·"分开，中心原子的名称后面要注明它的氧化值，用罗马数字(Ⅰ、Ⅱ、Ⅲ……)表示在圆括号内。整个顺序为:配体数-配体名称-合-中心原子名称-中心原子的氧化值。

3. 配体的命名顺序

若配离子中的配体不止一种，则在命名时配体应按如下的顺序：

(1) 当配离子或配位分子中存在多种配体时，则无机配体在前，有机配体在后。如在$[Co(NH_3)_2(en)_2]Cl_3$中，NH_3为无机配体，en为有机配体，故命名时NH_3在前，en在后，即为氯化二氨·二(乙二胺)合钴(Ⅲ)。

(2) 当存在多种无机配体和有机配体时，先列出阴离子名称，后列出阳离子和中性分子名称。如在$[CoCl_2(NH_3)_4]^+$中，Cl^-为阴离子，NH_3为中性分子，命名为二氯·四氨合钴(Ⅲ)离子。

(3) 在同类配体中(同为阴离子或同为中性分子)，按配位原子的元素符号的英文字母顺序排列。如$[Co(NH_3)_5H_2O]Cl_3$，NH_3配体中的配位原子的元素符号为N，H_2O配体中的配位原子的元素符号位O，英文字母顺序是先N后O，故命名为三氯化五氨·水合钴(Ⅲ)。

(4) 同类配体中若配位原子也相同,则将含较少原子数的配体排在前面,较多原子数目的排在后面。如在[Pt(NO$_2$)(NH$_3$)(NH$_2$OH)(Py)]Cl中,配体分别为NO$_2^-$、NH$_3$、NH$_2$OH和Py,其配位原子都是N,但原子数目依次为3、4、5、6,故命名为氯化硝基·氨·羟胺·吡啶合铂(Ⅱ)。

(5) 若配位原子相同,配体中含有的原子数目也相同,则按结构式中与配位原子相连的原子的元素符号的英文字母顺序排列。如在[Pt(NH$_2$)(NO$_2$)(NH$_3$)$_2$]中,配体分别为NH$_2^-$、NO$_2^-$和NH$_3$,其配位原子均为N,原子数目依次为3、3、4,且NH$_2^-$和NO$_2^-$中与配位原子相连的原子的元素符号分别为H、O,故命名为氨基·硝基·二氨合铂(Ⅱ)。

(6) 当配体的元素组成相同但配位原子不同时,则按配位原子的元素符号的英文字母顺序排列。若配位原子还不清楚,则以配体化学式中所列出的顺序为准。

如:硝基(NO$_2^-$)的配位原子为N;亚硝酸根(ONO$^-$)的配位原子为O;硫氰酸根(SCN$^-$)的配位原子为S;异硫氰酸根(NCS$^-$)的配位原子为N。

第二节 配位平衡

一、稳定常数

大家知道,向硝酸银溶液中滴加氨水时,首先出现白色的氢氧化银沉淀,当继续向溶液中滴加氨水,白色沉淀会逐渐消失,转变为[Ag(NH$_3$)$_2$]$^+$的无色溶液。若向该无色溶液中滴加氯化钠溶液,则没有氯化银沉淀生成,即检测不到Ag$^+$,那是不是意味着Ag$^+$全部被NH$_3$配位,溶液中不存在Ag$^+$了呢?这个疑问也不难解决,若向溶液中滴加碘化钾溶液,则立即出现黄色的碘化银沉淀,这说明溶液中仍然有Ag$^+$离子存在,也就是说Ag$^+$并没有被NH$_3$全部配位。在[Ag(NH$_3$)$_2$]$^+$溶液中,既存在Ag$^+$和NH$_3$的配位反应,也存在[Ag(NH$_3$)$_2$]$^+$的解离反应,在一定条件下,这两个反应达到了一种动态平衡,即配位平衡:

$$Ag^+ + 2NH_3 \rightleftharpoons [Ag(NH_3)_2]^+$$

根据化学平衡的一般原理,可知该配位反应平衡常数的表达式为:

$$K_{稳} = \frac{[Ag(NH_3)_2^+]}{[Ag^+][NH_3]^2} = 1.7 \times 10^7$$

此平衡常数称为[Ag(NH$_3$)$_2$]$^+$的生成常数。该常数越大,则生成配离子的倾向就越大,配离子越稳定,故也通常把该常数称为稳定常数,用符号$K_{稳}$或K_s表示。由于配离子$K_{稳}$值一般都很大,为了使用方便,常使用它们的对数值$lgK_{稳}$或lgK_s表示。此外,测定方法和条件不同,稳定常数的数值也常有差异。

表7-3列出了部分配离子的稳定常数。从表7-3中的数据可以看出,配离子$lgK_{稳}$值的大小与中心原子的电荷、半径有关。一般中心原子的电荷越高,配离子的$lgK_{稳}$值越大,中心原子的半径越小,配离子的$lgK_{稳}$值越大。稳定常数的大小,直接反映了配离子的稳定性。

对于同一种类型的配合物,可直接用K_s比较它们的稳定性,K_s大的更稳定。例如[Ag(NH$_3$)$_2$]$^+$和[Ag(CN)$_2$]$^-$的$K_{稳}$分别为1.7×10^7和1.0×10^{21},后者比前者稳定得多。通过实验现象也可以说明这个结论:向[Ag(NH$_3$)$_2$]$^+$溶液中滴加碘化钾溶液,会产生黄色碘化银沉淀,说明[Ag(NH$_3$)$_2$]$^+$离子被破坏,而在相同条件下却不能破坏[Ag(CN)$_2$]$^-$离子。对不同类型的配离子需通过计算确定。

表 7-3 部分配离子的稳定常数

配离子	$K_{稳}$	$\lg K_s$	配离子	$K_{稳}$	$\lg K_s$
$[Ag(NH_3)_2]^+$	1.7×10^7	7.2	$[Fe(CN)_6]^{4-}$	1.0×10^{35}	35.00
$[Ag(CN)_2]^-$	1.0×10^{21}	21.0	$[Fe(CN)_6]^{3-}$	1.0×10^{42}	42.00
$[Ag(S_2O_3)_2]^{3-}$	2.9×10^{13}	13.46	$[Fe(C_2O_4)_3]^{3-}$	1.6×10^{20}	20.2
$[Ag(SCN)_2]^-$	3.7×10^7	7.57	$[Co(SCN)_4]^{2-}$	1.0×10^3	3.0
$[Ag(en)_2]^+$	5.0×10^7	7.70	$[Co(NH_3)_6]^{2+}$	1.3×10^5	5.11
$[Cu(NH_3)_4]^{2+}$	4.8×10^{12}	12.68	$[Co(NH_3)_6]^{3+}$	1.4×10^{35}	35.15
$[Cu(CN)_2]^-$	1.0×10^{24}	24.0	$[Ni(en)_3]^{2+}$	2.1×10^8	8.74
$[Cu(CN)_4]^{3-}$	2.0×10^{30}	30.30	$[Ni(NH_3)_6]^{2+}$	5.5×10^{18}	18.33
$[Cu(en)_2]^{2+}$	4.0×10^{19}	19.6	$[Zn(NH_3)_4]^{2+}$	2.9×10^9	9.46
$[Au(CN)_2]^-$	2.0×10^{38}	38.3	$[Zn(CN)_4]^{2-}$	5.0×10^{16}	16.70
$[FeF_6]^{3-}$	2.0×10^{14}	14.31	$[HgI_4]^{2-}$	6.8×10^{29}	29.83
$[Fe(SCN)_3]$	2.0×10^3	3.3	$[Hg(CN)_4]^{2-}$	2.5×10^{41}	41.4

【例 7-1】 已知$[CuY]^{2-}$和$[Cu(en)_2]^{2+}$的K_s值分别为6.3×10^{18}和4.0×10^{19},试判断哪种配离子更稳定。

解:设两种配离子原始浓度均为 $0.10\ mol\cdot L^{-1}$,平衡时有 $x_1\ mol\cdot L^{-1}$ 的 $[CuY]^{2-}$ 解离及 $x_2\ mol\cdot L^{-1}$ 的 $[Cu(en)_2]^{2+}$ 解离。

(1) 在$[CuY]^{2-}$溶液中存在下列平衡

$$[CuY]^{2-} \rightleftharpoons Cu^{2+} + Y^{4-}$$

平衡浓度 $\quad 0.10-x_1\approx0.10 \quad x_1 \quad x_1$

代入平衡常数表达式,得

$$K_s=\frac{[CuY^{2-}]}{[Cu^{2+}][Y^{4-}]}=\frac{0.10}{x_1^2}=6.3\times10^{18}$$

所以 $\quad x_1=1.3\times10^{-10}(mol\cdot L^{-1})$

(2) 在$[Cu(en)_2]^{2+}$溶液中存在着下列平衡

$$[Cu(en)_2]^{2+} \rightleftharpoons Cu^{2+} + 2en$$

平衡浓度 $\quad 0.10-x_2\approx0.10 \quad x_2 \quad 2x_2$

代入平衡常数表达式,得

$$K_s=\frac{[Cu(en)_2^{2+}]}{[Cu^{2+}][en]^2}=\frac{0.10}{x_2\cdot(2x_2)^2}=\frac{0.10}{4x_2^3}=4.0\times10^{19}$$

所以 $\quad x_2=\sqrt[3]{\frac{0.10}{4\times4.0\times10^{19}}}=8.55\times10^{-8}(mol\cdot L^{-1})$

计算结果表明,$x_2>x_1$,故$[CuY]^{2-}$比$[Cu(en)_2]^{2+}$更稳定。

二、配位平衡的移动

配位平衡与其他化学平衡一样,是相对的,有条件的。配离子、金属离子及配体三者处于动态平衡,当平衡条件改变时,平衡就会发生移动。

例如，对于任一配离子$[ML_n]^{a^++nb^-}$，其在水中存在如下解离平衡：
$$[ML_n]^{a^++nb^-} \rightleftharpoons M^{a+} + nL^{b-}$$

根据化学平衡移动原理，改变 M^{a+} 或 L^{b-} 的浓度，均会使上述平衡发生移动。即当 M^{a+} 或 L^{b-} 的浓度增大时，平衡向生成配离子的方向移动；而当 M^{a+} 或 L^{b-} 的浓度降低时，平衡向配离子解离的方向移动。能够改变 M^{a+} 或 L^{b-} 浓度，继而影响配位平衡移动的因素有很多，下面简要讨论常见的几种因素对配位平衡的影响。

1. 溶液 pH 的影响

根据酸碱电子理论，配位化合物中，配体都属于电子给体，是碱。当溶液的 pH 减小时，配体可以与溶液中的 H^+ 结合生成共轭酸，降低了配体的浓度，导致配位平衡发生移动，配离子发生解离。这种因溶液酸度增大，配体与 H^+ 结合而导致配离子解离的现象称为酸效应。显然，在溶液酸度一定时，配体碱性愈强，其酸效应越明显。在配位平衡中，配离子、金属离子及配体的浓度都会因溶液酸度的改变而发生不同程度的变化。因此，酸度对配合物的稳定性有较大的影响。如在 $[Cu(NH_3)_4]^{2+}$ 溶液中，pH 值减小时，配位平衡向配离子解离的方向移动。

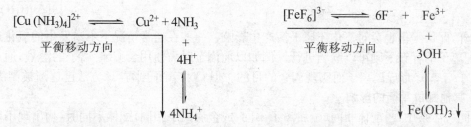

另一方面，根据酸碱电子理论可知，配合物的中心原子都是电子受体，是酸。当溶液的 pH 值增大时，中心原子可以与溶液中的 OH^- 结合生成弱碱，降低了中心原子的浓度，这也同样会使配位平衡发生移动，导致配离子的解离。这种因金属离子与溶液 OH^- 结合而导致配合物稳定性降低的现象，称为水解效应。溶液的 pH 值越大，配离子越容易解离，水解效应越明显。由于在配合物的溶液中，酸效应和水解效应同时存在，酸度对配位平衡的影响是复杂的，既要考虑配体的酸效应，又要考虑金属离子的水解效应，究竟哪种效应为主，取决于溶液中配离子的稳定常数、酸碱强弱及形成氢氧化物的溶解度等因素。因此，在实际情况下，一般采用不生成氢氧化物沉淀的前提下提高溶液 pH 值，以保证配离子的稳定性。

2. 沉淀平衡的影响

在一个配位平衡中，若中心原子可以与某种沉淀剂形成沉淀，则加入沉淀剂可以破坏配位平衡，从而使配位平衡发生移动。例如，向含有 $[Ag(NH_3)_2]^+$ 配离子的溶液中加入含 Br^- 的溶液，则会生成 AgBr 沉淀，而使 $[Ag(NH_3)_2]^+$ 的解离平衡向右移动，若继续向该溶液中加入含 $S_2O_3^{2-}$ 的溶液，则沉淀会溶解，转化成可溶的 $[Ag(S_2O_3)_2]^{3-}$ 配离子。

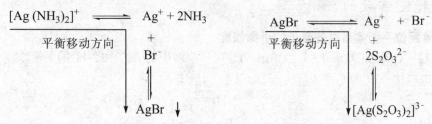

上面这样的体系中，先后存在两个配位离子与沉淀之间的转化反应：
$[Ag(NH_3)_2]^+ + Br^- \rightleftharpoons AgBr\downarrow + 2NH_3 \quad AgBr + 2S_2O_3^{2-} \rightleftharpoons [Ag(S_2O_3)_2]^{3-} + Br^-$

在这两个反应中,均包含配位平衡和沉淀溶解平衡,属于多重平衡。根据多重平衡的原理,可以计算出这些反应的平衡常数,继而判断反应进度,计算有关离子的浓度。

不难发现,配合物越不稳定、沉淀的溶解度越小,配位平衡越容易转化为沉淀平衡;反之,若配合物越稳定、沉淀的溶解度越大,则沉淀平衡越容易转化为配位平衡。

3. 氧化还原平衡的影响

配合物的中心原子很多都是正离子,当正离子的电荷较高时,可以作为氧化剂。若向此溶液中加入还原剂,则会发生氧化还原反应,降低了中心离子的浓度,促使配位平衡发生移动。如在$[FeCl_4]^-$配离子溶液中,加入I^-,可将Fe^{3+}还原为Fe^{2+},使Fe^{3+}离子浓度降低,导致$[FeCl_4]^-$配离子的解离。

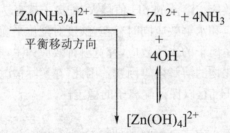

另外,配位平衡也会对氧化还原平衡产生影响。一些在通常情况下不易发生的氧化还原反应,在配离子的存在下则可以顺利进行。例如以前淘金时需使用含CN^-离子的溶液,通过加入CN^-离子与Au^+形成配离子而实现淘金的目的。但CN^-离子剧毒,该方法已逐渐被淘汰。

4. 其他配位平衡的影响

在同一体系中,当配体相同,金属离子不同,或金属离子相同,配体不同时,均出现不同配位反应之间的竞争,即不同金属离子竞争同一配体,或不同配体竞争同一金属离子,这种竞争必然导致最终生成最稳定的配合物。例如,向$[Zn(NH_3)_4]^{2+}$配离子的溶液中加入碱,则会转化为$[Zn(OH)_4]^{2-}$配离子,这是因为$[Zn(OH)_4]^{2-}$比$[Zn(NH_3)_4]^{2+}$更稳定。

$$[Zn(NH_3)_4]^{2+} \rightleftharpoons Zn^{2+} + 4NH_3$$
$$+$$
$$4OH^-$$
$$\updownarrow$$
$$[Zn(OH)_4]^{2+}$$

平衡移动方向

配合物在溶液中可以转化为另一种配合物,转化的方向是由稳定常数小的配合物转化为稳定常数大的配合物,且两种配合物的稳定常数相差越大,转化越容易。临床上某些解毒药物的使用就是利用了这种原理。

三、稳定常数的应用

1. 计算配位平衡体系中各离子的平衡浓度

【例 7-2】 计算 $0.10\ mol \cdot L^{-1}\ [Ag(NH_3)_2]^+$溶液中的$Ag^+$和$NH_3$的平衡浓度。

解:设溶液中Ag^+的平衡浓度为$x\ mol \cdot L^{-1}$,则有:

	Ag^+	+	$2NH_3$	$\rightleftharpoons$	$[Ag(NH_3)_2]^+$
$c_0/mol \cdot L^{-1}$	0		0		0.10
$\Delta c/mol \cdot L^{-1}$	$+x$		$+2x$		$-x$
$c_{eq}/mol \cdot L^{-1}$	x		$2x$		$0.10-x$

配位平衡常数表达式为：

$$K_s[Ag(NH_3)_2]^+ = \frac{[Ag(NH_3)_2]^+}{[Ag^+][NH_3]^2} = \frac{0.10-x}{x(2x)^2} = 1.7 \times 10^7$$

所以 $\quad x_1 = 1.1 \times 10^{-3} (mol \cdot L^{-1})$

溶液中 Ag^+ 和 NH_3 的平衡浓度分别为：

$$c(Ag^+) = x \; mol \cdot L^{-1} = 1.1 \times 10^{-3} \; mol \cdot L^{-1}$$

$$c(NH_3) = 2x \; mol \cdot L^{-1} = 2 \times 1.1 \times 10^{-3} \; mol \cdot L^{-1}$$

$$= 2.2 \times 10^{-3} \; mol \cdot L^{-1}$$

2. 判断配位反应的方向和程度

【例 7-3】 判断下列配位反应进行的方向和程度

$$[Ag(NH_3)_2]^+ + 2CN^- \rightleftharpoons [Ag(CN)_2]^- + 2NH_3$$

解：已知 $[Ag(NH_3)_2]^+$ 的 $K_s = 1.7 \times 10^7$，$[Ag(CN)_2]^-$ 的 $K_s = 1.0 \times 10^{21}$。根据多重平衡原理，求出上述反应的平衡常数 K，再由 K 值的大小确定反应进行的方向和程度。

$$K = \frac{[Ag(CN)_2^-][NH_3]^2}{[Ag(NH_3)_2^+][CN^-]^2} = \frac{[Ag(CN)_2^-][NH_3]^2[Ag^+]}{[Ag(NH_3)_2^+][CN^-]^2[Ag^+]}$$

$$= \frac{K_s\{[Ag(CN)_2]^-\}}{K_s\{[Ag(NH_3)_2]^+\}} = \frac{1.0 \times 10^{21}}{1.7 \times 10^7} = 5.8 \times 10^{13}$$

K 值很大，可判断出上述反应向生成 $[Ag(CN)_2]^-$ 配离子的方向进行，且进行得很完全。

配位反应和配位平衡在实际生活和生产中应用也很广。例如：

(1) 分析化学的离子检验与测定 $Fe^{3+} + nSCN^- = [Fe(SCN)_n]^{3-n}$（血红色）

(2) 废定影剂银的提取 $2[Ag(S_2O_3)_2]^{3-} + S^{2-} = Ag_2S\downarrow + 4S_2O_3^{2-}$

$\quad Ag_2S + 2HCl + Fe = 2Ag\downarrow + FeCl_2 + H_2S\uparrow$

(3) 金属或合金的精镀 $Cu^{2+} + 2P_2O_7^{4-} = [Cu(P_2O_7)_2]^{6-}$

(4) 废液的处理 $6NaCN + 3FeSO_4 = Fe_2[Fe(CN)_6] + 3Na_2SO_4$ 等

第三节 螯合物

一、基本概念

多齿配体中两个或两个以上的配位原子可与同一个中心原子发生配位，形成包括中心原子在内的环状结构，这类配合物称为螯合物或内配合物。与中心原子形成螯合物的多齿配体称为螯合剂，螯合剂一般都为多齿配体。例如，乙二胺是一个双齿配体，每个分子中含有两个氨基（—NH_2），其结构为 $H_2NCH_2CH_2NH_2$，当它与铜离子配位时，两个氨基上的两个氮原子，可分别提供一对电子与中心原子配位，形成一个五元环结构。一个铜离子可以同时与两个乙二胺分子配位，形成双五元环的稳定结构：

二、螯合物的稳定性

螯合物都具有环状结构,它们比由单齿配体所形成的简单配合物要稳定得多。例如 $[Cu(en)_2]^{2+}$ 的 K_s 为 4.0×10^{19},而 $[Cu(NH_3)_4]^{2+}$ 的 K_s 为 4.8×10^{12}。这种由于螯合环的形成,使螯合物的稳定性更高的现象称为螯合效应。

螯合物的稳定性主要与螯合环的大小及螯合环的数目有关。

1. 螯合环的大小

在绝大多数螯合物中,以五元环和六元环的螯合物最稳定,这两种环的键角分别为 $108°$ 和 $120°$。其中五元环的键角更接近于 C 的 sp^3 杂化轨道的夹角($109°28'$),张力小,环稳定。六元环的稳定性一般要小于五元环,但一些含有共轭体系的六元环也是非常稳定的,如乙酰丙酮,其结构中的共轭双键增加了其配合物的稳定性。如二(乙酰丙酮)合铜(Ⅰ)的结构式:

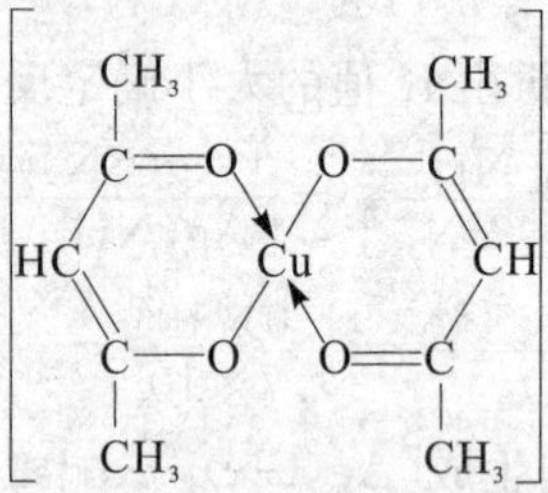

$$\begin{bmatrix} \text{CH}_3 & & & \text{CH}_3 \\ | & & & | \\ \text{C}=\text{O} & & \text{O}=\text{C} \\ \text{HC} & & \text{Cu} & & \text{CH} \\ \text{C}=\text{O} & & \text{O}=\text{C} \\ | & & & | \\ \text{CH}_3 & & & \text{CH}_3 \end{bmatrix}$$

三元环和四元环的张力大,不稳定。所以,螯合剂中相邻的两个配位原子之间必须间隔 2~3 个其他原子,即五元环或六元环的螯合物最稳定。

2. 螯合环的数目

螯合剂中的配位原子越多,则形成的五元环或六元环的数目越多,同一配体与中心原子所形成的配位键就越多,配体脱离中心原子的机会就越少,螯合物就越稳定。例如三乙烯四胺 ($H_2NCH_2CH_2NHCH_2CH_2NHCH_2CH_2NH_2$),含 4 个配位原子,与 Cu^{2+} 可形成含有三个五元环的螯合物,结构非常稳定,比含有两个五元环的二(乙二胺)合铜(Ⅱ)配离子稳定性大。

三、常用的螯合剂

螯合剂一般包括无机和有机两类。它们在化学生产过程中都有着重要的用途。

1. 无机螯合剂

三聚磷酸盐是常见的一种无机螯合剂,能与钙、镁离子形成稳定的螯合物,故常用作硬水软化剂。但这类无机螯合剂一般对重金属离子的螯合能力较差,在高温下会发生水解而失去螯合能力,只在碱性条件下使用,导致无机螯合剂的用途受到了限制。

2. 有机螯合剂

有机螯合剂比无机螯合剂具有良好的化学稳定性和热稳定性,不易水解。对许多金属离子如钙、镁、铜、锌都有优异的螯合能力。常见的有机螯合剂分为羧酸、多元膦酸及聚羧酸三大类。

(1) 羧酸类。又可分以下几类:

① 氨基羧酸类。常见的氨基羧酸类螯合剂有乙二胺四乙酸(EDTA),氨基三乙酸(NTA),二亚乙基三胺五乙酸(DTPA)及其盐等。它们对钙、镁离子及其他重金属离子均有较强的螯合作用。特别是 EDTA(简写为 H_4Y),其分子中有 6 个配位原子,它可以和绝大多数金属离子形成含 5 个五元环的螯合物,这种结构极其稳定。在滴定分析中常用溶解度较大的乙二胺四乙酸二钠盐(Na_2H_2Y)作为螯合滴定剂直接滴定许多不同价态的金属离子,广泛用于水中钙镁离子

含量的测定。例如它与 Ca^{2+} 形成 CaY^{2-} 螯合物的空间结构为：

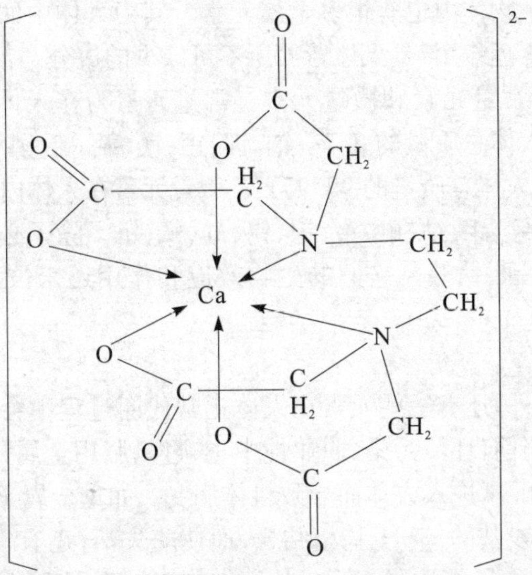

$$\left[\text{结构式}\right]^{2-}$$

② 羟基羧酸类。这类螯合剂主要有柠檬酸、酒石酸和葡萄糖酸等。其中柠檬酸及其盐在酸性范围内就有较好的螯合能力，适用的 pH 值范围一般在 4～8 之间。柠檬酸可与铁离子形成螯合物，但其溶解度较低，在水中会形成沉淀，通常加入适量氨水使之转变为柠檬酸铵，再与 Fe^{3+}、Fe^{2+} 离子螯合，分别形成溶解度较大的柠檬酸铁铵和柠檬酸亚铁铵离子，从而增加了其适用性。葡萄糖酸钠是一种良好螯合剂，对多种金属离子都有很好的螯合能力，若与锌、钙离子配位而形成葡萄糖酸锌和葡萄糖酸钙口服液的有效成分。其中葡萄糖酸锌为有机锌补剂，在体内易被人体吸收，吸收率高，溶解性好，且对胃肠刺激小。葡萄糖酸锌在体内可解离成锌离子和葡萄糖酸，参与核糖核酸和脱氧核糖核酸的合成，可促进伤口愈合，提高体内含锌酶的功能。葡萄糖酸钙为常见的有机钙补剂，相对于无机钙更易被人体吸收，且在溶解的过程中不需要胃酸的参与，更适用于萎缩性胃炎等胃酸缺乏的病人进行补钙。

③ 羟氨基羧酸类。这类螯合剂的典型代表有 N-羟乙基乙二胺三乙酸（HEDTA）及二羟乙基甘氨酸（DEG）等。它们可在弱碱性的条件下与铁离子螯合，但对其他离子螯合能力较差，如二羟乙基甘氨酸不能用来螯合钙、镁离子。

（2）有机多元膦酸。与无机聚磷酸盐相比，有机多元膦酸具有更好的化学稳定性和热稳定性，不易水解。对许多金属离子如钙、镁、铜、锌都有很好的螯合能力，常用作阻垢剂。

（3）聚羧酸。这类螯合剂常见的有聚丙烯酸、聚甲基丙烯酸、水合聚马来酸酐等。其中聚丙烯酸及其钠盐是目前应用得最广泛的聚羧酸型阻垢剂。

第四节　配合物在医学上的意义

一个活的机体必须具有储存和传递生物信息、繁衍后代、利用环境中的物质和能量的功能。这些无疑都体现了生物分子之间的化学反应，而无机元素的生物效应大多是通过与生物分子的相互作用而发生的，其本质上都是配位化学的范畴。配合物在医学上具有重要的意义。

1. 生物配体和人体必需元素

具有生物功能的配体称为生物配体。一般分为三类：① 简单的阴离子，如 F^-、Cl^-、Br^-、I^-、OH^-、HCO_3^-、SO_4^{2-} 和 HPO_4^{2-} 等；② 小分子物质，如水分子、氨分子、卟啉、核糖、核苷、核苷酸、氨基酸等;③大分子物质,如蛋白质和核酸等。

除了生物配体以外,生物体内也有很多金属元素。其中人体中的必需元素最为重要,其含量比较恒定,能参与各种生理作用,是人体营养所不可缺少的成分。

必需元素一般可分为常量元素和微量元素。常量元素为在人体内含量超过 0.01% 的元素。碳、氢、氧、氮四种占人体总质量的 96%,钠、钾、钙、镁、氯、硫、磷 7 种元素占人体总质量的 3.95%。以上 11 种元素占人体总质量的 99.95%。微量元素在人体内含量低于 0.01% 的元素。微量元素有铁、锌、铜、碘、锰、钼、钴、硒、铬、镍、锡、硅、氟、钒。除了必需元素以外,还有些未知效用的元素,如钡、硼、溴、锂、钛等。它们的生物效应和作用还未被人类认识,有待于进一步研究。

2. 配合物型解毒剂

除了人体必需元素以外,还有一些元素在人体正常代谢过程中会导致障碍,并影响人体生理机能,称为有毒元素。当前,环境污染、职业性中毒、过量服用金属元素药物以及金属代谢障碍等因素会导致一些有毒元素进入人体而导致机体病变。如重金属 Pb、Hg、Cd、As 等,它们能与体内蛋白质中半胱氨酸残基的—SH 基相结合,而使酶失活;还有一些重金属离子能取代体内某些必需微量元素。如 Cd^{2+} 能取代 Zn^{2+},从而抑制了锌金属酶的活性;当金属汞及其化合物进入人体可迅速通过血脑屏障,导致对脑细胞的损害。临床上利用配体与金属离子形成稳定配合物的原理,选择合适的配体,可将有毒金属元素排出体外,达到解毒和治疗的目的。如二巯基丁二酸钠或二巯丙醇可以与 Hg、As 等重金属配位,治疗汞中毒和砷中毒;铅中毒时,临床上用枸橼酸钠针剂治疗,使铅转变为稳定、无毒、可溶的 $[Pb(C_6H_5O_7)]^-$ 配离子从肾脏排出体外,也可利用柠檬酸钠与 Pb 形成稳定的配合物,达到解毒的目的。D-青霉胺可与铜形成稳定的配合物,排出体内的铜。同时 EDTA 的钙盐是排除体内 U、Pu、Th、Sr 等放射性元素的高效解毒剂。

3. 配合物型生命物质

机体中的金属元素,特别是过渡金属元素,主要是通过形成配合物来完成生物化学功能的,在医学上和生物学上都具有重要的意义。

植物光合作用的叶绿素是镁离子的卟啉类配合物,利用空气中的 CO_2 和 H_2O 合成有机物,放出 O_2。与之相反,人体内输送 O_2 的血红蛋白(Hb)是由亚铁血红素和 1 个球蛋白构成,是二价铁的卟啉类配合物。在肺泡中,O_2 的分压高,有利于形成 $Hb \cdot O_2$,当血液输送到机体组织中,O_2 的分压降低,$Hb \cdot O_2$ 转化为 Hb,放出 O_2,起到输送氧气的作用。

$$Hb \cdot H_2O + O_2 \rightleftharpoons Hb \cdot O_2 + H_2O$$

对于 CO 中毒患者,在肺泡进行气体交换时,吸入的 CO 可迅速与血红蛋白结合成碳氧血红蛋白(Hb·CO),其结合力要比氧与血红蛋白结合力大的多,使下列平衡向右移动。

$$Hb \cdot O_2 + CO \rightleftharpoons Hb \cdot CO + O_2$$

降低了血红蛋白输送氧的功能,减少了对体内细胞的氧气供应,造成机体缺氧,严重时导致机体死亡。临床上在抢救 CO 中毒患者,常采用高压氧气疗法,高压氧气可促使上述可逆反应向左进行,使氧合血红蛋白的浓度增大,即溶于血液的氧气增多,从而达到治疗目的。

此外,生物体内的生物催化剂——酶,大多属于复杂的金属配合物,如锌酶、铜酶、固氮酶等。当酶中的金属离子被其他金属取代时,酶就失去了生理活性,致使机体病变或死亡。

4. 配合物型药物

临床上有一些药物本身就是配合物。如维生素 B_{12} 又称为钴胺素或氰钴胺素,它是一种含钴的螯合物,也是唯一含有主要矿物质的维生素,因含钴而呈红色,故又称红色维生素,是少数有色的维生素之一。它能促使细胞成熟,参与制造骨髓红细胞,防止恶性贫血,防止大脑神经受到破坏。此外,中、长效胰岛素均是含锌的螯合物,对调节体内糖的代谢有重要作用。酒石酸锑钾为含锑的配合物,用于治疗血吸虫病,柠檬酸铁铵可用于治疗缺铁性贫血,EDTA 的二钠盐可用于治疗血钙过多等。

20 世纪 70 年代以来,随着生物无机化学研究的深入发展,以金属配合物为基础的抗癌药物的研制取得明显的进展。例如顺式二氯二氨合铂(Ⅱ)就是一个良好的抗癌药物。该配合物有脂溶性的配体 NH_3,可顺利地通过细胞膜的脂质层进入癌细胞内。进入癌细胞的顺铂,其 Cl^- 可被配位能力更强的癌细胞 DNA 中的嘌呤、嘧啶的环状氮原子所取代,在 DNA 中形成交联,使 DNA 不能进行正常复制,从而阻止了癌细胞的增殖。但其副作用较大,水溶性低,水溶液也不够稳定。为此,人们努力从具有抗癌活性的铂配合物中筛选出高效、低毒、水溶性高、稳定性好的药物,促使了第二代及第三代有机铂抗癌药物的产生,如二代卡铂,化学名顺-(1,1-环丁二羟酸)二氨合铂(Ⅱ)以及三代奥沙利铂,化学名为(1R,2R)-1,2 二氨环己烷草酸根合铂(Ⅱ)等,这些有机铂的抗癌药物的肾毒性小,化学稳定性高,胃肠道反应也较小。目前,新型的单核、双核及多核铂类抗癌药物正不断被研制出来,金属配合物在防癌、治癌方面将会发挥越来越大的作用。

本 章 小 结

1. 配位化合物由中心原子和一定数目配体以配位键相结合而形成的。

配合物 { 内界 { 中心原子——过渡金属离子(或原子); 配体——中性分子或阴离子 { 单齿配体(含一个配位原子); 多齿配体(含多个配位原子) }; 外界 }

在配体中提供孤对电子直接与中心原子形成配位键的原子称为配位原子,配位键的数目称为中心原子的配位数。配离子的电荷数等于中心原子和所有配体总电荷的代数和。

2. 配合物的命名主要是配离子(内界)的命名。其顺序为:配体数—配体名称—合—中心原子名称—中心原子的氧化值。

3. 在溶液中配离子的形成与解离会形成一种动态平衡,此平衡称为配位平衡。其平衡常数称为配离子的稳定常数,用 K_s 表示,K_s 值越大,配合物的稳定程度越大。改变溶液的 pH、加入沉淀剂、加入还原剂以及加入其他配体均可使配位平衡发生移动或转化。

4. 螯合物是由中心原子和多齿配体形成的具有环状结构的配合物。由于螯环(五元环或六元环)的形成使螯合物具有特殊的稳定性。常用的螯合剂可分无机螯合剂和有机螯合剂,有机螯合剂应用更广,可分为羧酸、多元膦酸及聚羧酸三大类。

5. 配合物在医学上有重要意义,一些生命物质、解毒剂及药物均属于配合物。

习 题

1. 命名下列配合物,并指出中心原子、配体、配位原子、配位数及配离子的电荷。
(1) $[Cr(H_2O)_4Br_2]Br$
(2) $[Zn(OH)(H_2O)_3]NO_3$
(3) $[Co(en)_3]Cl_2$
(4) $[Co(NH_3)_3(H_2O)Cl_2]Cl$

(6) K[PtCl₅(NH₃)]

(6) H₂[SiF₆]

2. 写出下列配合物或配离子的化学式。

(1) 氯·硝基·四氨合钴配离子(Ⅲ);

(2) 二硫氰酸根合银(Ⅰ)酸钾;

(3) 一氯·三氨·二水合钴(Ⅲ);

(4) 五羰基合镍(0);

(5) 羟基·水·草酸根·乙二胺合铬(Ⅲ);

(6) 氯化二氨·二(乙二胺)合钴(Ⅲ)。

3. 无水 $CrCl_3$ 和 NH_3 化合时能生成两种配合物,其组成分别为 $CrCl_3 \cdot 6NH_3$ 和 $CrCl_3 \cdot 5NH_3$,如将足量的硝酸银溶液加入到 $0.1 \text{ mol} \cdot L^{-1}$ 上述配合物溶液中,分别能生成 $0.3 \text{ mol} \cdot L^{-1}$ AgCl 和 $0.2 \text{ mol} \cdot L^{-1}$ AgCl 沉淀,试分别写出它们的化学式及名称。

4. 某配合物的组成为 $PtCl_4 \cdot 2NH_3$,其水溶液不导电,加入 $AgNO_3$ 亦不发生沉淀,滴加强碱也无 NH_3 放出,试写出该配合物的化学式。

5. 判断下列说法是否正确:

(1) 由于 $[Cu(NH_3)_4]^{2+}$ 的 $K_s = 4.8 \times 10^{12}$,$[Ag(SCN)_2]^-$ 的 $K_s = 3.7 \times 10^7$,故在水溶液中 $[Cu(NH_3)_4]^{2+}$ 比 $[Ag(SCN)_2]^-$ 稳定;

(2) 已知 $[Ag(S_2O_3)_2]^{3-}$ 的 $K_s = x$,$[AgCl_2]^-$ 的 $K_s = y$,则反应 $[Ag(S_2O_3)_2]^{3-} + 2Cl^- \rightleftharpoons [AgCl_2]^- + 2S_2O_3^{2-}$ 的平衡常数 K 为 y/x。

6. 已知 $[Cu(NH_3)_4]^{2+}$ 的 $K_s = 4.8 \times 10^{12}$,计算 $0.1 \text{ mol} \cdot L^{-1} [Cu(NH_3)_4]SO_4$ 溶液中 Cu^{2+} 的浓度。

7. 在 $10.0 \text{ mL } 0.030 \text{ mol} \cdot L^{-1}$ $AgNO_3$ 溶液中加入 $10.0 \text{ mL } 1.0 \text{ mol} \cdot L^{-1} NH_3 \cdot H_2O$,计算反应平衡时溶液中 NH_3、Ag^+ 和 $[Ag(NH_3)_2]^+$ 的浓度。

(李祥子)

第八章 有机概述

第一节 有机化学及有机化合物

有机化学(organic chemistry)是研究碳及其化合物的化学,这些化合物被称为有机化合物(organic compound)。人类对有机化合物的认识,最初主要基于实用的目的。例如,用谷物酿酒和食醋;从植物中提取染料、香料和药物等。到 18 世纪末,已经可以从动植物体提取得到了一系列纯粹的化合物,例如酒石酸、柠檬酸、乳酸、苹果酸等。在 19 世纪初期,由于测定物质组成的方法的建立和发展,在测定许多有机化合物的组成时发现,它们都含有碳,是碳的化合物。绝大多数有机化合物还含有氢,有的还含有氧、氮、硫、卤素等元素。此后,成千上万种与日常生活密切相关的染料、药品、香料、炸药等有机化合物被合成出来。因此,有机化学就是研究有机化合物的来源、组成、结构、性质、制备和相互间转变规律的一门科学。

有机化合物组成了生命的化学构建单元,脂肪、糖、蛋白质以及核酸等与生命相关的物质都是主要成分为碳的有机化合物;汽油、药物、杀虫剂和高聚物等有机化合物已经极大的提高了我们的生活质量。然而,有机化合物的随意丢弃已经造成了环境的污染,引起了动植物生活环境的恶化,同时也使人类受到伤害,感染疾病。如果我们想要制造有用的有机化合物分子,同时掌握如何控制它们的影响,就需要了解它们的性质和行为,掌握并运用有机化学的原理。

第二节 有机化合物的结构理论

物质的结构决定性质。学习和探索有机化合物的结构理论,对于深入了解有机化合物的性质及其反应规律有着极其重要的意义。

一、碳原子的四面体结构

19 世纪中叶,俄国化学家布特列洛夫(A. M. Buteleroff,1828~1886)、德国化学家凯库勒(A. Kekule,1829~1896)等先后将"化学结构"的概念引入有机化学中,认为有机化合物的化学性质与其化学结构之间存在着一定的依赖关系,通过化学性质的研究,可以推测化学结构;同时,根据化学结构又可预见其化学性质。凯库勒于 1858 年指出,在有机化合物中,碳的化合价为四价,奠定了有机化合物结构理论的基石。

在 19 世纪末、20 世纪初,电子的发现、原子结构的揭示使物质结构理论有了极大地发展。荷兰化学家范霍夫(J. H. Van't Hoff,1852~1911)和法国化学家勒贝尔(J. A. le Bel,1847~1930)分别独立提出了碳原子的立体概念,认为碳原子具有四面体结构。碳原子位于四面体中心,四个相等的价键伸向四面体的四个顶点,各个键之间的夹角为 $109°28'$(见图 8-1)。例如,当碳原子与四个氢原子结合成甲烷时,碳原子位于四面体中心,四个氢原子在四面体的四个顶点上(见图 8-2)。

现在用 X 射线衍射法已准确地测定了碳原子的立体结构,完全证实了当初这种模型的正确。碳原子的四面体结构不仅反映了碳原子的真实现象,而且为研究有机分子的立体形象奠定

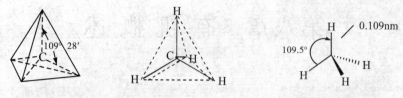

图 8-1 碳原子的四面体结构　　图 8-2 甲烷的四面体结构

二、路易斯结构式

碳的四面体学说的提出,开创了有机结构理论新的一页。但是对于碳原子为什么是四价的,两个原子之间靠什么力量相结合的问题,直至原子结构学说诞生后才得到说明。美国物理化学家路易斯(G. N. Lewis,1875~1946)等,在原子结构学说的基础上提出了著名的"八隅学说"。认为通常化学键的生成只与成键原子的最外层价电子有关。惰性元素原子中,电子的构型是最稳定的。其他元素的原子,都有达到这种稳定构型的倾向,因此它们可以相互结合形成化学键。惰性元素最外层电子数为 8 或 2,故一般情况下,原子相互结合生成化学键时,其外层电子数应达到 8 或 2。为了达到这种稳定的电子层结构,它们采取失去、获得或共用电子的方式成键。

有机化合物中的主要元素是碳,其外层有 4 个电子,它要失去或获得 4 个电子都不容易,因此,采用折中的办法,即和其他原子通过共用电子的方式成键。例如:

$$\cdot \overset{\cdot}{C} \cdot + 4H \times \longrightarrow H \overset{H}{\underset{H}{\overset{\times}{\cdot} C \overset{\times}{\cdot}}} H$$

甲烷

在甲烷分子中,碳原子和氢原子最外层分别有 8 个和 2 个电子,都达到了最稳定的构型。

原子间通过共用一对电子而形成的化学键称共价键(Covalent bond)。有机化合物中绝大多数的化学键是共价键。

用电子对表示共价键的结构式称路易斯(Lewis)结构式,路易斯结构中一对电子用一短横线来表示则为凯库勒结构式。

两个原子间共用两对或三对电子,就生成双键或三键。例如:

乙烯　　$H:\overset{..}{C}::\overset{..}{C}:H$　　　　$\overset{H}{\underset{H}{>}}C=C\overset{H}{\underset{H}{<}}$
　　　　　H　　H

乙炔　　$H:C:::C:H$　　　　$H-C\equiv C-H$

　　　　路易斯结构式　　　　凯库勒结构式

书写路易斯结构式时,要将所有的价电子都表示出来。将凯库勒式改写成路易斯式时,未共用的电子对应标出。例如:

乙醇 凯库勒结构式：H-C(H)(H)-C(H)(H)-O-H   路易斯结构式：H:C(H)(H):C(H)(H):O:H

凯库勒结构式　　　　　　　　　　路易斯结构式

三、杂化轨道理论

物质的结构问题包括化学键和空间结构。有机化合物中绝大多数的化学键是共价键,共价键理论主要有价键理论(又称为电子配对法)和分子轨道理论,它们以不同的方式从不同的角度阐述共价键的形成、性质及其与化合物性质的关系,尤其是在价键理论的基础上提出的杂化轨道理论在有机化学中应用广泛、方便,在此简要介绍之。

碳原子的外层电子构型是$(1s^2、2s^2、2px^1、2py^1、2pz)$有两个未成对的 p 电子,按照价键理论,碳只能与两个氢原子形成两个共价键。如果考虑将碳原子的一个 2s 电子激发到 2p 空轨道上去,则碳原子有四个未成对电子(一个 s 电子和三个 p 电子),可与四个氢原子的 1s 电子配对形成四个 C—H 键。由于碳原子的 2s 电子和 2p 电子的能量不同,形成的四个 C—H 键也应当不同,这与实验事实不符。为了解决这个矛盾,1931 年鲍林(Pauling)和斯莱脱(Slater)提出了杂化轨道理论(orbital hybridization theory)。

杂化轨道理论认为,元素的原子在成键时,不但可以变成激发态,而且能量近似的原子轨道可以重新组合成新的原子轨道,称杂化轨道。杂化轨道的数目等于参与杂化的原子轨道的数目,并包含原子轨道的成分。杂化轨道的方向性更强,成键的能力增大。

在甲烷分子中碳原子是以 sp^3 杂化轨道成键的。

基态 → 激发（光或Δ）→ 激发态 → 杂化 → 杂化态

杂化后形成四个能量相等的新轨道称为 sp^3 轨道,这种杂化方式称为 sp^3 杂化,每一个 sp^3 杂化轨道都含有 1/4 s 成分和 3/4 p 成分。四个 sp^3 轨道对称的分布在碳原子的四周,对称轴之间的夹角为 $109°28'$,这样可使价电子尽可能彼此离得最远,相互间的斥力最小,有利于成键。sp^3 轨道有方向性,图形为一头大,一头小,示意如图 8-3。

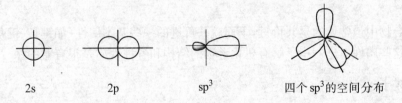

图 8-3 sp^3 杂化轨道的空间结构

杂化轨道理论认为,碳原子在形成双键时是以另外一种轨道杂化方式进行的,这种杂化称为 sp^2 杂化(图 8-4)。一个 s 轨道和两个 p 轨道杂化可组成三个 sp^2 杂化轨道。每个 sp^2 杂化轨道有 1/3 s 成分,2/3 p 成分,两个 sp^2 杂化轨道间的夹角 $120°$。

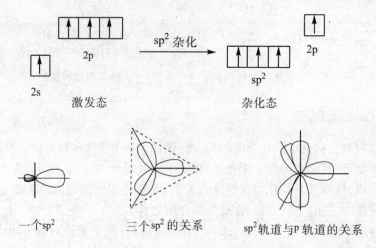

图 8-4　sp^2 杂化轨道的空间结构

而碳原子在形成三键时，则以 sp 杂化轨道成键(图 8-5)。杂化后形成两个 sp 杂化轨道(含 1/2 s 和 1/2 p 成分)，剩下两个未杂化的 p 轨道。两个 sp 杂化轨道成 180°分布，两个未杂化的 p 轨道互相垂直，且都垂直于 sp 杂化轨道轴所在的直线。

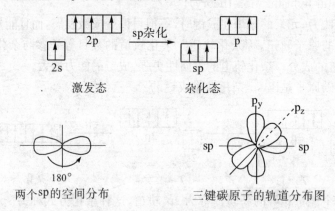

图 8-5　sp 杂化轨道的空间结构

第三节　共价键属性

有机化合物中最常见的是共价键，下面就共价键的一些基本属性(如键长、键角、键能等)作一些介绍。这些属性对进一步了解有机化合物的结构和各种性质是很有益的。

一、键长

以共价键相结合的两个原子核间的距离称为键长(bond length)。化学键的键长是考察化学键的稳定性的指标之一。一般来说，键长越长，越容易受到外界的影响而发生极化。相同的共价键在不同的分子中其键长会稍有不同。因为成键的 2 个原子在分子中不是孤立的，它们要受到分子中其他原子的影响。

现在应用 X 射线衍射法，电子衍射法等物理方法已可测定各种键的键长。表 8-1 列出了一些常见共价键的键长。

表 8-1 一些常见共价键的键长

键	键长(nm)	键	键长(nm)
H—H	0.074	N—H	0.104
N—N	0.145	O—H	0.096
C—C	0.154	H—Cl	0.126
C—H	0.109	C=C	0.133
C—F	0.140	N=N	0.123
C—Cl	0.177	C=N	0.128
C—Br	0.191	C=O	0.120
C—I	0.212	C≡C	0.121
C—N	0.147	C≡N	0.116
C—O	0.143	N≡N	0.110

二、键角

当一个两价或两价以上的原子与其他原子形成共价键时,每两个共价键之间的夹角称之为键角(bond angle)。例如,前面提到的甲烷分子中,每两个C—H键之间的夹角为109°28′。乙烯分子中,两个C—H键之间的夹角为120°。显然键角的大小与成键的中心原子的杂化状态有关。此外,键角的大小还与中心碳原子上所连的基团有关。当中心碳原子相同而与之相连的基团不同时,键角也将有不同程度的改变。例如,甲烷和正丙烷分子:

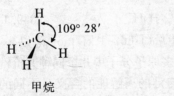

甲烷
每两个C—H键的夹角为109°28′,是正四面体形

丙烷
与中间C相连的两个C—H键的夹角为106°,是四面体形,不是正四面体形

因此,键角与有机分子的立体形象有关。以上表示甲烷和丙烷的立体形象的式子称楔形式,式中的楔形实线表示该价键朝向纸平面前面,楔形虚线表示该价键朝向纸平面后面。

三、键能和键的离解能

共价键断裂时需要从外界吸收能量;反之则要放出能量。将分子中某一共价键均裂成原子或自由基所需要的能量称为该共价键的离解能(dissociation energy)亦称解离能。例如:

$$DH(kJ/mol)$$
$$H—H \longrightarrow 2H\cdot \qquad 435.4$$
$$H_3C—CH_3 \longrightarrow 2\dot{C}H_3 \qquad 368.4$$

反之,两个氢原子结合成氢分子,两个甲基自由基结合成乙烷,则分别放出 435.4 kJ/mol 和 368.4 kJ/mol 的能量。表 8-2 列出了一些分子中常见共价键的离解能。

表 8-2 一些分子中常见共价键的离解能

键	离解能(kJ/mol)	键	离解能(kJ/mol)
F—F	153.2	CH_3—Cl	351.6
H—F	565.1	Br—Br	192.6
CH_3—F	435.4	H—Br	364.2
C_2H_5—H	410.3	CH_3—Br	293.0
$(CH_3)_2$CH—H	397.4	I—I	150.6
$(CH_3)_3$C—H	380.9	H—I	297.2
C_6H_5—H	468.8	CH_3—CH_3	368.4
$C_6H_5CH_2$—H	355.8	$(CH_3)_2$CH—CH_3	351.6
CH_2=CH—H	452.1	$(CH_3)C$—CH_3	339.1
Cl—Cl	242.8	CH_2=CH—CH_3	406.0
H—Cl	431.2	CH_2=CHCH$_2$—CH_3	309.0

但是,甲烷分子中的 4 个 C—H 键的离解能是不相同的,其数值如下:

$$\begin{array}{ll} & DH(kJ/mol) \\ H_3C\text{—}H \longrightarrow \cdot CH_3 + H\cdot & 435.4 \\ H_2\dot{C}\text{—}H \longrightarrow \dot{C}H_2 + H\cdot & 368.4 \\ \underset{H}{\overset{}{\cdot}}\dot{C}\text{—}H \longrightarrow \cdot\dot{C}H + H\cdot & 443.8 \\ \dot{\ddot{C}}\text{—}H \longrightarrow \dot{\ddot{C}} + H\cdot & 339.1 \end{array}$$

若将断裂这 4 个 C—H 总共需要的能量(1 662.1 kJ/mol)除以 4,即为断裂甲烷分子中每个 C—H 平均需要的能量。人们将"一个多原子分子中几个同种共价键均裂时每个键平均需要的能量"称之为平均键能,可见平均键能与键的离解能的含义是不同的。表 8-3 列出了一些常见共价键的平均键能。

表 8-3 常见共价键的平均键能(kJ/mol)

键	键能	键	键能	键	键能	键	键能
O—H	464.7	C—C	347.4	C—Cl	339.1	C=N	615.3
N—H	389.3	C—O	360	C—Br	284.6	C≡N	891.6
S—H	347.4	C—N	305.6	C—I	217.8	C=O	736.7(醛)
C—H	414.4	C—S	272.1	C=C	611.2	C=O	749.3(酮)
H—H	435.3	C—F	485.6	C≡C	837.2		

通常将平均键能简称为键能。但对于双原子分子来说,键能就是离解能。键能是衡量共价键牢固度的一个重要参数。共价键的键能越大,说明键越牢固。

四、键的极性和极化性

由两个相同的原子形成的共价键,由于它们对成键电子的吸引力相同,其电子云在两个原子之间对称分布,这种共价键是没有极性的,称非极性共价键(nonpolar covalent bond),例如:H—H 键和 Cl—Cl 键。

由不相同的原子形成的共价键,由于两个原子的电负性不同,它们对共享电子对的吸引力不同。共享电子对就偏向于电负性较大的原子,结果电子云在两个原子之间的分布就不对称,这种共价键具有极性,称极性共价键(polar covalent bond)。例如:氯化氢分子中,氯的电负性比氢大,成键的一对电子偏向于氯,使氯附近的电子云密度大一些,而氢附近的电子云密度小一些,这样 H—Cl 键就产生了偶极,氯带上部分负电荷,而氢带上部分正电荷。H—Cl 是极性共价键。极性共价键两端的带电状况一般用"δ^-"或"δ^+"标在有关原子的上方来表示。"δ^-"表示带有部分负电荷,"δ^+"表示带有部分正电荷。例如:

$$\overset{\delta^+}{H}—\overset{\delta^-}{Cl}$$

共价键极性的大小,主要取决于成键两原子的电负性之差。两种原子的电负性差越大,形成的共价键的极性越大。表 8-4 列出几种常见元素的电负性值。

表 8-4 几种常见元素的电负性值

H 2.15						
Li 0.95	Be 1.5	B 2.0	C 2.6	N 3.0	O 3.5	F 3.9
Na 0.9	Mg 1.2	Al 1.5	Si 1.9	P 2.1	S 2.6	Cl 3.1
K 0.8	Ca 1.0					Br 2.9
						I 2.6

共价键极性的大小可以用偶极矩(dipole moment,μ)来度量。偶极矩是指正负电荷中心间的距离 d 和正电荷或负电荷中心的电荷值 q 的乘积:

$$\mu = q \times d$$

μ 的单位为库仑·米(C·m)。偶极矩是一个向量,用符号"$\longmapsto$"表示,箭头指向带负电荷的一端。例如:

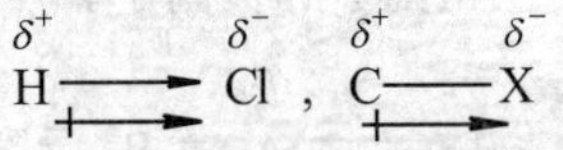

$$\overset{\delta^+}{H} \longmapsto \overset{\delta^-}{Cl} , \overset{\delta^+}{C} \longmapsto \overset{\delta^-}{X}$$

多原子分子的偶极矩是各极性共价键电偶极矩的向量和。图 8-6 是几种化合物的偶极方向和偶极矩。

共价键的极性是键的内在性质,它是共价键的一种永久极性(或称永久偶极)。

在外界电场的影响下,共价键的电子云分布会发生改变,即分子的极化状态发生了改变。但当外界电场消失后,共价键以及分子的极化状态又恢复原状。共价键对外界电场的这种敏感性称为共价键的极化性(或极化度)。

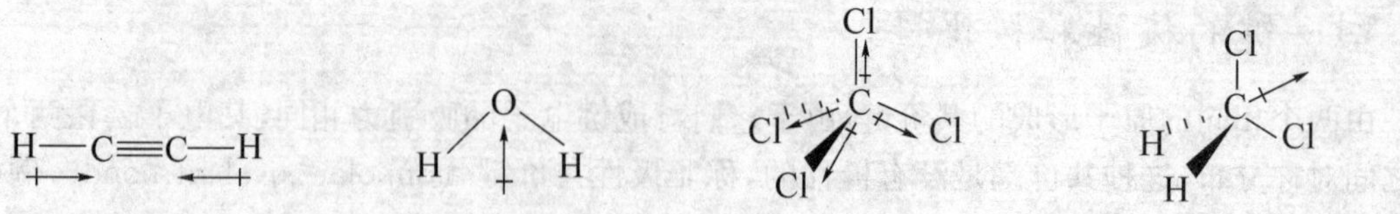

$$H\text{—}C\equiv C\text{—}H \qquad \overset{H}{\underset{}{}}\overset{O}{\underset{H}{}} \qquad CCl_4 \qquad CHCl_3$$

$$\mu=0 \qquad \mu=1.85\times10^{-30}C\cdot m \qquad \mu=0 \qquad \mu=5.23\times10^{-30}C\cdot m$$

图 8-6　几种化合物的电偶极矩及偶极方向

各种共价键的极化性是不同的。共价键的极化性与其键内电子的流动性有关,电子的流动性越大,键的极化性越大。例如 C—X 键的极化性大小顺序为:

$$C\text{—}Cl < C\text{—}Br < C\text{—}I$$

共价键的极化性与极性是共价键的重要性质,它们和化学键的反应性能间有着密切的关系,因为有机反应无非是旧键的断裂和新键的形成过程,而极性共价键就已孕育了破裂的因素。

第四节　共价键断裂方式及有机反应类型

任何有机反应都要涉及键的断裂和形成。有机化合物中的化学键主要是共价键,共价键断裂有两种方式。

一、共价键的均裂

共价键的均裂(homolytic bond cleavage, homolysis)是指共价键断裂后成键的一对电子平均分给两个原子或原子团。可表示为:

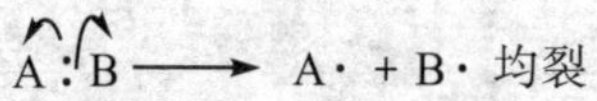

$$A:B \longrightarrow A\cdot + B\cdot \quad 均裂$$

共价键均裂所产生的带有一个孤单电子的原子或原子团称自由基(radical)或游离基。自由基是有机反应中的一种活性中间体。上式中的符号"⌢"和"⌒",表示单电子转移的方向。通过均裂,即通过自由基中间体而进行的化学反应称自由基反应(radical reaction)。自由基反应一般在光、热或自由基引发剂的作用下进行。例如:

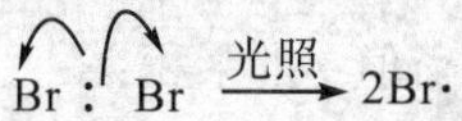

$$Br:Br \xrightarrow{光照} 2Br\cdot$$

二、共价键的异裂

共价键的异裂(heterolytic bond cleavage, heterolysis)是指共价键断裂后,成键的一对电子为某一个原子或原子团所占有,产生正离子和负离子。可表示为:

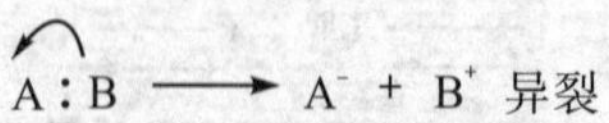

$$A:B \longrightarrow A^- + B^+ \quad 异裂$$
$$\qquad\qquad 负离子\ 正离子$$

上式中符号"⌢"表示电子对转移的方向。正离子、负离子也是有机反应中的活性中间体。经过异裂所进行的化学反应称离子型反应。例如:

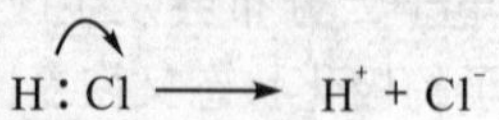

$$H:Cl \longrightarrow H^+ + Cl^-$$

离子型反应往往在酸、碱或极性条件下进行。

第五节 有机化合物结构的书写及有机化合物分类

一、有机化合物结构的表示方法

有机化合物的结构有以下几种表示方式：蛛网式、缩写式（condensed formula）和键线式（line-formula）。

	蛛网状	缩写式	键线式
正戊烷	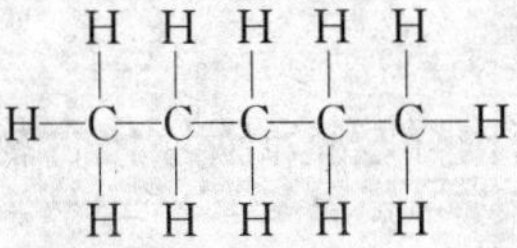	$CH_3CH_2CH_2CH_2CH_3$ （或 $CH_3-CH_2-CH_2-CH_2-CH_3$）	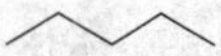
2-甲基丁烷	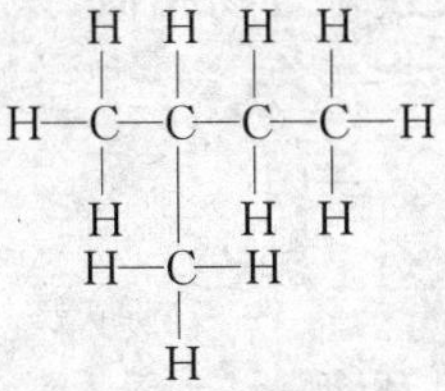	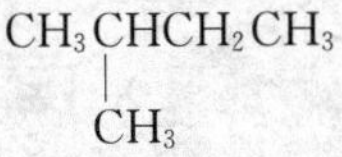 $CH_3CHCH_2CH_3$ 　　$\|$ 　　CH_3	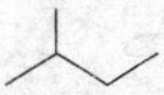
2-丁烯	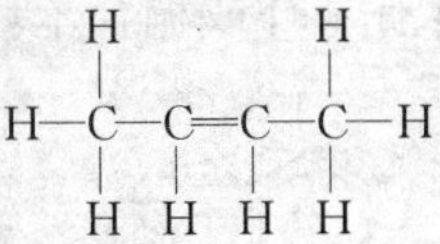	$CH_3CH=CHCH_3$	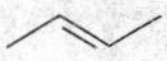
正乙醇	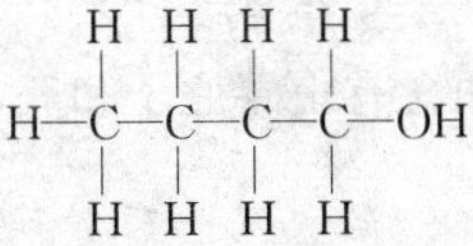	$CH_3CH_2CH_2CH_2OH$	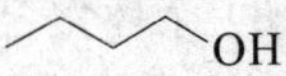
环乙烷	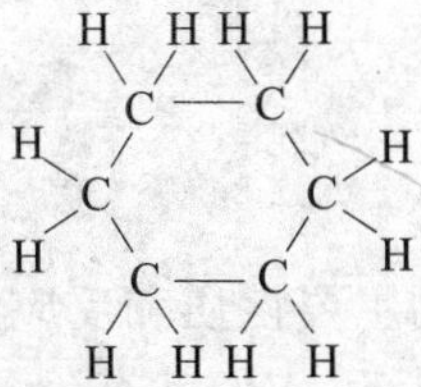	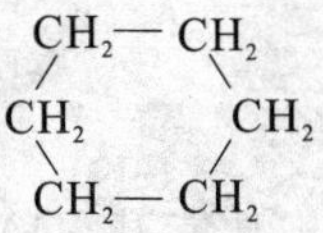 CH_2-CH_2 $CH_2\quad CH_2$ CH_2-CH_2	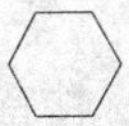
苯	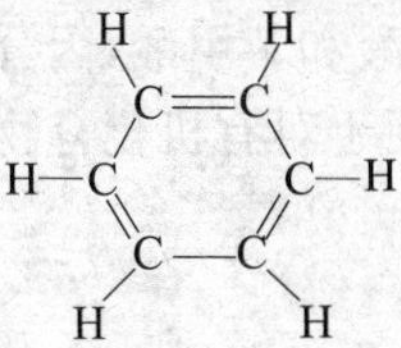	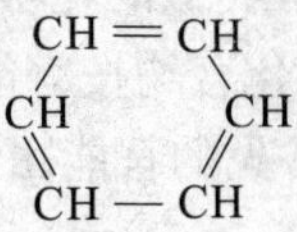 $CH=CH$ $CH\quad\quad CH$ $CH=CH$	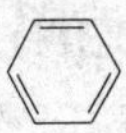
吡啶	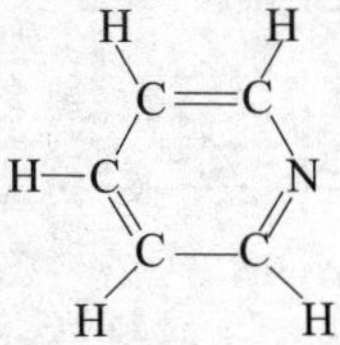	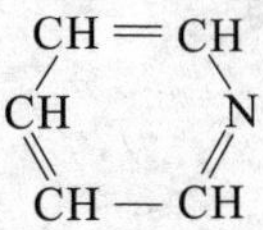 $CH=CH$ $CH\quad\quad N$ $CH=CH$	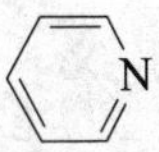

二、有机化合物的分类

有机化合物特点之一是数目繁多,人们为了对其进行系统地研究,将有机化合物进行科学分类是非常有必要的。

1. 按碳架分类

有机化合物是以碳为骨架的,可根据碳原子结合而成的基本骨架不同,分成三大类:

(1) 链状化合物。化合物分子中的碳原子连接成链状,因油脂分子中主要是这种链状结构,因此又称为脂肪族化合物(aliphatic compound)。例如:

$$CH_3CH_2CH_3 \qquad CH_3CH_2CH_2CH_2OH \qquad CH_3CH_2COOH$$
丙烷　　　　　　　正丁醇　　　　　　　丙酸

(2) 碳环化合物。化合物分子中的碳原子连接成环状结构,故称为碳环化合物。碳环化合物又可分成脂环族化合物和芳香族化合物。

① 脂环族化合物。这类化合物的性质与前面提到的脂肪族化合物相似,只是碳链连接成环状,例如:

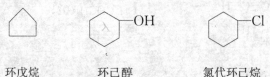

环戊烷　　　　　环己醇　　　　　氯代环己烷

② 芳香族化合物(aromatic compound)。化合物分子中含有苯环或稠合苯环,它们在性质上与脂环族化合物不同,具有一些特性。例如:

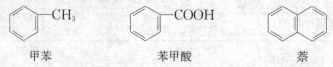

甲苯　　　　　苯甲酸　　　　　萘

(3) 杂环化合物(heterocyclic compound)。化合物分子中含有由碳原子和氧、硫、氮等杂原子组成的环,例如:

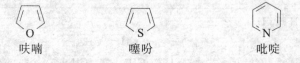

呋喃　　　　　噻吩　　　　　吡啶

2. 按官能团分类

官能团(functional group)又称功能基,是决定有机化合物主要性质和反应的原子或原子团。官能团是有机化合物分子中比较活泼的部位,一旦条件具备,它们就充分发生化学反应。含有相同官能团的有机化合物具有类似的化学性质。例如:丙酸和苯甲酸,因分子中都含羧基(—COOH),都具有酸性。将有机化合物按官能团进行分类,便于对有机化合物的共性进行研究。表8-5列出了有机化合物中常见的官能团。

表 8-5　常见官能团有关化合物类别

官能团 基团结构	名称	有机化合物类别	化合物举例
$\verb|>C=C<|$	双键	烯烃	$CH_2=CH_2$ 乙烯
$-C\equiv C-$	三键	炔烃	$H-C\equiv C-H$ 乙炔
$-OH$	羟基	醇,酚	CH_3-OH 甲醇, 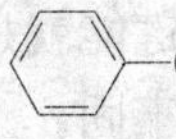 ⌬$-OH$ 苯酚
$\verb|>C=O|$	羰基	醛,酮	$CH_3-\overset{O}{\underset{\|}{C}}-H$ 乙醛, $CH_3-\overset{O}{\underset{\|}{C}}-CH_3$ 丙酮
$-\overset{O}{\underset{\|}{C}}-OH$	羧基	羧酸	$CH_3-\overset{O}{\underset{\|}{C}}-OH$ 乙酸
$-NH_2$	氨基	胺	CH_3-NH_2 甲胺
$-NO_2$	硝基	硝基化合物	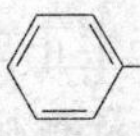 ⌬$-NO_2$ 硝基苯
$-X$	卤素	卤代烃	CH_3Cl 氯甲烷, CH_3CH_2Br 溴乙烷
$-SH$	巯基	硫醇,硫酚	CH_3CH_2-SH 乙硫醇, 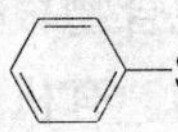 ⌬$-SH$ 苯硫酚
$-SO_3H$	磺酸基	磺酸	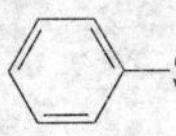 ⌬$-SO_3H$ 苯磺酸
$-C\equiv N$	氰基	腈	$CH_3C\equiv N$ 乙氰
$\verb|>C-O-C<|$	醚键	醚	$CH_3CH_2-O-CH_2CH_3$ 乙醚

本 章 小 结

1. 有机化学及有机化合物

有机化合物是含碳的化合物。有机化学就是研究有机化合物的结构、性质、反应、合成和相互间转变规律的一门科学。

2. 有机化合物的结构理论

(1) 在有机化合物中,碳的化合价为四价,通过共用电子的方式与碳原子或其他元素原子形成共价键。用电子对表示共价键的结构式称路易斯结构式,路易斯结构中一对电子用一短横线来表示则为凯库勒结构式。

(2) 杂化轨道理论认为原子在成键时,不但可以变成激发态,而且能量近似的原子轨道可以重新组合成新的原子轨道,称杂化轨道。杂化轨道的数目等于参与杂化的原子轨道的数目,并包含原子轨道的成分。杂化轨道的方向性更强,成键的能力增大。

有机化合物分子中的碳原子有三种杂化方式:sp^3, sp^2, sp。

3. 共价键属性

以共价键相结合的两个原子核间的距离称为键长。键长是考察化学键的稳定性的指标之一。

两个共价键之间的夹角称之为键角。键角的大小与成键的中心原子的杂化状态及中心原子上所连的基团有关。

将分子中某一共价键均裂成原子或自由基所需要的能量称为该共价键的离解能,对于双原子分子来说,键能就是离解能。键能是衡量共价键牢固度的一个重要参数。共价键的键能越大,说明键越牢固。

由两个相同的原子形成的共价键,称非极性共价键。由不相同的原子形成的共价键,称极性共价键。共价键的极性是键的内在性质,它是共价键的一种永久极性(或称永久偶极)。

在外界电场的影响下,共价键的电子云分布会发生改变,即分子的极化状态发生了改变,称为共价键的极化。

4. 共价键断裂方式及有机反应类型

共价键断裂有两种方式:均裂和异裂。均裂时共价键断裂后成键的一对电子平均分给两个原子或原子团,产生自由基,发生自由基反应;异裂时共价键断裂后,成键的一对电子为某一个原子或原子团所占有,产生正离子和负离子,发生离子型反应。

5. 有机结构的书写及有机化合物分类

有机化合物的结构有以下几种表示方式:蛛网式、缩写式和键线式。

有机化合物根据碳原子结合而成的基本骨架不同,分成三大类:链状化合物、碳环化合物、杂环化合物。有机化合物根据官能团不同可以分成烷烃、烯烃、炔烃、醇、酚、醚等多种类型。

习 题

1. 写出下列化合物的路易斯电子结构式。
   (1) CH_4　　(2) C_2H_4　　(3) C_2H_2　　(4) H_2O　　(5) NH_3

2. 指出下列各化合物分子中碳原子的杂化状态。
   (1) $CH_3CH=CH_2$　　(2) $CH_2=C=CH_2$　　(3) $HC≡C-CH_2-CH=CH_2$

3. 给出乙腈 $CH_3-C≡N$ 的 Lewis 电子结构式,N 原子上有多少成键电子和未成键电子? 两个碳原子各处于什么杂化状态?

4. 下列化合物分子中有无偶极矩? 若有,用(+→)标明极性的方向。
   (1)CH_3Cl　　(2)CCl_4　　(3)CH_3OCH_3　　(4)CH_3OH

5. 下列化合物中各含有哪种官能团?

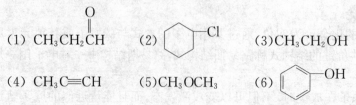

(吴运军)

第九章 烃及卤代烃

只由碳和氢两种元素组成的化合物称为烃。烃是最简单的有机化合物,其他各类有机化合物可视为烃的衍生物。

烃可根据其结构和性质不同,分为以下几类:

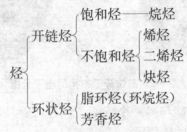

第一节 烷烃和环烷烃

一、烷烃

在烃类化合物中,若四价的碳原子之间相互以单键结合形成链状骨架,其余的价键均与氢原子连接即为烷烃。在烷烃分子中和碳原子结合的氢原子数目已达到了最高限度,不能再增加了,故又称为饱和烃。

1. 烷烃的结构

烷烃分子中所有的碳原子都是 sp^3 杂化,C—H 键由碳原子的一个 sp^3 杂化轨道和氢原子的 1s 轨道沿对称轴方向相互重叠形成,C—C 键由两个碳原子各以一个 sp^3 杂化轨道沿对称轴方向相互重叠而成,所以烷烃分子中的各原子均以 σ 单键相连。例如甲烷分子中的碳原子以 4 个 sp^3 杂化轨道分别和 4 个氢原子的 1s 轨道相互重叠形成 4 个完全相同的 C—H σ 键,故呈正四面体,键角均为 109°28′,如图 9-1。

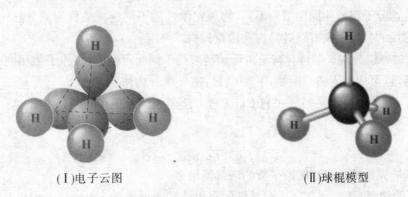

(Ⅰ)电子云图　　　　　　(Ⅱ)球棍模型

图 9-1　甲烷分子的结构

由于 σ 键的电子云沿键轴近似于圆柱形对称分布,成键的两个原子可以围绕着键轴自由旋转而不影响成键轨道的重叠程度。例如乙烷分子中除具有 6 个 C—H σ 键(sp^3-1s)外还有 1 个

C—C σ 键(sp^3-sp^3)，其电子云沿键轴呈近似圆柱形对称，如图 9-2。

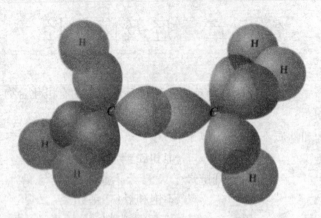

图 9-2　乙烷分子结构的电子云图

在烷烃分子中，碳原子不仅能与另一个碳原子相连，还可以与两个、三个或四个碳原子相连，因此可以出现四种不同类型的碳原子：

伯(一级)碳原子：直接与一个碳原子相连的碳原子，可用 1°表示。
仲(二级)碳原子：直接与两个碳原子相连的碳原子，可用 2°表示。
叔(三级)碳原子：直接与三个碳原子相连的碳原子，可用 3°表示。
季(四级)碳原子：直接与四个碳原子相连的碳原子，可用 4°表示。

例如：

$$\underset{\underset{1°}{CH_3}}{\overset{\overset{1°}{CH_3}}{\underset{}{\overset{}{CH_3}}}}\overset{1°\quad 4°\quad 2°\quad 3°\quad 1°}{CH_3-C-CH_2-CH-CH_3}$$

除季碳原子外，把分别和伯、仲、叔碳原子结合的氢原子，称为伯氢原子(1°氢原子)、仲氢原子(2°氢原子)和叔氢原子(3°氢原子)。不同类型的氢原子反应活性不一样。

2. 烷烃的异构现象

有机化合物分子组成相同而结构不同，物理化学性质不同的现象称为同分异构现象，简称异构现象。烷烃的异构现象有碳链异构和构象异构。

(1) 烷烃的碳链异构。碳链异构是由于碳链结构不同而产生的，碳原子数相同的烷烃其碳链可构成直链，也可构成支链。例如，丁烷 C_4H_{10} 有 2 个异构体：

$$C_4H_{10} \qquad CH_3CH_2CH_2CH_3 \qquad \underset{\underset{CH_3}{|}}{CH_3CHCH_3}$$

正丁烷　　　　　　　　异丁烷

烷烃的碳链异构体数目随碳原子数的增多而增多。

(2) 烷烃的构象异构。由于 C—C 单键的自由旋转而导致分子中的原子或基团在空间的不同排列方式，称为构象。每一种空间排列方式就是一种构象，同一分子的不同构象之间互称为构象异构体。

乙烷是最简单的含有 C—C 单键的烷烃。如使乙烷分子中的一个碳原子不动，另一个碳原子围绕C—Cσ键旋转,则随着旋转角度的不同,两个碳原子上的氢原子之间可以相互处于不同的位置,而产生无数种构象异构体,其中交叉式和重叠式是两种典型的构象。构象通常用锯架式和纽曼(Newman)投影式表示(如图9-3、图9-4)。

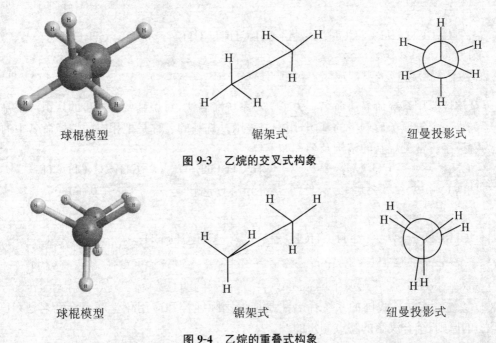

图9-3　乙烷的交叉式构象

图9-4　乙烷的重叠式构象

锯架式能直观地反映碳原子和氢原子在空间的排列,但较难画好。锯架式中的直线代表σ键,其交点代表碳原子。纽曼投影式是沿着C—C键轴观察分子,两个碳原子在投影式中处于重叠的位置,C—Cσ键不画出,离观察者近的碳原子及其键的表示方法同锯架式,离观察者远的碳原子用圆圈表示,圆圈上的短线代表离观察者远的碳原子上的价键。

交叉式构象中的两个碳原子上的氢原子处于交错的位置,三对氢原子间的距离最远,相互间的排斥力最小,因而内能最低,是最稳定的构象,故交叉式是乙烷的优势构象。重叠式构象中的两个碳原子上的氢原子处于重叠的位置,三对氢原子间的距离最近,因而内能最高,是最不稳定的构象。然而,乙烷分子重叠式构象的能量仅比交叉式构象高12.6 kJ/mol,分子间的这一能垒不难逾越,因为室温下分子间的碰撞就能产生83.8 kJ/mol的能量,足以使C—C键迅速旋转,因此乙烷分子存在无数种构象,且不能分离出乙烷分子的某一构象,但大多数的乙烷分子是以最稳定的交叉式构象存在。

分子的构象不仅影响化合物的物理和化学性质,还对一些生物大分子(如蛋白质、酶、核酸)的结构和性能产生影响,使之表现出特殊的功能和活性。许多药物分子的构象与药物生物活性密切相关,药物受体往往只与药物分子中的某一构象结合,这种构象称为药效构象。药物分子中的非药效构象很难与药物受体结合,通常表现为低效或无药效。

3. 烷烃的命名

有机化合物的数目多,结构复杂,又存在多种异构现象,势必要求有一个完善的命名方法把它们区别开来。烷烃常用的命名法有普通命名法和系统命名法,其命名原则是各类有机化合物命名的基础。

(1) 普通命名法。通常把烷烃称为"某烷","某"是指烷烃中碳原子的数目。由一到十用天干(甲、乙、丙、丁、戊、己、庚、辛、壬、癸)表示,十个以上用中文数字表示。例如:$CH_3CH_3CH_3$

(丙烷)，$C_{11}H_{24}$(十一烷)。

为了区分烷烃的碳链异构体,则在"某烷"前加词头表示。直链烷烃,称为正某烷;若链端第二位碳原子上连有一个甲基,称为异某烷;若链端第二位碳原子上连有两个甲基,称为新某烷。例如:

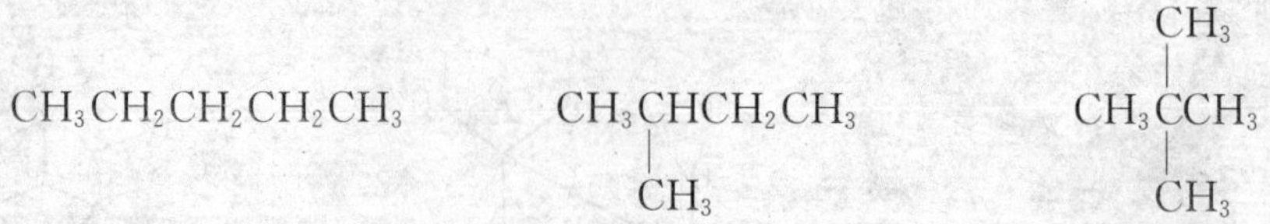

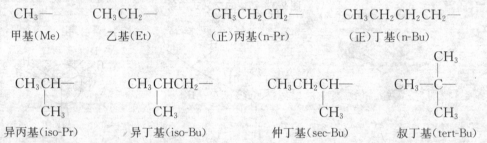

复杂烷烃要用系统命名法命名。为了学习系统命名法,对烷基要有初步的认识。烷基是烷烃分子失去一个氢原子后剩下的基团,用 R— 表示。烷基的名称是把相应的烷烃命名中的"烷"字改为"基"字。常见烷基的结构及名称如下:

$CH_3—$　　　$CH_3CH_2—$　　　$CH_3CH_2CH_2—$　　　$CH_3CH_2CH_2CH_2—$
甲基(Me)　　　乙基(Et)　　　(正)丙基(n-Pr)　　　(正)丁基(n-Bu)

$\underset{\underset{CH_3}{|}}{CH_3CH—}$　　　$\underset{\underset{CH_3}{|}}{CH_3CHCH_2—}$　　　$\underset{\underset{CH_3}{|}}{CH_3CH_2CH—}$　　　$\underset{\underset{CH_3}{|}}{\overset{\overset{CH_3}{|}}{CH_3-C-}}$

异丙基(iso-Pr)　　　异丁基(iso-Bu)　　　仲丁基(sec-Bu)　　　叔丁基(tert-Bu)

(2) 系统命名法。我国的系统命名法是依据国际纯粹和应用化学联合会命名法(IUPAC命名法)的原则,结合汉字的特点制定的。

直链烷烃的系统命名法和普通命名法基本相同,只是不写"正"字。

例如:$CH_3CH_2CH_2CH_2CH_2CH_3$ 普通命名法:正己烷,系统命名法:己烷。

对于支链烷烃,则按以下步骤命名:

① 选主链:选择含碳原子数最多的碳链为主链。若有等长碳链,应选择含取代基最多的碳链为主链。

② 编号:依次用阿拉伯数字 1、2、3…从主链的一端向另一端给主链碳原子编号并标出其位次。若主链上含有取代基,则从靠近取代基的一端开始编号,使取代基的位次尽可能小;当两个不同取代基位于相同位次时,使小的取代基具有较小的编号;当两个相同取代基位于相同位次时,使第三个取代基的位次尽可能小。例如:

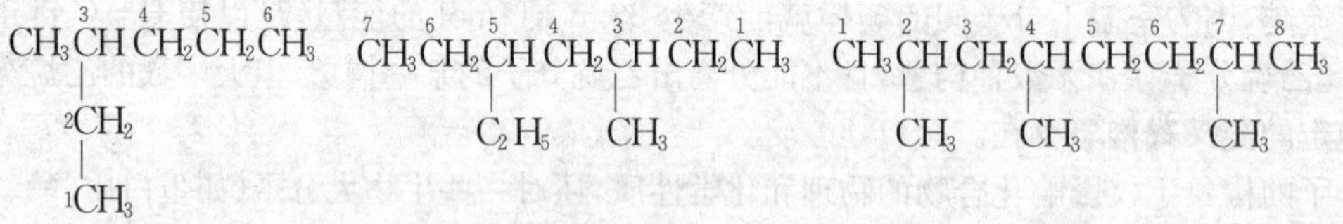

③ 命名:以主链为母体化合物,并按主链所含碳原子数命名为"某烷"。若主链上连有几个不同取代基时,把小取代基写在前面,大的写在后面;若主链上连有几个相同取代基时,则合并取代基,取代基的数目用中文数字表示,写在取代基名称的前面,再在前面用阿拉伯数字表示各个取代基的位次。阿拉伯数字之间用逗号隔开,阿拉伯数字与汉字之间用半字线连接。

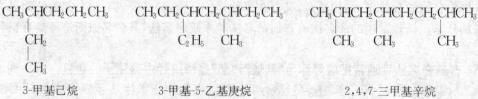

3-甲基己烷　　　　　3-甲基-5-乙基庚烷　　　　　2,4,7-三甲基辛烷

几个简单烷基大小的顺序：甲基＜乙基＜丙基＜异丙基

4. 烷烃的性质

(1) 烷烃的物理性质。

在常温常压下，正烷烃中 $C_1 \sim C_4$ 是气体，$C_5 \sim C_{17}$ 是液体，C_{18} 以上是固体。正烷烃的沸点随碳原子数的增多依次升高，但在同分异构体中，支链越多沸点越低。正烷烃的熔点也随碳原子数的增加而升高，但是偶数碳原子的烷烃比奇数碳原子的烷烃熔点升高的幅度大些。而且分子结构越对称，熔点越高。烷烃均难溶于水，而易溶于乙醇、乙醚等有机溶剂。烷烃的密度都小于 $1\ \mathrm{g\cdot cm^{-3}}$，也随着碳原子数的增加而增大，最后在 $0.8\ \mathrm{g\cdot cm^{-3}}$ 左右趋于恒定。

(2) 烷烃的化学性质。

① 稳定性：烷烃分子中各原子间都以 σ 键相结合，σ 键比较牢固，所以烷烃具有高度的化学稳定性。在常温下，烷烃一般不与强酸、强碱、强氧化剂、强还原剂发生反应，常用作溶剂和药物基质。但 σ 键在光、热和催化剂的影响下可发生键的均裂，产生自由基中间体，发生自由基反应。自由基卤代反应是烷烃的典型反应。

② 卤代反应：有机化合物分子中的一种原子或原子团被其他原子或原子团所代替的反应称为取代反应。烷烃和卤素在光照或加热的条件下，烷烃分子中的氢原子被卤素原子取代的反应称为卤代反应。如在紫外光照射或加热到 $250 \sim 400\ ℃$ 时，甲烷能和氯气剧烈地反应，生成一氯甲烷和氯化氢。

$$CH_3-H+Cl_2 \xrightarrow[\text{or}\Delta]{h\nu} CH_3Cl+HCl$$
一氯甲烷

甲烷的氯代反应较难停留在一元取代的阶段，一氯甲烷可继续氯代生成二氯甲烷、三氯甲烷(氯仿)、四氯甲烷(四氯化碳)。但可通过改变甲烷和氯气的用量和控制反应条件，使其中的一种氯代烷成为主要产物。

$$CH_4 \xrightarrow{Cl_2} CH_3Cl \xrightarrow{Cl_2} CH_2Cl_2 \xrightarrow{Cl_2} CHCl_3 \xrightarrow{Cl_3} CCl_4$$
一氯甲烷　二氯甲烷　　氯仿　　四氯化碳

甲烷的溴代反应及其他烷烃的卤代反应都类似于甲烷的氯代反应。烷烃的卤代反应活性：$F_2 > Cl_2 > Br_2 > I_2$。氟的活性很高，烷烃的氟代反应十分剧烈，难以控制，甚至发生爆炸。碘很不活泼，碘代反应难以进行。因此，卤代反应一般指氯代和溴代反应。

烷烃的卤代反应是自由基反应历程，一旦有自由基生成，反应就能连续地进行下去，整个反应就像一个锁链，一经引发，就一环扣一环进行下去，因此称自由基链锁反应。这种反应是经过链引发、链增长、链终止三个阶段完成的。下面以甲烷氯代形成一氯甲烷为例说明：

链引发　氯分子吸收光或热的能量，共价键均裂生成高能量的氯自由基，引发反应。

$$Cl-Cl \xrightarrow[\text{或}\Delta]{h\nu} 2Cl\cdot \tag{9.1}$$

链增长　氯自由基非常活泼，与甲烷分子碰撞，夺得一个氢原子生成氯化氢分子和一个新的甲基自由基。紧接着活泼的甲基自由基与氯气分子碰撞，夺得一个氯原子形成一氯甲烷和一个新的氯自由基。新生的氯自由基重复(9.2)和(9.3)步的反应，不断生成一氯甲烷。

$$Cl\cdot + H-CH_3 \longrightarrow CH_3\cdot + HCl \tag{9.2}$$

$$CH_3\cdot + Cl-Cl \longrightarrow CH_3Cl + Cl\cdot \tag{9.3}$$

链终止　自由基相互碰撞结合生成分子，使反应终止。

$$CH_3\cdot + Cl\cdot \longrightarrow CH_3Cl$$

$$Cl\cdot + Cl\cdot \longrightarrow Cl_2$$
$$CH_3\cdot + CH_3\cdot \longrightarrow CH_3CH_3$$

加入少量能抑制自由基生成或降低自由基活性的抑制剂，可使反应终止。

含不同类型氢的烷烃氯代时，反应在分子中不同碳原子上进行，取代不同的氢，得到各种氯代烃。例如：

$$CH_3CH_2CH_3 + Cl_2 \xrightarrow[25\ ℃]{h\nu} CH_3CH_2CH_2Cl + CH_3\underset{Cl}{\underset{|}{C}H}CH_3$$

           1-氯丙烷   2-氯丙烷
            45%   55%

$$\underset{}{CH_3\underset{CH_3}{\underset{|}{C}H}CH_3} + Cl_2 \xrightarrow[25\ ℃]{h\nu} CH_3\underset{CH_3}{\underset{|}{C}H}CH_2Cl + CH_3\underset{Cl}{\underset{|}{\underset{|}{C}}}\underset{}{\overset{CH_3}{\overset{|}{C}}}H_3$$

          2-甲基-1-氯丙烷 2-甲基-2-氯丙烷
            64%   36%

这些烷烃进行溴代反应生成相应的一溴代烷，但与氯代的比例不同。

$$CH_3CH_2CH_3 + Br_2 \xrightarrow[127\ ℃]{h\nu} CH_3CH_2CH_2Br + CH_3\underset{Br}{\underset{|}{C}H}CH_3$$

           1-溴丙烷   2-溴丙烷
            3%   97%

$$CH_3\underset{CH_3}{\underset{|}{C}H}CH_3 + Br_2 \xrightarrow[127\ ℃]{h\nu} CH_3\underset{CH_3}{\underset{|}{C}H}CH_2Br + CH_3\underset{Br}{\underset{|}{\underset{|}{C}}}\overset{CH_3}{\overset{|}{C}}H_3$$

         2-甲基-1-溴丙烷 2-甲基-2-溴丙烷
           痕迹量   >99%

可以看出，溴代反应中三类氢的活性差别大，溴对三种氢有较大的选择性，总是以一种产物占优势。但烷烃分子中的三类氢无论在氯代反应还是溴代反应中活性次序均是：叔氢>仲氢>伯氢。烷烃分子中各类氢的活性与链增长阶段生成的各级烷基自由基的稳定性有关。一般来讲，自由基越稳定，越容易生成，其反应速率越大。但自由基都是非常不稳定的，在反应中只能瞬间存在，因此稳定性是相对的。

烷基自由基的相对稳定性次序为：

      $3°>2°>1°>CH_3\cdot$，即三级>二级>一级>$CH_3\cdot$

甲基自由基是最简单的有机自由基，光谱分析已证实其碳原子为 sp^2 杂化，3 个 sp^2 杂化轨道与 3 个氢原子的 1s 轨道重叠形成三个 C—H σ 键处于同一个平面，未成对的单电子处于未参与杂化的 p 轨道中，且垂直该平面。烷基自由基都具有类似甲基自由基的结构。

二、环烷烃

在烃类化合物中，若四价的碳原子之间相互以单键结合形成环状骨架，其余的价键均与氢原子连接即为环烷烃。

1. 环烷烃的分类命名

根据环烷烃中碳环的数目将其分为单环烷烃和多环烷烃。单环烷烃一般分为小环（含 3～4 个碳原子的环）、常见环（含 5～6 个碳原子的环）、中环（含 7～12 个碳原子的环）和大环（含 13 个碳原子以上的环）。它们的命名法与烷烃相似，只在烷字前面加上一"环"字，称为环某烷。例如：

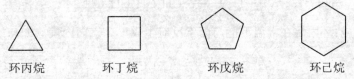

环丙烷　　　环丁烷　　　环戊烷　　　环己烷

从含最小取代基的碳开始给成环碳原子编号，使环上取代基的位次尽可能最小。例如：

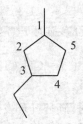

1-甲基-3-乙基环戊烷

当环上有复杂取代基时，可将环作为取代基命名。例如：

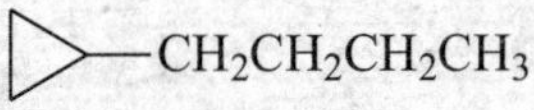

△—CH₂CH₂CH₂CH₃

1-环丙基丁烷

环烷烃碳环的 C—C 单键，因环的存在限制了它的自由旋转，所以当成环的两个碳原子上连接不同的基团时，就存在顺反异构现象，顺反异构是立体异构中的一种。两个相同基团位于环平面同侧的，称为顺式异构体；位于环平面异侧的，称为反式异构体。例如 1,3-二甲基环戊烷，具有顺式和反式两种异构体。

顺-1,3-二甲基环戊烷　　　反-1,3-二甲基环戊烷

2. 环烷烃的性质

（1）环烷烃的物理性质。在环烷烃中，小环为气体，常见环为液体，中环及大环为固体。环烷烃都不溶于水，溶于苯、氯仿、四氯化碳等低极性的有机溶剂。与同碳数的直链烷烃相比，环烷烃的熔点、沸点和密度都较高。

（2）环烷烃的化学性质。五元环及以上的较大环的环烷烃与烷烃的化学性质很相似，如在常温下一般不与酸、碱、氧化剂、还原剂发生反应，而在光照或较高温度下可与卤素发生自由基取代反应。例如：

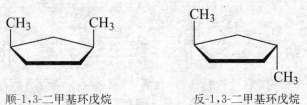

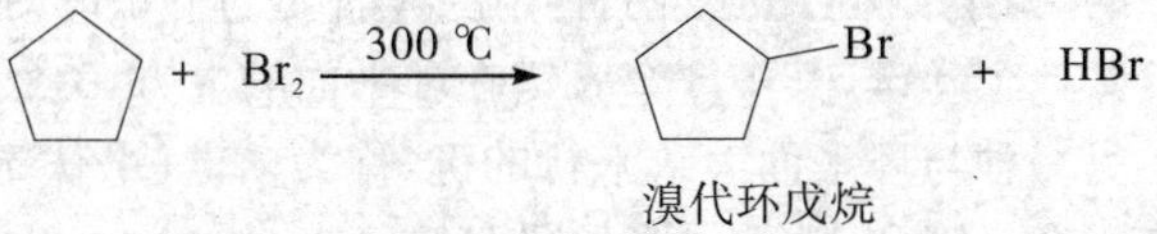

溴代环戊烷

三元环、四元环的环烷烃容易发生开环反应,生成相应的链状化合物。

① 加氢:环丙烷和环丁烷都可以用镍作催化剂,常压下加氢变成丙烷和丁烷。

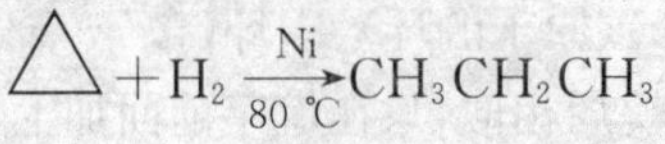

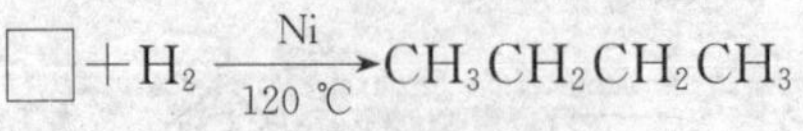

$$\triangle + H_2 \xrightarrow[80\ ℃]{Ni} CH_3CH_2CH_3$$

$$\square + H_2 \xrightarrow[120\ ℃]{Ni} CH_3CH_2CH_2CH_3$$

② 与卤素反应:环丙烷在常温下能与卤素反应生成1,3-二卤丙烷。如与溴的反应:

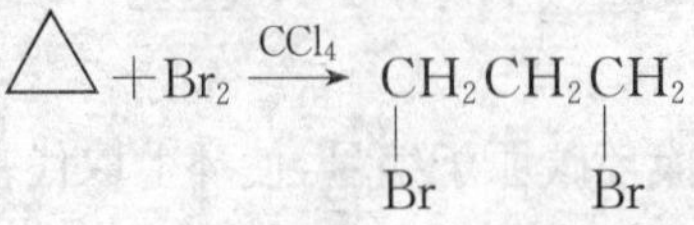

$$\triangle + Br_2 \xrightarrow{CCl_4} \underset{Br}{CH_2} CH_2 \underset{Br}{CH_2}$$

1,3-二溴丙烷

③ 与卤化氢反应:环丙烷与卤化氢反应,碳环开环生成1-卤丙烷。如与溴化氢的反应:

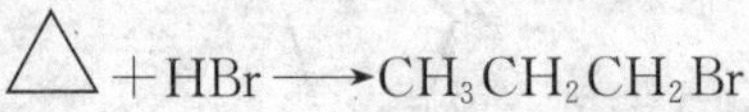

$$\triangle + HBr \longrightarrow CH_3CH_2CH_2Br$$

溴丙烷

当烷基取代的环丙烷与卤化氢反应时,碳环开环发生在含氢最多的和含氢最少的碳原子之间。卤化氢中的氢与含氢较多的碳原子结合,卤素与含氢较少的碳原子相连。例如:

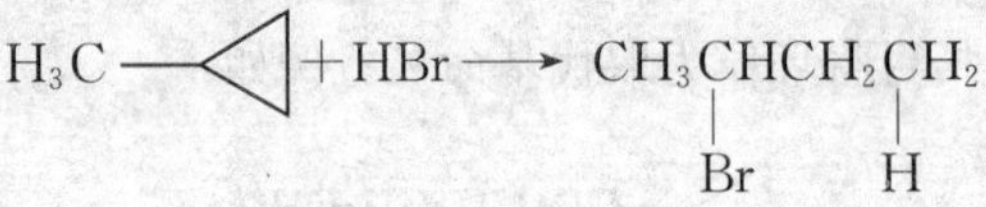

$$H_3C-\triangleleft + HBr \longrightarrow CH_3\underset{Br}{CH}CH_2\underset{H}{CH_2}$$

2-溴丁烷

环丁烷的反应活性比环丙烷略低,常温下环丁烷与卤素或卤化氢不发生开环反应,在加热条件才能发生反应。

3. 环己烷的构象

环己烷有两种典型构象:椅式构象和船式构象(如图9-5)。这两种构象在常温下通过 C—C σ 键的旋转而相互转变,所以不易将它们分离开来。

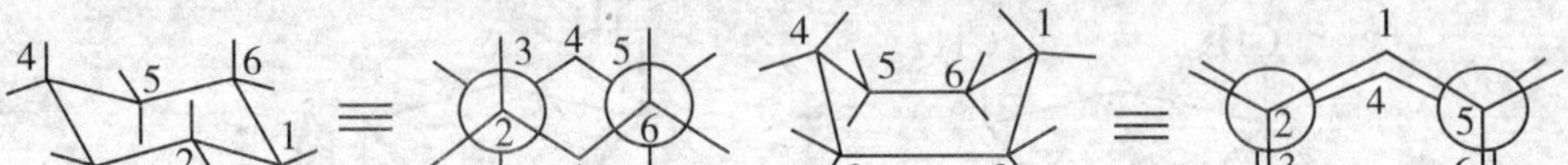

（Ⅰ） 椅式　　（Ⅱ）　　　（Ⅲ） 船式　　（Ⅳ）

图 9-5　环己烷的椅式和船式构象

图9-5中,(Ⅰ)和(Ⅲ)分别为环己烷的椅式和船式构象的锯架式,(Ⅱ)和(Ⅳ)分别为环己烷的椅式和船式构象的纽曼投影式。在船式构象中,船底 C_2 与 C_3、C_5 与 C_6 两对碳上的氢原子间均为重叠式,且船头 C_1 和船尾 C_4 所结合的氢原子彼此相距很近,相互间斥力较大,内能较高。在椅式构象中,相邻碳上的所有氢原子间均为交叉式,碳原子上的氢原子相距较远,不产生斥力,内能较低,故椅式构象比船式构象稳定,且椅式构象是环己烷最稳定的构象,船式构象是其最不稳定的构象。所以在一般条件下,环己烷分子主要以椅式构象存在。

椅式环己烷分子中的 12 个 C—H 键有两种类型:一种是与分子的对称轴平行的键,称为竖键(直立键),简称 a 键,共 6 个 a 键,其中 3 个 a 键在环平面的上方,3 个 a 键在环平面的下方,相邻的 a 键一上一下。另一种与环平面大致平行的键,称为横键(平伏键),简称 e 键,共 6 个 e 键。每个碳原子上都有 1 个 a 键和 1 个 e 键(如图 9-6)。

在椅式环己烷分子中,由于 C—C 键可以转动,使一种椅式构象转变为另一种椅式构象。转变后原来的 a 键变为 e 键,原来的 e 键变为 a 键,但键在环上方或环下方的空间取向不变(如图 9-7)。

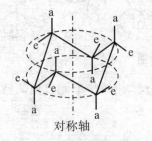
图 9-6 椅式环己烷的 a 键与 e 键

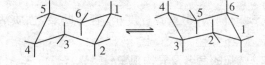
图 9-7 椅式环己烷的 a 键与 e 键的互变

当环己烷分子中的一个氢原子被其他原子取代时,取代基处于 e 键的构象较为稳定,是一取代环己烷的优势构象。这是由于 e 键取代基与环同一边相邻的两个 a 键氢原子的距离较远,斥力较小,能量较低,因而稳定。若取代基处于 a 键时,则与环同一边相邻的两个 a 键氢原子的距离较近,斥力较大,能量较高,故不稳定。

综上所述,可总结出如下规律:
① 环己烷的优势构象是椅式构象;
② 环己烷多元取代物的优势构象是 e 键取代基最多的构象;
③ 环上有不同取代基时,大取代基在 e 键是优势构象。

第二节 烯烃、二烯烃和炔烃

烯烃和炔烃均属于不饱和烃类化合物,其分子中分别含有碳碳双键和碳碳三键不饱和键,由于这两类不饱和键的存在,使烯烃和炔烃的化学性质比烷烃要活泼得多,而且这两类化合物的性质也有很多相似之处。它们的化学反应多数发生在不饱和键上,因此,碳碳双键和碳碳三键分别为这两类化合物的官能团。这两类不饱和化合物在化学工业和生命科学中都有十分重要的地位。

一、烯烃

含碳碳双键的碳氢化合物称为烯烃,碳碳双键也称烯键,它比碳碳单键活泼得多,它既是有机化合物分子骨架的一部分,又是烯烃的官能团。

1. 烯烃的结构

乙烯是最简单的烯烃,经电子衍射等研究表明,它的碳原子和氢原子都在同一平面上,分子中的碳碳双键的键能为 610 kJ·mol^{-1},键长为 134 pm,而乙烷分子中碳碳单键的键能为 345 kJ·mol^{-1},键长为 154 pm。比较可知,双键并不是单键的加合,π 键的键能比 σ 键小。乙烯分子中的碳原子,在形成乙烯分子时,采用 sp^2 杂化,即以 1 个 2s 轨道与 2 个 2p 轨道进行杂化,组成 3 个能量完全相等、性质相同的 sp^2 杂化轨道。在形成乙烯分子时,每个碳原子各以 2 个 sp^2 杂化轨道形成 2 个碳氢 σ 键,再以 1 个 sp^2 杂化轨道形成碳碳 σ 键。5 个 σ 键都在同一个平面上,2 个碳原子未参加杂化的 2p 轨道,垂直于 5 个 σ 键所在的平面而互相平行。这两个平行的 p 轨道,侧面重叠,形成一个 π 键。乙烯分子中的所有原子都在同一个平面上,乙烯分子为平面分子。

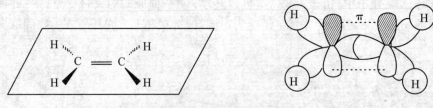

图 9-8　乙烯分子结构示意图

π 键的特点：① 重叠程度小，容易断裂，性质活泼；② 受到限制，不能自由旋转，否则 π 键断裂。

2. 烯烃的命名及异构现象

(1) 烯烃的命名。简单烯烃常用普通命名法命名，例如：

$$CH_2=CH_2 \qquad CH_3CH=CH_2 \qquad CH_3-\underset{\underset{CH_3}{|}}{C}=CH_2$$

乙烯　　　　　　　丙烯　　　　　　　异丁烯

烯烃的系统命名与烷烃相似，但由于烯烃分子中含有碳碳双键，比烷烃的命名要复杂一些，其要点如下：

① 选择含有双键的最长碳链为主链，命名为某烯；

② 从靠近双键的一端开始，给主链上的碳原子编号，将双键碳原子的最小编号写在烯烃名称的前面，并用短线隔开。若双键正好在中间，则主链编号从靠近取代基一端开始；

③ 取代基的命名和位次写在母体名称前面，表示方式与烷烃相同，如：

$$CH_3CH_2CH=CH_2 \qquad CH_3CH=CHCH_3 \qquad CH_3CH_2\underset{\underset{CH_2CH_2CH_3}{|}}{C}=CH_2$$

1-丁烯　　　　　　2-丁烯　　　　　　2-丙基-1-丁烯

(2) 烯烃的异构现象。烯烃的异构现象较烷烃复杂，其构造异构除了碳链异构外，还有位置异构，此外，烯烃还有顺反异构。

碳链异构体　　$CH_2=CHCH_2CH_3$　　　$H_2C=\underset{\underset{CH_3}{|}}{C}-CH_3$

位置异构体　　$CH_2=CHCH_2CH_3$　　　$CH_3CH=CHCH_3$

顺反异构属于立体异构中构型异构的一种，产生顺反异构的原因是烯烃分子中存在着限制碳原子自由旋转的双键，当双键碳原子上分别连接不同的原子或基团时，这些原子或基团在双键碳原子上就有不同的空间排列方式，存在顺反异构现象。

顺反异构产生条件如下：

① 结构中存在限制旋转的因素（π 键或环）；

② 每个双键碳原子上分别连有不同的基团。

当双键碳上其中有一个碳原子上连有两个相同的原子或原子团时，则不存在顺反异构。

顺 / 反标记法：两个相同基团处于双键同侧叫做顺式，反之则为反式。

顺式　　　　　　　　　　　　　　　反式

Z/E标记法：用Z、E标记法时，首先按照次序规则分别确定双键两端碳原子上所连接的原子或基团的次序大小。如果双键的两个碳原子连接的次序大的原子或基团在双键的同一侧，则为Z构型，如果双键的两个碳原子上连接的次序大的原子或基团在双键的异侧，则为E构型。

次序规则的要点：

① 先比较直接与双键相连的原子，原子序数大的为优先基团。按此规则，一些常见基团的优先次序应为：—I＞—Br＞—Cl＞—SH＞—OH＞—NH$_2$＞—CH$_3$＞—H

② 如果与双键碳原子直接相连的原子相同，则比较与该原子相连的次接原子的原子序数，直到比出大小为止。不是计算原子序数之和，而是以原子序数大的原子所在的基团优先。如—CH$_3$和—CH$_2$CH$_3$，第一个原子都是碳，比较碳原子上所连的原子。在—CH$_3$中，和碳原子相连的3个原子是H、H、H；但是—CH$_2$CH$_3$中，和第一个碳原子相连的是C、H、H，其中有一个碳原子，碳的原子序数大于氢，所以—CH$_2$CH$_3$＞—CH$_3$。

③ 如果与双键碳原子直接相连的原子相同，而该原子又以重键与别的原子相连时，则按重键级别分别以2个或3个相同原子计算，即将双键和三键原子看做是以单键和2个或3个原子相连接。如：

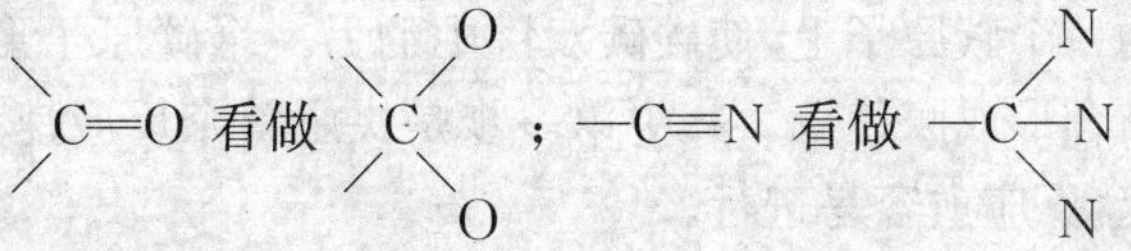

$$\diagdown C=O \text{ 看做 } \diagdown C \diagup_{O}^{O} \quad ; \quad —C\equiv N \text{ 看做 } —C\diagup_{N}^{N}$$

Z-E构型命名法适用于所有具有顺反异构体的烯烃的命名。

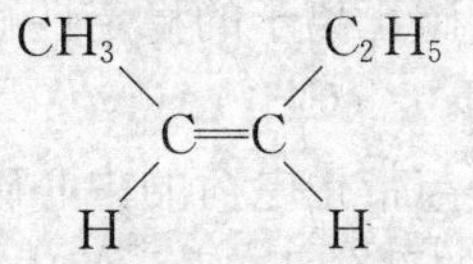

$$\underset{H\diagup \quad \diagdown H}{\overset{CH_3\diagdown \quad \diagup C_2H_5}{C=C}} \qquad \underset{CH_3CH_2\diagup \quad \diagdown CH_2CH_3}{\overset{CH_3\diagdown \quad \diagup CH(CH_3)_2}{C=C}}$$

(Z)-2-戊烯 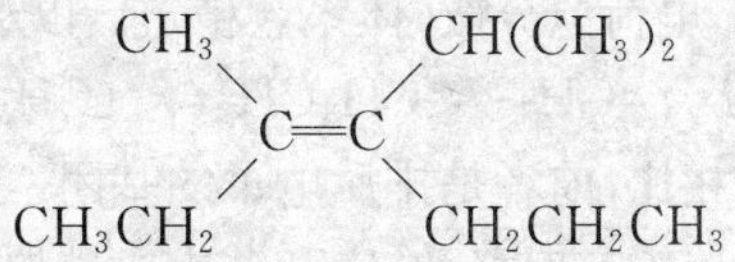　　　　　　　(E)-3-甲基-4-异丙基-3-庚烯

3. 烯烃的性质

烯烃的物理性质和相应的烷烃相似。在常温常压下，2~4个碳原子的烯烃为气体，5~18个碳原子的烯烃为液体，19个以上的高级烯烃为固体。它们的熔点、沸点和相对密度都随分子量的增加而升高。

烯烃的官能团是碳碳双键，它是由1个σ键和1个π键构成，由于π键比σ键弱得多，容易断裂，而且电子云密度较高，易受缺电子试剂进攻。所以，烯烃的化学性质比烷烃活泼得多，易发生加成、氧化、聚合等反应。

(1) 加成反应。烯烃的加成反应是烯烃分子中的π键断裂，加成试剂中的2个原子或基团分别加到双键的碳原子上，形成2个新的σ键，双键碳在加成反应的过程中由sp^{2}杂化转变为sp^{3}杂化，加成反应是烯烃的典型性质。

① 催化加氢。在催化剂作用下，烯烃与氢发生加成反应生成饱和烃，称催化加氢或催化氢化，常用的催化剂为分散程度很高的铂(Pt)、钯(Pd)、镍(Ni)等金属细粉。

$$CH_2=CH_2+H_2 \xrightarrow{Pt} CH_3—CH_3$$

② 加卤素。烯烃容易与氯或溴发生加成反应，生成邻二卤代烷。例如，在常温下将乙烯通入溴的四氯化碳溶液中，溴的颜色很快褪去，常用这个反应来检验烯烃。

$$CH_2=CH_2+Br_2 \xrightarrow{CCl_4} CH_2Br—CH_2Br$$

卤素的反应活性为：$F_2>Cl_2>Br_2>I_2$。F_2 与烯烃反应太剧烈，同时发生聚合等副反应；I_2 与烯烃反应，活性太低，难于进行。所以烯烃与卤素加成，一般是指加氯或加溴反应。

③ 加卤化氢。烯烃与卤化氢发生反应，生成卤代烷。

$$CH_2=CH_2+HCl \longrightarrow CH_3CH_2Cl$$

同一烯烃与不同的卤化氢加成时，加碘化氢最容易，加溴化氢次之，加氯化氢更难。

乙烯是对称烯烃，加氯化氢时，氯原子加到双键两端任一碳原子上，都生成相同的产物，但对于结构不对称的烯烃如丙烯，与 HBr 加成时就有两种情况，加成产物可以有两种，如：

$$CH_3CH=CH_2+HBr \longrightarrow CH_3\underset{\underset{Br}{|}}{C}HCH_3 + CH_3CH_2CH_2Br$$

根据大量实验事实，1869 年俄国化学家马尔可夫尼可夫(Markovnikov)总结出一条经验规则：当不对称烯烃和不对称试剂发生加成反应时，不对称试剂中带正电荷的部分，总是加到含氢较多的双键碳原子上，而带负电荷部分则加到含氢较少或不含氢的双键碳原子上，这一规则简称马氏规则。由于加成试剂大多为含氢试剂，所以马氏规则还可简述为：氢加到含氢较多的碳原子上。按此规则丙烯与 HBr 加成的主要产物应该是 2-溴丙烷。

马氏规则可用烯烃的亲电加成反应机理来解释。由于卤化氢是极性分子，带正电荷的氢离子先加到碳碳双键中的一个碳原子上，使碳碳双键中的另一个碳原子形成碳正离子，然后碳正离子再与卤素负离子结合形成卤代烷。其中第一步是决定整个反应速率的一步，在这一步中，生成的碳正离子愈稳定，反应愈容易进行。

一个带电体系的稳定性，取决于所带电荷的分布情况，电荷愈分散，体系愈稳定。碳正离子的稳定性也是如此，电荷愈分散，体系愈稳定。以下几种碳正离子的稳定性顺序为：

$$CH_3^+ < CH_3CH_2^+ < (CH_3)_2CH^+ < (CH_3)_3C^+$$

甲基与氢原子相比，前者是排斥电子的基团，当甲基与带正电荷的中心碳原子相连接时，共用电子对向中心碳原子方向移动，中和了中心碳原子上的部分正电荷，使中心碳原子的正电荷分散，碳正离子稳定性增加。与中心碳原子相连的甲基愈多，碳正离子的电荷愈分散，其稳定性愈高。因此，上述 4 个碳正离子的稳定性，从左至右，逐步增加。

$$CH_3CH=CH_2+H-Br \begin{cases} CH_3\overset{+}{C}HCH_3 \xrightarrow{Br^-} CH_3-\underset{\underset{Br}{|}}{C}H-CH_3 \quad (主) \\ \text{较稳定易形成} \\ CH_3CH_2\overset{+}{C}H_2 \xrightarrow{Br^-} CH_3CH_2CH_2Br \\ \text{较不稳定，不易形成} \end{cases}$$

④ 加硫酸(加水)。烯烃能与浓硫酸反应，生成硫酸氢烷酯。硫酸氢烷酯易溶于硫酸，用水稀释后水解生成醇。工业上用这种方法合成醇，称为烯烃间接水合法。

$$CH_3CH=CH_2+H_2SO_4 \longrightarrow CH_3\underset{\underset{SO_3H}{|}}{C}HCH_3 \xrightarrow[\Delta]{H_2O} CH_3-\underset{\underset{OH}{|}}{C}H-CH_3+H_2SO_4$$

(2) 氧化反应。烯烃很容易发生氧化反应，随氧化剂和反应条件的不同，氧化产物也不同。氧化反应发生时，首先是碳碳双键中的 π 键打开；当反应条件强烈时，σ 键也可断裂。

高锰酸钾氧化：用碱性冷高锰酸钾稀溶液作氧化剂，反应结果使双键碳原子上各引入一个羟基，生成邻二醇。

$$CH_2=CH_2+KMnO_4+H_2O \xrightarrow{\text{室温}} H_2\underset{\underset{OH}{|}}{C}-\underset{\underset{OH}{|}}{C}H_2+MnO_2$$

若用酸性高锰酸钾溶液氧化烯烃,则反应迅速发生,此时,不仅 π 键打开,σ 键也可断裂。双键断裂时,由于双键碳原子连接的烃基不同,氧化产物也不同,生成二氧化碳、小分子羧酸或酮。

$$CH_2=CH_2 + KMnO_4 + H_2SO_4 \longrightarrow CO_2$$

$$CH_3CH=CH_2 + KMnO_4 + H_2SO_4 \longrightarrow CH_3COOH + CO_2$$

$$CH_3CH=CHCH_3 + KMnO_4 + H_2SO_4 \longrightarrow 2CH_3COOH$$

$$\underset{\underset{CH_3}{|}}{CH_3C}=CHCH_3 + KMnO_4 + H_2SO_4 \longrightarrow CH_3COOH + CH_3-\overset{O}{\overset{\|}{C}}-CH_3$$

二、二烯烃

分子中含有两个或两个以上碳碳双键的不饱和烃称为多烯烃。二烯烃的通式为 C_nH_{2n-2}。

1. 二烯烃的分类和命名

根据二烯烃中两个双键的相对位置的不同,可将二烯烃分为三类:

(1) 累积二烯烃。两个双键与同一个碳原子相连接,即分子中含有 C=C=C 结构的二烯烃称为累积二烯烃。例如:丙二烯 $CH_2=C=CH_2$。

(2) 隔离二烯烃。两个双键被两个或两个以上的单键隔开,即分子骨架为 C=C—(C)$_n$—C=C 的二烯烃称为隔离二烯烃。例如:1,4-戊二烯 $CH_2=CH-CH_2-CH=CH_2$。

(3) 共轭二烯烃。两个双键被一个单键隔开,即分子骨架为 C=C—C=C 的二烯烃为共轭二烯烃。例如:1,3-丁二烯 $CH_2=CH-CH=CH_2$。本节重点讨论的是共轭二烯烃。

二烯烃的命名与烯烃相似,选择含有两个双键的最长的碳链为主链,从距离双键最近的一端给主链上的碳原子编号,词尾为"某二烯",两个双键的位置用阿拉伯数字标明在前,数字用逗号隔开,与词尾用短线隔开。若有取代基时,则将取代基的位次和名称加在前面。例如:

$$\underset{\underset{CH_3}{|}}{CH_2=CCH}=CH_2 \qquad \text{2-甲基-1,3-丁二烯}$$

2. 共轭二烯烃的结构

1,3-丁二烯分子中,4 个碳原子都是以 sp^2 杂化,它们彼此各以 1 个 sp^2 杂化轨道结合形成碳碳 σ 键,其余的 sp^2 杂化轨道分别与氢原子的 s 轨道重叠形成 6 个碳氢 σ 键。分子中所有 σ 键和全部碳原子、氢原子都在一个平面上。此外,每个碳原子还有 1 个未参加杂化的与分子平面垂直的 p 轨道,在形成碳碳 σ 键的同时,对称轴相互平行的 4 个 p 轨道可以侧面重叠形成 2 个 π 键,即 C_1 与 C_2、C_3 与 C_4 之间各形成一个 π 键。而此时 C_2 与 C_3 两个碳原子的 p 轨道平行,也可侧面重叠,把两个 π 键连接起来,形成一个包含 4 个碳原子的大 π 键。像这种 π 电子不是局限于 2 个碳原子之间,而是分布于 4 个(2 个以上)碳原子的分子轨道,称为离域轨道,这样形成的键叫离域键,也称大 π 键。具有离域键的体系称为共轭体系。在共轭体系中,由于原子间的相互影响,使整个分子电子云的分布趋于平均化的倾向称为共轭效应。由 π 电子离域而体现的共轭效应称为 π-π 共轭效应。

共轭效应与诱导效应是不相同的。诱导效应是由键的极性所引起的,可沿 σ 键传递下去,这种作用是短程的,而共轭效应是由于 p 电子在整个分子轨道中的离域作用所引起的,其作用可沿共轭体系传递。

共轭效应不仅表现在使 1,3-丁二烯分子中的碳碳双键键长增加,碳碳单键键长缩短,单双键趋向于平均化;由于电子离域的结果,使化合物的能量降低,稳定性增加,在参加化学反应时,也体现出与一般烯烃不同的性质。

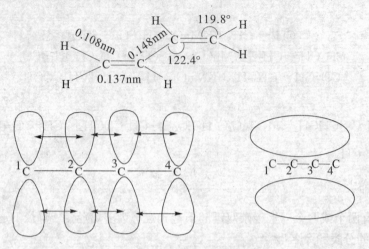

图 9-9　1,3-丁二烯分子结构示意图

3. 1,3-丁二烯的性质

(1) 稳定性。物质的稳定性取决于分子内能的高低,分子的内能愈低,愈稳定。分子内能的高低,通常可通过测定其氢化热来进行比较。例如:

$$CH_2=CHCH_2CH=CH_2+2H_2 \longrightarrow CH_3CH_2CH_2CH_2CH_3 \quad \Delta H=-255 \text{ kJ}\cdot\text{mol}^{-1}$$

$$CH_2=CHCH=CHCH_3+2H_2 \longrightarrow CH_3CH_2CH_2CH_2CH_3 \quad \Delta H=-227 \text{ kJ}\cdot\text{mol}^{-1}$$

从以上两反应式可以看出,虽然 1,4-戊二烯与 1,3-戊二烯氢化后都得到相同的产物,但其氢化热不同,1,3-戊二烯的氢化热比 1,4-戊二烯的氢化热低,即 1,3-戊二烯的内能比 1,4-戊二烯的内能低,1,3-戊二烯较为稳定。

(2) 1,2-加成和 1,4-加成。与烯烃相似,1,3-丁二烯能与卤素、卤化氢和氢气发生加成反应。但由于其结构的特殊性,加成产物通常有两种。例如 1,3-丁二烯与溴化氢的加成反应:

$$CH_2=CHCH=CH_2+HBr \longrightarrow CH_3CHBrCH=CH_2 + CH_3CH=CHCH_2Br$$

　　　　　　　　　　　　　　　　　3-溴-1-丁烯　　　　　　1-溴-2-丁烯

这说明共轭二烯烃与亲电试剂加成时,有两种不同的加成方式。一种是发生在一个双键上的加成,称为 1,2-加成。另一种加成方式是试剂加到 C_1 和 C_4 两个碳原子上,分子中原来的两个双键消失,而在 C_2 与 C_3 之间,形成一个新的双键,称为 1,4-加成。

共轭二烯烃能够发生 1,4-加成的原因,是由于共轭体系中 π 电子离域的结果。当 1,3-丁二烯与溴化氢反应时,由于溴化氢极性的影响,不仅使一个双键极化,而且使分子整体产生交替极化。

$$\overset{\delta+}{CH_2}=\overset{\delta-}{CH}-\overset{\delta+}{CH}=\overset{\delta-}{CH_2}$$

按照不饱和烃亲电加成反应机理,进攻试剂首先进攻交替极化后电子云密度较大的部位 C_1 和 C_3,但因进攻 C_1 后生成的碳正离子比较稳定,所以 H^+ 先进攻 C_1。

$$CH_2=CH-CH=CH_2+H^+ \longrightarrow CH_2=CH-CH^+-CH_3 \quad (1)$$

$$CH_2=CH-CH=CH_2+H^+ \longrightarrow CH_2=CH-CH_2-CH_2^+ \quad (2)$$

当 H^+ 进攻 C_1 时,生成的碳正离子(1)式中 C_2 的 p 轨道与双键可发生共轭,称为 p-π 共轭。电子离域的结果使 C_2 上的正电荷分散,这种烯丙基正碳离子是比较稳定的。而碳正离子(2)式

不能形成共轭体系,所以不如碳正离子(1)式稳定。

在碳正离子(1)式的共轭体系中,由于π电子的离域,使C_2和C_4都带上部分正电荷。反应的第二步,是带负电荷的试剂Br^-加到带正电荷的碳原子上,因C_2和C_4都带上部分正电荷,所以Br^-既可以加到C_2上,也可以加到C_4上,既可发生1,2-加成,也可发生1,4-加成。

1,2-加成产物和1,4-加成产物的比例,取决于反应的条件。一般情况下,在较低温度下以1,2-加成产物为主,在较高温度下以1,4-加成产物为主。例如:

$$CH_2=CH-CH=CH_2 + Br_2 \longrightarrow \underset{\underset{Br\ Br}{|\ \ |}}{CH_2=CH-C-CH_2} + \underset{\underset{Br\ H\ H\ Br}{|\ \ |\ \ |\ \ |}}{H_2C-C=C-CH_2}$$

$$\begin{array}{ccc} & -15\ ℃ & 55\% & 45\% \\ & 60\ ℃ & 10\% & 90\% \end{array}$$

三、炔烃

分子中含有碳碳三键的烃称为炔烃。碳碳三键是炔烃的官能团,炔烃比相应的单烯烃分子少2个氢原子。因此,含有1个碳碳三键的炔烃通式和二烯烃的通式相同,也是C_nH_{2n-2}。

1. 炔烃的结构

在乙炔分子中,两个碳原子采用sp杂化方式,即一个2s轨道与一个2p轨道杂化,组成两个等同的sp杂化轨道,sp杂化轨道的形状与sp^2、sp^3杂化轨道相似,两个sp杂化轨道的对称轴在一条直线上。两个以sp杂化的碳原子,各以一个杂化轨道相互结合形成碳碳σ键,另一个杂化轨道各与一个氢原子结合,形成碳氢σ键,三个σ键的键轴在一条直线上,即乙炔分子为直线型分子。每个碳原子还有两个未参加杂化的p轨道,它们的轴互相垂直。当两个碳原子的两p轨道分别平行时,两两侧面重叠,形成两个相互垂直的π键。

2. 炔烃的命名

炔烃的系统命名与烯烃相同,即选择包含三键的最长碳链做主链,碳原子的编号从距三键最近的一端开始。只需将"烯"字改作"炔"字即可。例如:

$$CH≡C-CH_2-CH_2-CH_3 \qquad CH_3-C≡C-CH_2-CH_3$$
$$\text{1-戊炔} \qquad\qquad\qquad \text{2-戊炔}$$

若分子中既含有双键又含有三键时,则应选择含有双键和三键的最长碳链为主链,并将其命名为烯炔(烯在前、炔在后)。编号从最先遇到双键或三键的一端开始。如果编号时双键和三键处于相同的位置,则从靠近双键的一端开始编号,同样以双键烯在前、三键炔在后的原则命名。例如:

$$CH_3-CH=CH-C≡CH \qquad H_3C-C≡C-CH=CH_2$$
$$\text{3-戊烯-1-炔} \qquad\qquad \text{1-戊烯-3-炔}$$

$$CH_2=CH-C≡CH \qquad CH_3CH_2CH=CHCHC≡CH$$
$$\qquad\qquad\qquad\qquad\qquad\qquad\quad \underset{CH_3}{|}$$
$$\text{1-丁烯-3-炔} \qquad\qquad \text{3-甲基-4-庚烯-1-炔}$$

3. 炔烃的化学性质

炔烃与烯烃分子结构相似,都含有π键,所以其化学性质也相似,可以发生氧化、加成、聚合等反应。但三键碳原子的杂化状态和电子云分布等方面与双键有不同之处,最大区别是与炔碳相连的氢具有微酸性。

(1) 加成反应。

① 催化加氢。炔烃在铂、钯、镍等过渡金属催化剂存在下与氢加成，反应可以分两步进行，第一步加一个氢分子，生成烯烃；第二步再与一个氢分子加成，生成烷烃。

$$HC\equiv CH + H_2 \xrightarrow{催化剂} CH_2=CH_2 \xrightarrow[H_2]{催化剂} CH_3-CH_3$$

第二步加氢非常快，以致采用一般的催化剂时，反应无法停留在生成烯烃的阶段。但是采用一些活性减弱的特殊催化剂如林德拉(Lindlar)催化剂，则能使反应停止在烯烃阶段，且收率较高。林德拉催化剂是将金属钯的细粉沉积在碳酸钙上，再用醋酸铅或少量喹啉处理，以降低催化剂的活性，使反应停止在烯的阶段。

$$C_2H_5C\equiv CC_2H_5 + H_2 \xrightarrow[喹啉]{Pd/CaCO_3} \begin{array}{c} C_2H_5 \quad C_2H_5 \\ \diagdown \quad \diagup \\ C=C \\ \diagup \quad \diagdown \\ H \quad\quad H \end{array}$$

② 加卤素。炔烃与卤素的加成也是分两步进行的。先加一分子氯或溴，生成二卤代烯，在过量的氯或溴的存在下，再进一步与一分子卤素加成，生成四卤代烷。

$$HC\equiv CH \xrightarrow{Br_2} CHBr=CHBr \xrightarrow{Br_2} \begin{array}{c} Br \; Br \\ | \;\; | \\ H-C-C-H \\ | \;\; | \\ Br \; Br \end{array}$$

虽然炔烃比烯烃更不饱和，但炔烃进行亲电加成却比烯烃难。这是由于 sp 杂化碳原子的电负性比 sp^2 杂化碳原子的电负性强，因而电子与 sp 杂化碳原子结合更为紧密，不容易提供电子与亲电试剂结合，所以三键的亲电加成反应比双键慢。例如烯烃可使溴的四氯化碳溶液很快褪色，而炔烃却需要一两分钟才能使之褪色。故当分子中同时存在双键和三键时，与溴的加成首先发生在双键上。

$$H_2C=CHCH_2C\equiv CH \xrightarrow{Br_2(1\;mol)} \begin{array}{c} H_2C-CHCH_2C\equiv CH \\ | \;\; | \\ Br \; Br \end{array}$$

③ 加卤化氢。炔烃与卤化氢的加成，加碘化氢容易进行，加氯化氢则难进行，一般要在催化剂存在下才能进行。不对称炔烃加卤化氢时，服从马氏规则。例如：

$$CH_3C\equiv CH \xrightarrow{HBr} \begin{array}{c} CH_3-C=CH_2 \\ | \\ Br \end{array} \xrightarrow{HBr} \begin{array}{c} Br \\ | \\ H_3C-C-CH_3 \\ | \\ Br \end{array}$$

④ 加水。在稀酸(10% H_2SO_4)中，炔烃比烯烃容易发生加成反应。例如，在 10% H_2SO_4 和 5%硫酸汞溶液中，乙炔与水加成生成乙醛，汞盐是催化剂。

$$HC\equiv CH + H_2O \xrightarrow{HgSO_4} CH_3CHO$$

其他的炔烃水化得到酮。如

$$CH_3CH_2C\equiv CH + H_2O \xrightarrow{HgSO_4} CH_3CH_2\overset{\overset{O}{\|}}{C}CH_3$$

(2) 氧化反应。炔烃被高锰酸钾或臭氧氧化时，生成羧酸或二氧化碳。如：

$$RC\equiv CH + KMnO_4 \xrightarrow{酸性} RCOOH + CO_2$$

$$RC\equiv CR + KMnO_4 \xrightarrow{酸性} 2RCOOH$$

(3) 炔化物的生成。与三键碳原子直接相连的氢原子活泼性较大。因 sp 杂化的碳原子表现出较大的电负性,使与三键碳原子直接相连的氢原子较之一般的碳氢键,显示出弱酸性,可与强碱、碱金属或某些重金属离子反应生成金属炔化物。

乙炔与熔融的钠反应,可生成乙炔钠和乙炔二钠:

$$HC\equiv CH + Na \longrightarrow HC\equiv CNa + Na \longrightarrow NaC\equiv CNa$$

丙炔或其它末端炔烃与氨基钠反应,生成炔化钠:

$$RC\equiv CH + NaNH_2 \xrightarrow{液氨} RC\equiv CNa$$

在有机合成中,炔化钠是非常有用的中间体,它可与卤代烷反应来合成高级炔烃,如:

$$RC\equiv CNa + RX \xrightarrow{液氨} RC\equiv CR$$

末端炔烃与某些重金属离子反应,生成重金属炔化物。例如,将乙炔和丙炔通入硝酸银的氨溶液或氯化亚铜的氨溶液中,则分别生成白色的乙炔银沉淀和红棕色的丙炔亚铜沉淀:

$$HC\equiv CH + [Ag(NH_3)_2]NO_3 \longrightarrow AgC\equiv CAg\downarrow + NH_3 + NH_4NO_3$$

$$CH_3C\equiv CH + [Cu(NH_3)_2]Cl \longrightarrow CH_3C\equiv CCu\downarrow + NH_3 + NH_4Cl$$

上述反应极为灵敏,常用来鉴定乙炔 $HC\equiv CH$ 和具有 $RC\equiv CH$ 结构特征的端基炔烃。而具有 $RC\equiv CR'$ 结构的炔烃,由于三键碳原子上没有氢原子存在,不能发生上述反应。

第三节 芳 香 烃

芳香烃是芳香族化合物的母体,芳香化合物最初是指从植物中提取得到的一些具有香味的化合物,它们都含有苯环结构单元。苯环是一个高度不饱和体系,但它具有与普通不饱和化合物烯、炔明显不同的特殊性质。因而,现在芳香化合物的概念,是基于它们的结构和性质特征进行归类的,主要是指苯及其衍生物,以及一些虽然不具有苯环,但仍然具有这些特殊性质的化合物(非苯芳香化合物)。该族化合物名称上虽然沿用了"芳香"二字,但实际上已与它们的气味无关,因为大多数含有苯环的化合物,并没有香味。

芳香族化合物指的是苯和化学性质类似于苯的化合物。此类化合物具有独特的化学性质,称为芳香性。芳香性是指和不饱和脂肪烃不同的性质,一般不易发生加成反应,难发生氧化反应,而易发生环上氢原子被取代,环系并不被破坏的特殊性质。例如,苯的分子式为 C_6H_6,比相应的饱和烃少八个氢,它可用含有三根双键的一个正六边形表示,然而它不像烯烃,不能与溴、HBr 加成。不能水解,也不与强氧化剂高锰酸钾反应。

一、苯及苯的同系物

1. 苯的结构

根据元素分析得知苯的分子式为 C_6H_6。仅从苯的分子式判断,苯应具有很高的不饱和度,显示不饱和烃的典型反应——加成、氧化、聚合。然而苯却是一个十分稳定的化合物,通常情况下,苯很难发生加成反应,也难被氧化,在一定条件下,能发生取代反应,称为"芳香性"。

1865 年,德国化学家凯库勒提出了关于苯结构的构想。苯分子中的 6 个碳原子以单双键交替形式互相连接,构成正六边形平面结构,内角为 120 度。每个碳原子连接一个氢原子。

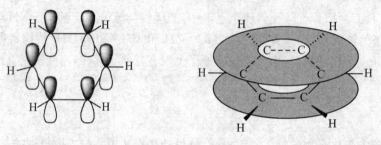

然而根据苯的凯库勒结构式,苯的邻位二元取代物应有两个异构体,实际上只有一种;苯具有特殊的稳定性,苯的氢化热比假想的1,3,5-环己三烯小150.6kJ·mol^{-1},这些问题都是苯的凯库勒结构无法解释的。

杂化理论认为,组成苯分子的6个碳原子均以sp^{2}杂化,每个碳原子形成三个sp^{2}杂化轨道,其中一个sp^{2}杂化轨道与氢的1s轨道形成C—H σ键,另两个sp^{2}杂化轨道与两个碳原子的sp^{2}杂化轨道形成两个C—C σ键。sp^{2}杂化为平面杂化,键角为120度,碳氢原子均在同一平面上。每一个碳原子还有一个未参加杂化的p轨道,相互平行重叠,形成一个六原子六电子的共轭大π键。

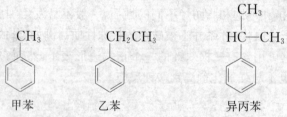

图9-10 苯的结构

π电子云分布在苯环的上下,形成了一个闭合的共轭体系,共轭体系能量降低使苯具有稳定性,同时电子云发生了离域,键长发生了平均化,在苯分子中没有单双键之分,所以邻位二元取代物没有异构体。

2. 命名及同分异构体

烷基苯的命名以苯作为母体,烷基作取代基,根据烷基的名称叫"某苯"。例如:

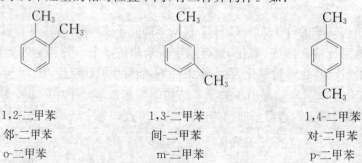

二烃基苯由于两个烃基的相对位置不同,有三种异构体。如:

三烃基苯当三个烃基相同时,也有三种位置异构体。

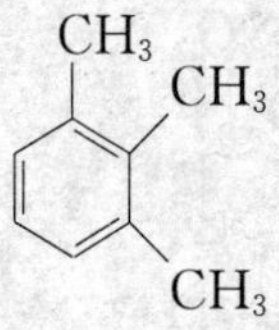

1,2,3-三甲苯　　　　1,2,4-三甲苯　　　　1,3,5-三甲苯
连-三甲苯　　　　　偏-三甲苯　　　　　均-三甲苯

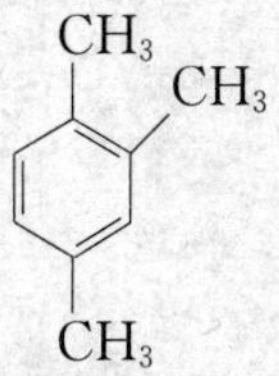

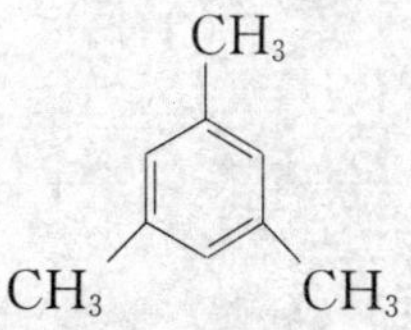

若苯环上连接不同的烷基时,烷基名称的排列顺序按"优先基团"后列出的原则,其位置编号应将次优先的烷基所连的碳原子定为 r 位,并以位号总和最小为原则来命名。如:

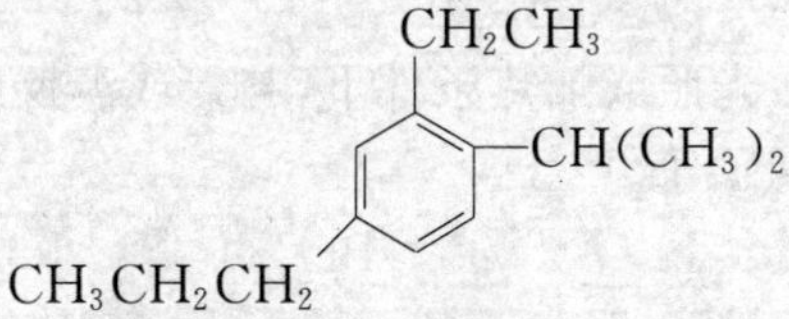

1-乙基-5-丙基-2-异丙基苯

当苯环连接复杂烷基或不饱和烃基时,则把苯环作为取代基命名。如:

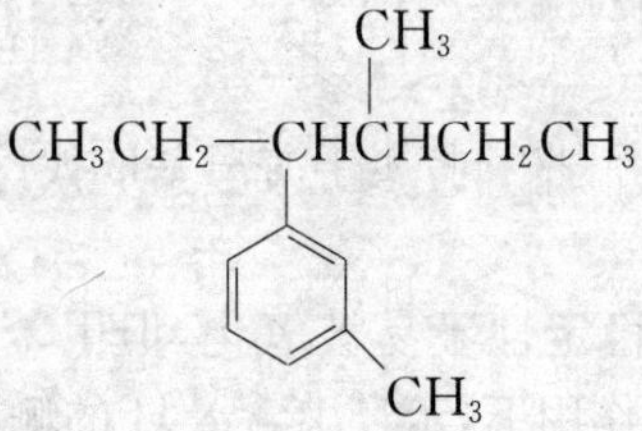

3-甲基-4-间甲苯基己烷

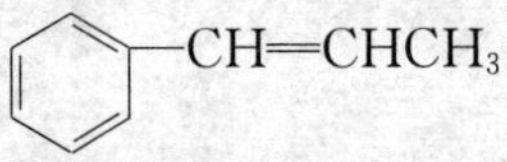

1-苯基丙烯

芳烃分子中去掉一个氢,剩余部分叫芳香烃基(—Ar),常见的有:

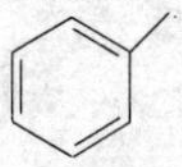

苯基 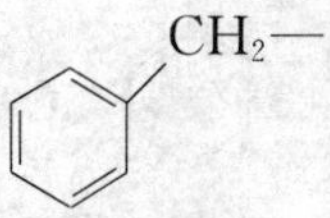　　　　　苯甲基(苄基)

3. 化学性质

(1) 取代反应。

① 卤代反应。苯的卤代反应是在路易斯酸($FeCl_3$、$AlCl_3$、$FeBr_3$等)催化下进行的。

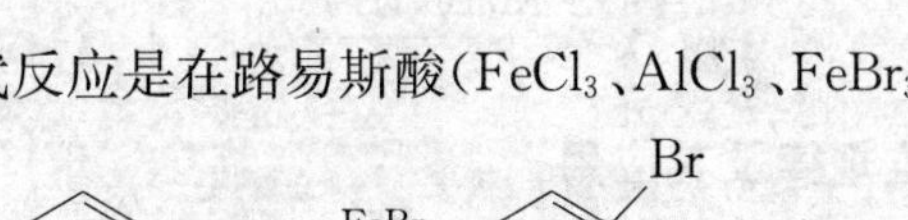

$$\text{苯} + Br_2 \xrightarrow[\Delta]{FeBr_3} \text{溴苯} + HBr$$

卤素的反应活性次序是:$F_2 > Cl_2 > Br_2 > I_2$。由于氟代反应过于猛烈,难于控制,一般不采用直接氟代制备氟苯。碘活性差,碘代反应太慢,同时反应生成的副产物碘化氢又是还原剂,使反应可逆,而且以逆反应为主,因此卤代反应主要是氯代和溴代。

甲苯发生卤代反应比苯容易,生成邻位和对位卤代产物。

② 硝化反应。苯的硝化反应常用浓硫酸和浓硝酸(称为混酸)为硝化试剂,在一定温度下进行:

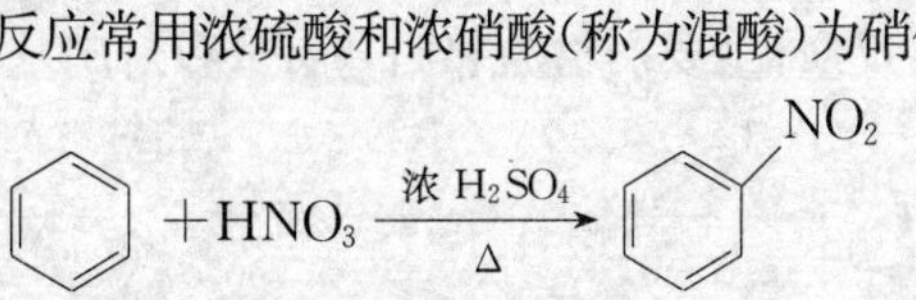

$$\text{苯} + HNO_3 \xrightarrow[\Delta]{\text{浓}\ H_2SO_4} \text{硝基苯}$$

甲苯比苯易硝化，生成邻硝基甲苯和对硝基甲苯。

$$C_6H_5CH_3 + HNO_3 \xrightarrow[\Delta]{浓 H_2SO_4} o\text{-}O_2N\text{-}C_6H_4\text{-}CH_3 + p\text{-}O_2N\text{-}C_6H_4\text{-}CH_3$$

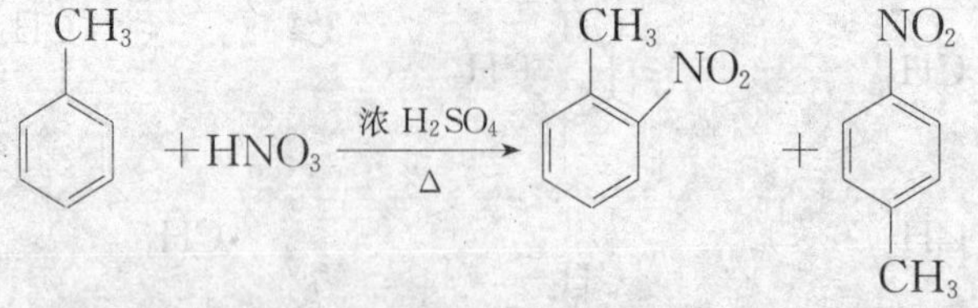

③ 磺化反应。苯的磺化反应常用浓硫酸或发烟硫酸作为磺化试剂，磺化反应为可逆反应，苯磺酸与过热水蒸气可以发生水解，生成苯和稀硫酸。

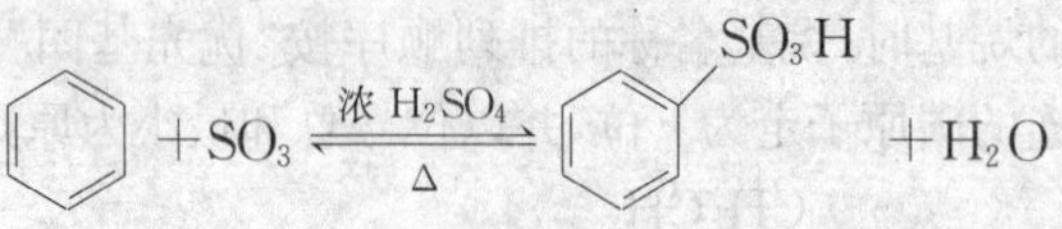

$$C_6H_6 + SO_3 \underset{\Delta}{\overset{浓 H_2SO_4}{\rightleftharpoons}} C_6H_5SO_3H + H_2O$$

(2) 苯环侧链上的取代反应。烷基苯在光照或加热条件下，与氯或溴反应，卤代反应发生在烷基侧链上。卤素原子主要取代 α-活泼氢原子。

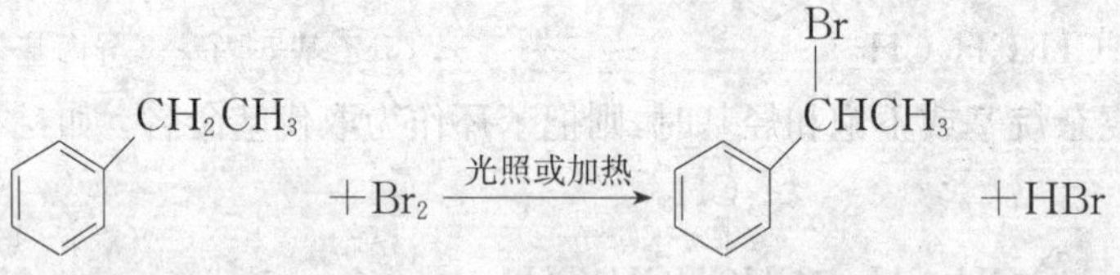

$$C_6H_5CH_2CH_3 + Br_2 \xrightarrow{光照或加热} C_6H_5CHBrCH_3 + HBr$$

苯环侧链的卤代反应与烷烃的卤代反应历程相同，属于游离基取代反应。反应中间体是苄基自由基，苄基自由基比较稳定。

(3) 苯环的侧链氧化。苯由于其特殊的稳定性不易被氧化，但甲苯等苯的同系物在酸性 $KMnO_4$ 溶液和酸性 $K_2Cr_2O_7$ 溶液等强氧化剂作用下，苯环上含 α-H 的侧链能被氧化。氧化时，不论侧链的长短，最后都被氧化成苯甲酸。

若侧链上不含 α-H，则不能发生氧化反应。

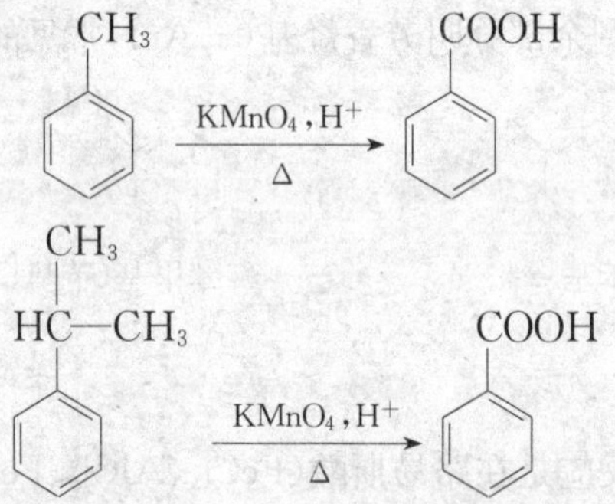

$$C_6H_5CH_3 \xrightarrow[\Delta]{KMnO_4, H^+} C_6H_5COOH$$

$$C_6H_5CH(CH_3)_2 \xrightarrow[\Delta]{KMnO_4, H^+} C_6H_5COOH$$

4. 亲电取代反应的定位规律及其应用

(1) 定位规律。当苯环上引入第一个取代基时，由于苯环上6个氢原子所处的地位相同，所以取代哪个氢原子都不产生异构体。苯环上进入一个取代基之后，再导入第二个取代基时，从理论上讲它可能有三种位置：邻位、间位和对位。

若按统计学处理，邻位产物为 40%，间位产物为 40%，对位产物为 20%。事实上反应不按此比例进行。大量的实验事实告诉我们，当苯环上已有取代基，在进行亲电取代反应时，苯环上原有取代基将影响亲电取代反应活性和第二个基团进入苯环的位置。如甲苯硝化时，混酸作硝化剂，温度控制在 30 ℃ 就可反应，主要产物为邻硝基甲苯和对硝基甲苯。

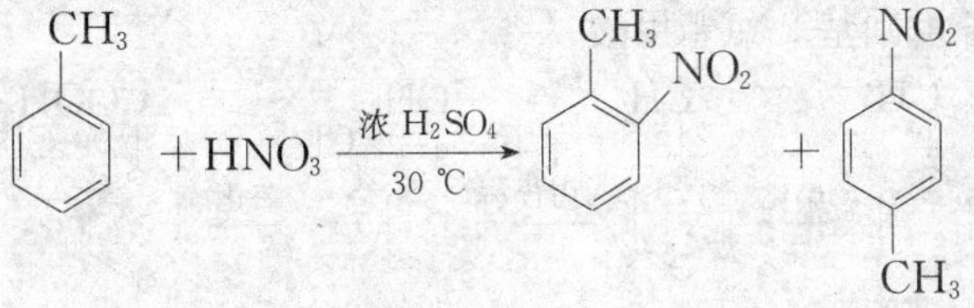

$$\text{甲苯} + HNO_3 \xrightarrow[30\ ^\circ C]{\text{浓}\ H_2SO_4} \text{邻硝基甲苯} + \text{对硝基甲苯}$$

硝基苯硝化时，需提高温度，并增加硝酸的浓度，主要产物为间二硝基苯。

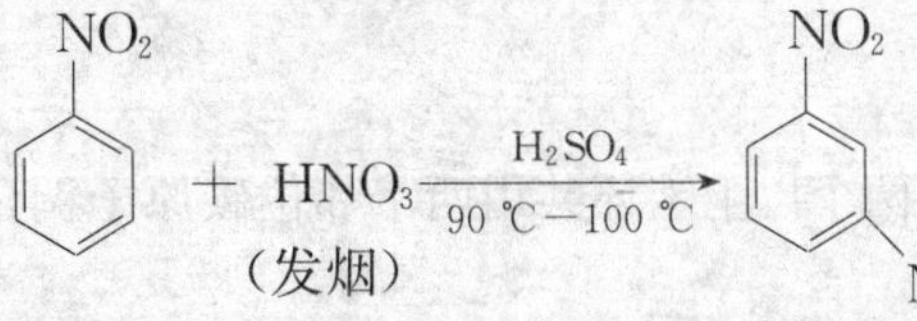

$$\text{硝基苯} + HNO_3(\text{发烟}) \xrightarrow[90\ ^\circ C - 100\ ^\circ C]{H_2SO_4} \text{间二硝基苯}$$

新的取代基引入时，有两种情况，一是主要进入原取代基的邻位或对位，次要进入间位；二是主要进入原取代基的间位，次要进入邻、对位。新的取代基导入的位置，受苯环上原有取代基影响，苯环上原有取代基称为定位基。也就是说定位基分为两类：第一类定位基（邻对位定位基）和第二类定位基（间位定位基）。

第一类定位基：能使苯环的亲电取代反应变得比苯容易，将苯环活化，把第二个取代基引入它的邻对位。常见的有：—$NHCH_3$，—NH_2，—OH，—OCH_3，—$NHCOCH_3$，—R，—X。

第二类定位基：能使苯环的亲电取代反应变得比苯困难，将苯环钝化，把第二个取代基引入它的间位，常见的有：—$N^+(CH_3)_3$，—NO_2，—CN，—SO_3H，—CHO，—$COOH$。

（2）定位规律的应用。

① 预测反应产物。当苯环上有两个取代基，再导入第三个取代基时，新的取代基导入位置的确定，分以下几种情况：

a. 两个取代基定位方向一致：当两个取代基定位效应一致时，它们的作用具有加和性。如：

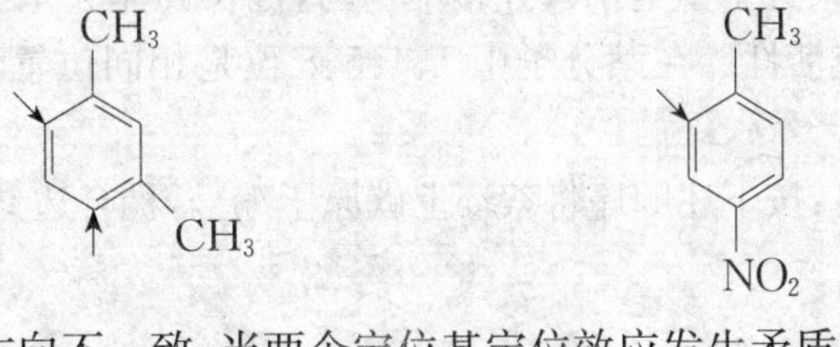

b. 两个取代基定位方向不一致：当两个定位基定位效应发生矛盾时，又分为三种情况。

两个都是邻对位定位基或都是间位定位基，但是强弱不同，总的定位效应是强的取代基起主导作用。

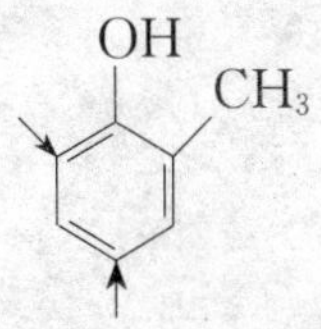

一个是邻对位定位基，一个是间位定位基，邻对位定位基起主导作用。

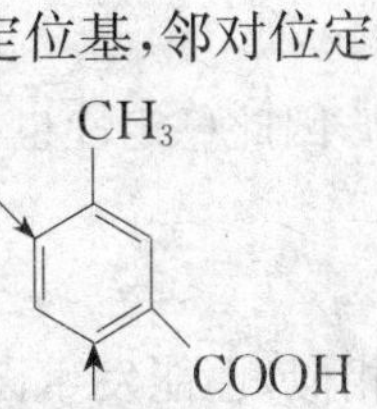

（2）选择适当的合成路线。定位规律还可应用于有机合成，以选择适当的合成路线。如：

以甲苯为原料制备 4-硝基-2-氯苯甲酸

$$\underset{\text{甲苯}}{\begin{array}{c}CH_3\\\end{array}} \xrightarrow{\text{硝化}} \underset{NO_2}{\begin{array}{c}CH_3\\\end{array}} \xrightarrow{\text{卤代}} \underset{NO_2}{\begin{array}{c}CH_3\;Cl\\\end{array}} \xrightarrow{\text{氧化}} \underset{NO_2}{\begin{array}{c}COOH\;Cl\\\end{array}}$$

二、稠环芳烃

稠环芳香烃是指由两个或两个以上苯环共用两个邻位碳原子稠合成的多环芳香烃,如萘、蒽、菲等。

1. 萘

萘是两个苯环通过共用两个相邻碳原子而形成的芳烃,为白色的片状晶体,不溶于水而溶于有机溶剂,有特殊的难闻气味。

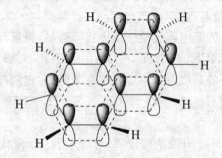

图 9-11 萘的芳香大 π 键

萘的结构与苯类似,所有碳均为 sp^2 杂化,平面结构。分子中存在含 10 个碳在内的闭合共轭大 π 键,具有芳香性。萘分子中电子云分布不均匀,键长并非完全平均化。萘环上不同位置的碳原子具有不同的反应活性。在萘分子中 1、4、5、8 位是相同位置,称为 α 位,2、3、6、7 位是相同位置,称为 β 位。

萘及其衍生物的命名:按下述顺序将萘环上碳原子编号,稠合边共用碳原子不编号。

命名时可以用阿拉伯数字,也可用希腊字母标明取代基的位次。

1-甲萘(α-甲萘) 1-甲基-6-氯萘

萘分子中键长平均化程度没有苯高,因此稳定性也比苯差,而反应活性比苯高,不论是取代反应或是加成、氧化反应均比苯容易。

萘的化学性质:

① 取代反应。萘的化学性质与苯相似,也能发生卤代、硝化和磺化反应等亲电取代反应。由于萘环上 α 位电子云密度比 β 位高,所以取代反应主要发生在 α 位。

在三氯化铁的催化下,萘能顺利地与氯发生反应。

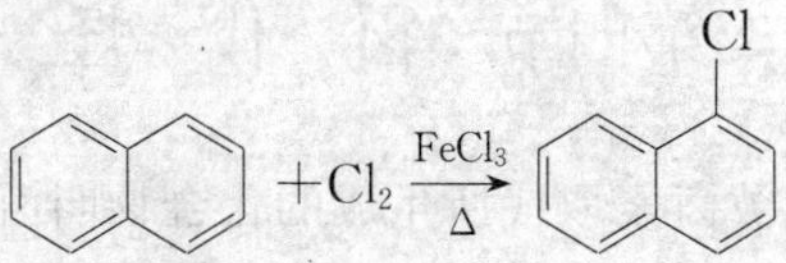

萘的硝化比苯容易,因此萘的硝化在室温下也能顺利进行。

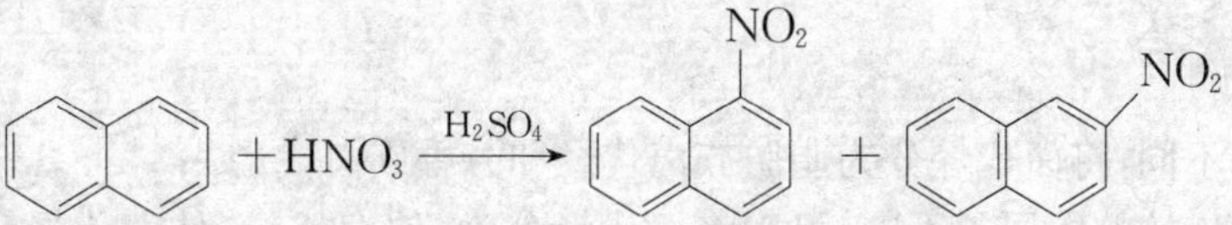

萘的磺化反应随反应温度不同,产物也不一样,低温产物主要为 α-萘磺酸,高温条件下主要产物为 β-萘磺酸。

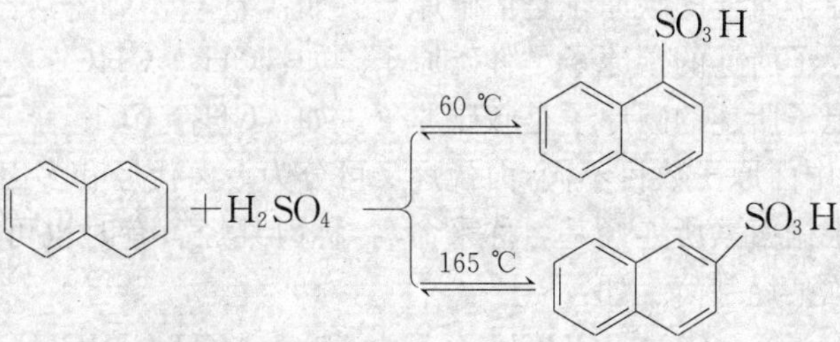

② 氧化反应。萘比苯易氧化,氧化反应发生在 α 位。在缓和条件下,萘氧化生成醌;在强烈条件下,萘氧化生成邻苯二甲酸酐。

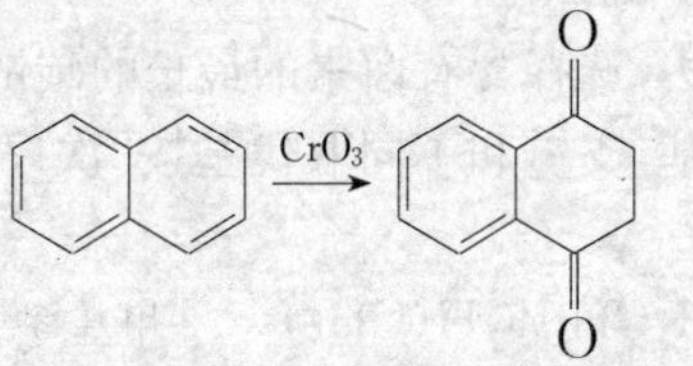

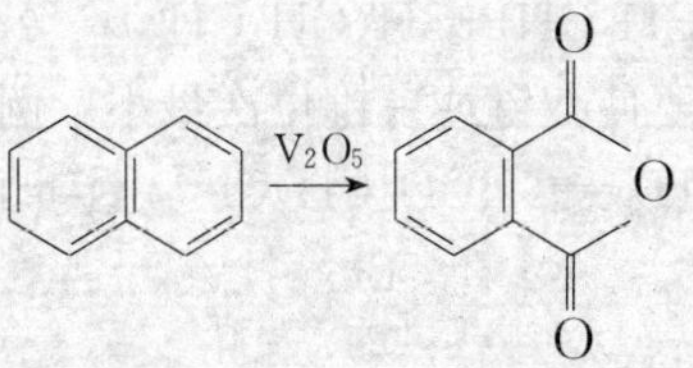

(2) 蒽和菲。蒽的分子式为 $C_{14}H_{10}$,它是由三个苯环稠合而成,且三个环在一条直线上。蒽是无色片状带有蓝色荧光的晶体,不溶于水,也不溶于乙醇和乙醚,但在苯中溶解度较大。蒽环的编号从两边开始,最后编中间环,其中 1、4、5、8 四个位相同,称为 α 位,2、3、6、7 四个位相同,称为 β 位,9、10 两个位相同,称为 γ 位。

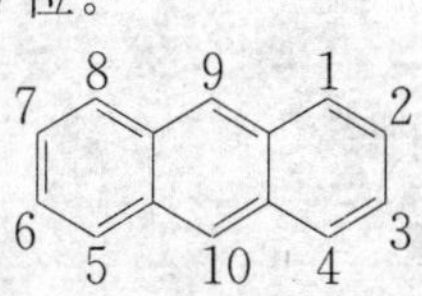

菲的分子式也是 $C_{14}H_{10}$,与蒽互为同分异构体,它也是由三个苯环稠合而成,但三个苯环不在一条直线上,其结构式为:

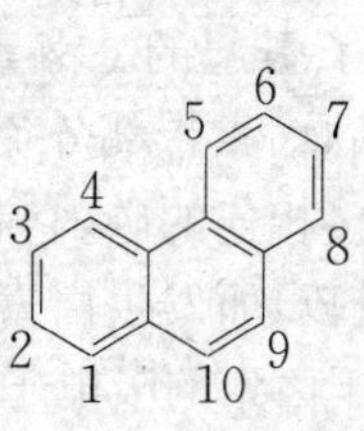

第四节 卤 代 烃

烃分子中一个氢或几个氢被卤素取代所生成的化合物叫卤代烃。一卤代烃常用通式 RX 表示，R 为烃基，X 为氟、氯、溴、碘。常见卤代烃是指氯代烃、溴代烃和碘代烃。

一、分类、命名

根据烃基的不同，将卤代烃分为脂肪族卤代烃和芳香族卤代烃。

按卤素直接连接的碳原子不同，可以将卤代烃分为：伯卤代烃、仲卤代烃和叔卤代烃，分别以 $1°RX, 2°R_2CHX, 3°R_3CX$ 表示。如：

伯卤代烃：卤素原子所连的碳原子是伯碳原子。如：CH_3CH_2Cl

仲卤代烃：卤素原子所连的碳原子是仲碳原子。如：$(CH_3)_2CHCl$

叔卤代烃：卤素原子所连的碳原子是叔碳原子。如：$(CH_3)_3CCl$

根据卤代烃分子中卤原子数目不同，卤代烃又可分为一卤代烃和多卤代烃。

简单卤代烃，可根据卤素所连烃基名称来命名，称卤某烃。有时也可以在烃基之后加上卤原子的名称来命名，称某烃基卤。如：

CH_3Br 　　　　　　$CH_2=CHCl$ 　　　　　　CH_3CHICH_3

溴甲烷　　　　　　　　氯乙烯　　　　　　　　　碘异丙烷

甲基溴　　　　　　　　乙烯基氯　　　　　　　　异丙基碘

复杂的卤烃采用系统命名法，选择含有卤素的最长的碳链做主链，根据主链碳原子数称"某烷"，卤原子和其他侧链为取代基，支链和不同取代基按"次序规则"排列，主链编号使卤原子或取代基的位次最小。例如：

$CH_3CHClCH(CH_3)_2$　　2-甲基-3-氯丁烷

$CH_3CHBrCH_2CH_2CHBrCH(CH_2CH_3)_2$　　2,5-二溴-6-乙基辛烷

不饱和卤代烃的主链编号，要使双键或三键位次最小。例如：

$CH_2=CHCH_2CH_2Cl$　　4-氯-1-丁烯

$$CH_2=CH-CH-\underset{\underset{CH_3}{|}}{\overset{\overset{Br}{|}}{C}}-CH_3$$　　4-溴-1,3-戊二烯

卤代芳烃一般以芳烃为母体来命名，如：

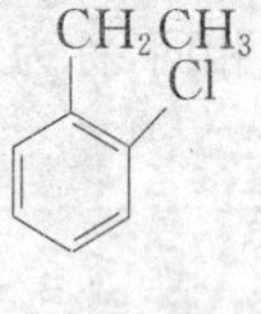

2-氯乙苯 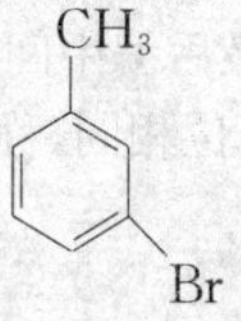　　　　　　　　　　　　　3-溴甲苯

二、化学性质

卤代烃的许多化学性质是由卤原子引起的。卤素原子的电负性比碳原子的电负性大，C—X 键具有极性，碳原子带部分正电荷，卤素带部分负电荷，卤代烃的碳卤键容易异裂。卤代烷有两个反应活性位置：一是与卤素直接相连的碳，它有部分正电荷，易受亲核试剂，包括负离子或具有未共用电子对的中性分子的进攻，而发生卤素被亲核试剂置换的亲核取代反应；二是与 α 碳相连的 β 碳原子上的碳氢键，由于卤素的吸电子诱导效应，β 碳上的氢有一定的酸性，能

与碱反应,脱去一分子 HX,而发生消除反应。

1. 取代反应

（1）水解反应。卤代烷水解可得到醇。例如：

$$RX + H_2O \rightleftharpoons ROH + HX$$

卤代烷水解是可逆反应,而且反应速度很慢。为了提高产率和增加反应速度,常常将卤代烷与氢氧化钠或氢氧化钾的水溶液共热,使水解能顺利进行。

$$RX + H_2O \xrightarrow[\triangle]{NaOH} ROH + NaX$$

（2）氰解反应。卤代烷和氰化钠或氰化钾在醇溶液中反应生成腈。

$$RX + NaCN \xrightarrow{乙醇} RCN \xrightarrow{水解} RCOOH$$

氰基经水解可以生成为羧基(—COOH),可以制备羧酸及其衍生物。也是增长碳链的一种方法。

（3）氨解反应。卤代烷与过量的 NH_3 反应生成胺。

$$RX + NH_3 \longrightarrow RNH_2$$

（4）醇解反应。卤代烷与醇钠在加热条件下生成醚。

$$RX + NaOEt \xrightarrow{\triangle} ROEt + NaX$$

（5）与硝酸银的醇溶液反应。卤代烷与硝酸银在醇溶液中反应,生成卤化银的沉淀。

$$RX + AgNO_3 \xrightarrow{醇} RONO_2 + AgX \downarrow$$

不同卤代烃与硝酸银的醇溶液的反应活性不同：叔卤代烷＞仲卤代烷＞伯卤代烷。

2. 消除反应

卤代烷与氢氧化钠或氢氧化钾的醇溶液共热,可脱去一分子卤化氢生成烯烃,这种反应称为消除反应,以 E 表示。

$$RCH_2CH_2Br + NaOH \xrightarrow[\triangle]{乙醇} R-CH=CH_2 + NaBr + H_2O$$

不同结构的卤代烷的消除反应速度如下：$3°R-X > 2°R-X > 1°R-X$

当卤代烷进行消除反应可产生两种或两种以上烯烃时,往往存在着反应取向问题。仲卤代烷和叔卤代烷分别有 2 个或 3 个 β 碳原子,消除反应可沿着 2 个或 3 个方向进行,有可能以不同产率得到不同的烯烃。如：

$$\underset{\text{仲卤代烷}}{CH_3CH_2\overset{\beta\alpha\beta}{\underset{Br}{\overset{H}{\underset{|}{\overset{|}{C}}}}}CH_3} \xrightarrow[\triangle]{KOH,C_2H_5OH} \underset{\text{1-丁烯(19\%)}}{CH_3CH_2CH=CH_2} + \underset{\text{2-丁烯(81\%)}}{CH_3CH=CHCH_3}$$

$$\underset{\text{叔卤代烷}}{CH_3CH_2\overset{\beta\alpha\beta}{\underset{CH_3}{\underset{|}{\overset{Br}{\overset{|}{C}}}}}CH_3} \xrightarrow[\triangle]{KOH,C_2H_5OH} \underset{\underset{CH_3}{|}}{\underset{\text{2-甲基-1-丁烯(29)}}{CH_3CH_2C=CH_2}} + \underset{\underset{CH_3}{|}}{\underset{\text{2-甲基-2-丁烯(71)}}{CH_3CH=C-CH_3}}$$

实验证明,消除反应的主要产物是 C=C 碳原子上连有最多烃基的烯烃,这一经验规律称为札依采夫(Saytzeff 规则)。此规则说明,卤代烃脱卤化氢时,被消除的 β-H 主要来自含氢较少的碳原子上。

3. 卤代烯烃的取代反应

不饱和卤代烃分子中卤素的活泼性取决于卤素与 π 键的相对位置。

(1) 乙烯基卤代烃。乙烯基卤代烃中卤原子与 C = C 原子直接相连，通式为：R—CH = CH—X，R 可以为烃基，也可以为 H。如：

$$CH_2 = CH—X \qquad \phenyl—X$$

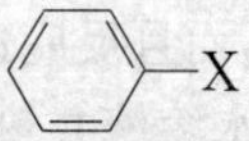

此类卤代烃中的卤原子极不活泼，不易发生取代反应，与硝酸银醇溶液共热，无卤化银沉淀产生。因为：①与卤原子直接相连的是 sp^2 杂化碳原子，其电负性大于 sp^3 杂化碳原子，因此卤原子不易从碳原子处获得电子成为阴离子而离去；②卤原子的孤对电子与 π 键形成共轭，碳卤键电子云密度增加，卤原子与碳原子结合得更加牢固，因此难于发生取代反应。

(2) 烯丙基卤代烃和苄基卤代烃。烯丙基卤代烃中卤原子与 C = C 相隔一个饱和碳原子；苄基卤代烃卤原子与苯环相隔一个饱和碳原子。如：

$$CH_2 = CH—CH_2—Cl \qquad \phenyl—CH_2—Cl$$

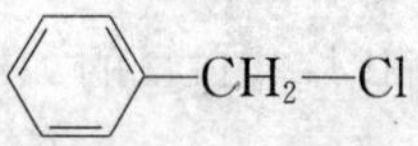

由于氯原子与双键之间，被一个饱和碳原子隔开，氯原子与双键不能互相共轭，但氯原子的电负性较大，氯原子获得电子而解离，生成烯丙基正离子。原来与氯原子连接的饱和碳原子，则从原来的 sp^3 杂化转变为 sp^2 杂化。留下一个空的 p 轨道，与烯丙基正离子的 π 轨道重叠，形成了 p-π 共轭，属于缺电子共轭，π 电子向空的 p 轨道流动，正离子趋于稳定，有利于氯原子的离子化，以至烯丙基氯比叔卤代烷的氯原子更活泼。氯苄与烯丙基氯相似，它们与硝酸银醇溶液在室温下即能产生氯化银的沉淀。

(3) 隔离型卤代烯烃。这类化合物卤原子与双键相隔两个或多个饱和碳原子，由于卤原子和双键距离较远，互相之间影响较小，卤原子的活性与卤代烷的卤原子相似，要加热才能发生取代反应。如：$CH_2 = CHCH_2CH_2Cl$，4-氯-1-丁烯与硝酸银醇溶液作用，必须加热才有氯化银沉淀产生。

本 章 小 结

1. 烃、卤代烃及芳香烃的结构

饱和碳原子为 sp^3 杂化，四面体结构；双键碳原子为 sp^2 杂化，平面三角形结构；三键碳原子为 sp 杂化，直线形结构。

卤代烃中卤素原子的电负性比碳原子的电负性大，C—X 键具有极性，碳原子带部分正电荷，卤素带部分负电荷。卤代烃的碳卤键容易异裂。

苯环中碳原子为 sp^2 杂化，6 个碳和 6 个氢原子在同一平面上，每个碳原子未杂化的 p 轨道相互平行重叠，形成一个六原子六电子的共轭大 π 键。π 电子云分布在苯环的上下，形成了一个闭合的共轭体系，共轭体系能量降低使苯具有稳定性，同时电子云发生了离域，键长发生了平均化，在苯分子中没有单双键之分。

2. 烃及卤代烃的命名

烷烃系统命名法主要步骤：选主链—编号—书写名称；

烯烃和炔烃的系统命名：选择含有双键或三键在内的最长碳链为主链，命名为某烯或某炔，编号从靠近双键的一端开始，给主链上的碳原子编号，将双键碳原子的最小编号写在烯烃名称的前面，并用短线隔开。若双键正好在中间，则主链编号从靠近取代基一端开始；

卤代烃系统命名法：选择含有卤素的最长的碳链做主链，根据主链碳原子数称"某烷"，卤原子和其他侧链为取代基，支链和不同取代基按"次序规则"排列，主链编号使卤原子或取代基的位次最小。

3. 烃及卤代烃的化学性质

(1) 烷烃、环烷烃自由基取代反应；小环烷烃的开环加成。

(2) 烯烃和炔烃的加成反应（加氢、卤素、卤化氢、水和硫酸），氧化反应，炔化物的生成。

(3) 芳香烃的亲电取代（卤代、硝化、磺化、付克反应），侧链的卤代反应和氧化反应。

(4) 卤代烃的亲核取代反应（水解、醇解，氰解、氨解、与硝酸银的醇溶液反应），消除反应。

习 题

1. 用系统命名法命名下列化合物或写出相应结构式。

(1) 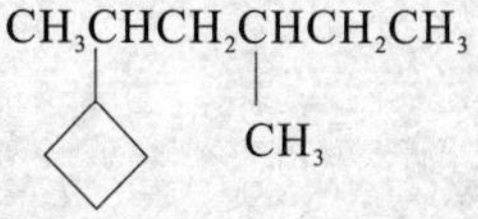 $CH_3CHCH_2CHCH_2CH_3$ 带环丁基和CH_3取代基

(2) 环戊烷，H 和 C_2H_5 取代

(3) $CH_3CH_2C=CH_2$ 带 $CH_2CH_2CH_3$ 取代

(4) $CH_3CH_2\underset{CH_3}{\overset{}{C}}=\underset{CH_2CH_2CH_3}{\overset{Br}{C}}$

(5) 环己烷带 CH_3 和乙基取代

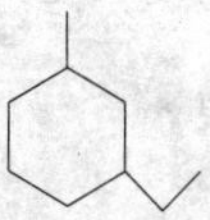

(6) $CH_3CH=CH-C\equiv CH$

(7) 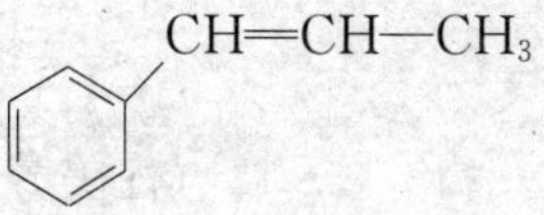 苯基-$CH=CH-CH_3$

(8) 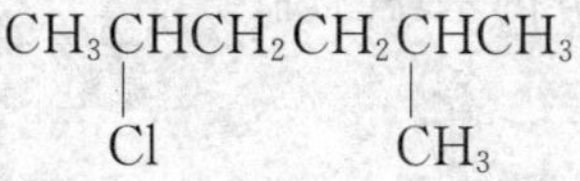 $CH_3\underset{Cl}{\overset{}{C}}HCH_2\underset{CH_3}{\overset{}{C}}HCH_3$

(9) 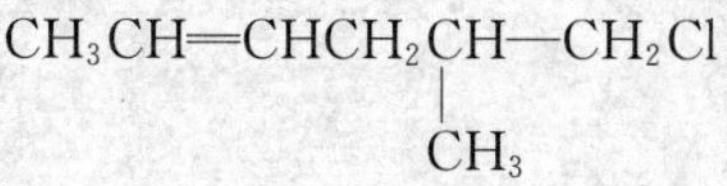 $CH_3CH=CHCH_2\underset{CH_3}{\overset{}{C}}H-CH_2Cl$

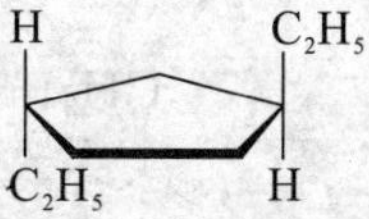

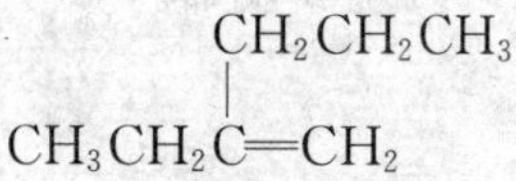

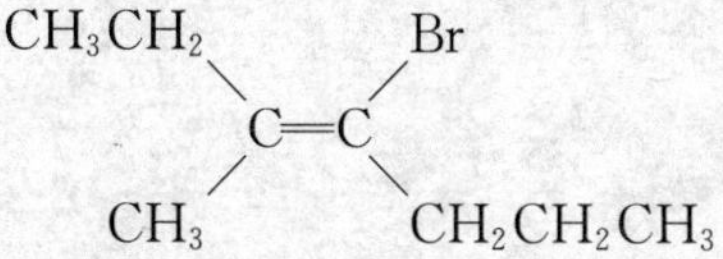

(10) 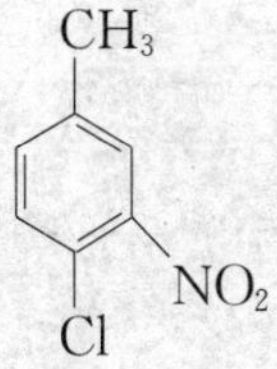 苯环带 CH_3、NO_2 和 Cl 取代

2. 完成下列反应式。

(1) 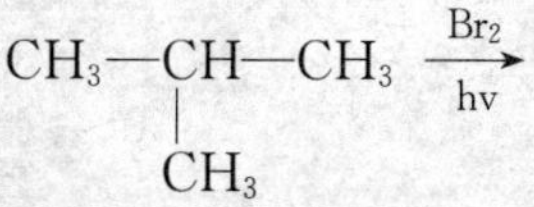 $CH_3-\underset{CH_3}{\overset{}{C}}H-CH_3 \xrightarrow[hv]{Br_2}$

(2) 二甲基环丙烷 $\xrightarrow{Br_2}$

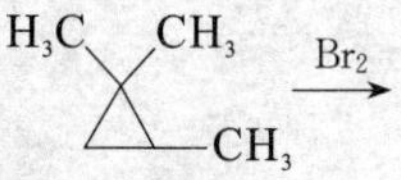

(3) $CH_3-CH=CH_2 + HBr \longrightarrow$

(4) 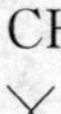 环丙烷 $+ HBr \longrightarrow$

(5) 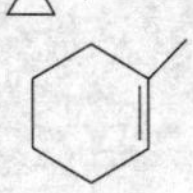 环己烯 $+ HCl \longrightarrow$

(6) $CH_3CH_2C\equiv CH + AgNO_3$（氨溶液）$\longrightarrow$

(7) 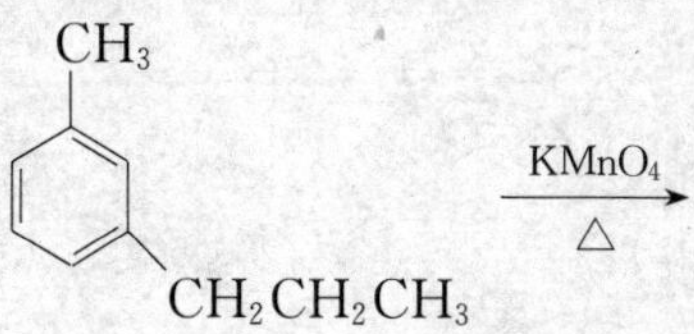 间甲基丙基苯 $\xrightarrow[\triangle]{KMnO_4}$

(8) 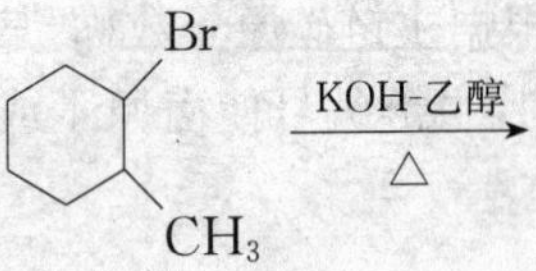 [2-甲基-1-溴环己烷] $\xrightarrow{\text{KOH-乙醇}}{\triangle}$

(9) 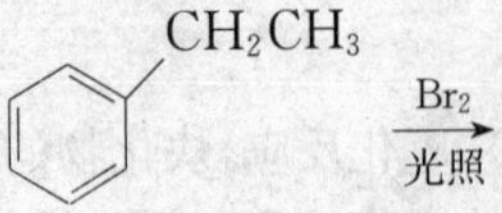 [苯基-CH₂CH₃] $\xrightarrow[\text{光照}]{Br_2}$

(10) 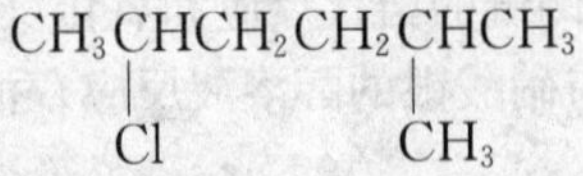 $CH_3CHCH_2CH_2CHCH_3$
           | |
           Cl   CH₃

3. 用化学方法区别下列各组化合物。

(1) 丙烷,丙烯,丙炔;

(2) 甲苯,苯;

(3) 环丙烷 2-戊烯。

(4) 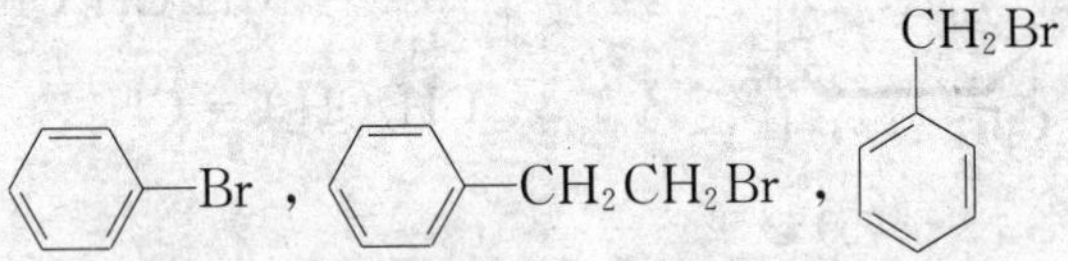 C₆H₅—Br , C₆H₅—CH₂CH₂Br , C₆H₅—CH₂Br

4. 写出下列化合物的优势构象。

(1) 叔丁基环己烷;

(2) 顺-1-甲基-4-异丙基环己烷。

(汪美芳、凌云云)

第十章 醇、酚、醚

醇(alcohol,R—OH)可以看做是烃分子中的一个或多个氢原子被羟基(—OH)取代生成的化合物,羟基(hydroxyl)是醇的官能团。酚(phenol,Ar—OH)的官能团也是羟基,但酚羟基直接连在芳环上。醚(ether)分子中也含有碳氧单键,但醚中的氧介于碳原子和碳原子之间,醚键(ether linkage)是醚的官能团。

醇、酚、醚是三类重要的含氧有机化合物,与医药密切相关,有的可直接用作药物或溶剂,有的则为合成药物的原料。

第一节 醇

一、醇的结构、分类与命名

醇是羟基与饱和碳原子(sp^3杂化)直接相连的一类化合物,以甲醇 CH_3OH 为例,羟基氧原子为 sp^3 不等性杂化,外层的 6 个电子分布在 4 个 sp^3 杂化轨道上,其中 2 个电子分别与 C、H 成键,余下两对未共用电子对分别占据另外 2 个 sp^3 杂化轨道,由于 sp^3 杂化轨道上的未共用电子对的排斥作用,∠COH 小于 $109°28'$。图 10-1 为甲醇的结构。

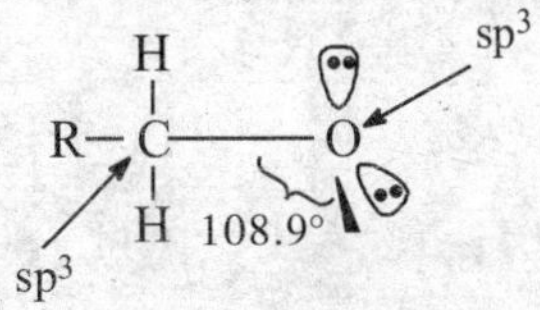

图 10-1 甲醇的结构

醇可以根据羟基所连碳原子种类分为:一级醇(伯醇,1°)、二级醇(仲醇,2°)、三级醇(叔醇,3°)。

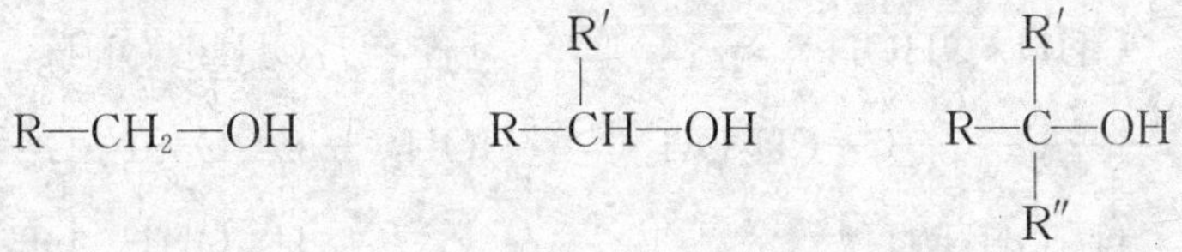

$$R—CH_2—OH \quad\quad R—\underset{\underset{}{}}{\overset{\overset{R'}{|}}{C}}H—OH \quad\quad R—\underset{\underset{R''}{|}}{\overset{\overset{R'}{|}}{C}}—OH$$

  伯醇   仲醇   叔醇

醇也可以根据分子中所含羟基的数目分为:一元醇、二元醇和三元醇等。含两个以上羟基的醇都属于多元醇。医药上常用的酒精(乙醇),为一元醇;甘油(丙三醇),为三元醇。

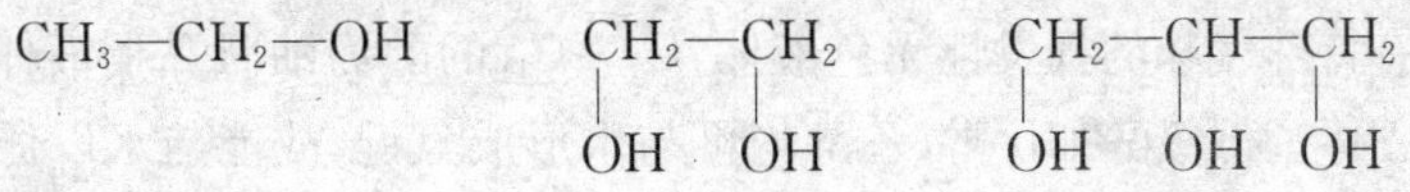

$$CH_3—CH_2—OH \quad\quad \underset{\underset{OH}{|}}{CH_2}—\underset{\underset{OH}{|}}{CH_2} \quad\quad \underset{\underset{OH}{|}}{CH_2}—\underset{\underset{OH}{|}}{CH}—\underset{\underset{OH}{|}}{CH_2}$$

  一元醇   二元醇   三元醇

醇还可以根据所连烃基的种类分为:饱和醇、不饱和醇、芳香醇。

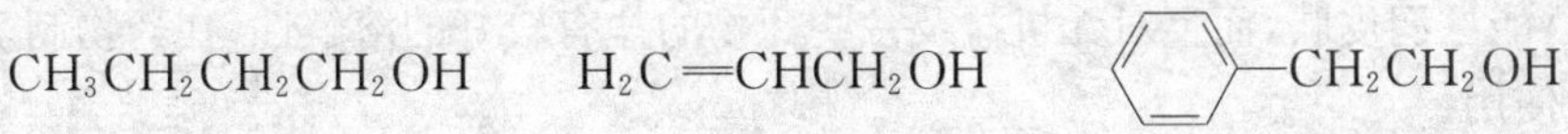

$$CH_3CH_2CH_2CH_2OH \quad\quad H_2C=CHCH_2OH \quad\quad C_6H_5—CH_2CH_2OH$$

  饱和醇   不饱和醇   芳香醇

醇的普通命名法一般仅用于结构简单的醇,以羟基所连烃基的名称加上一个"醇"字构成,通常省略"基"字。例如:

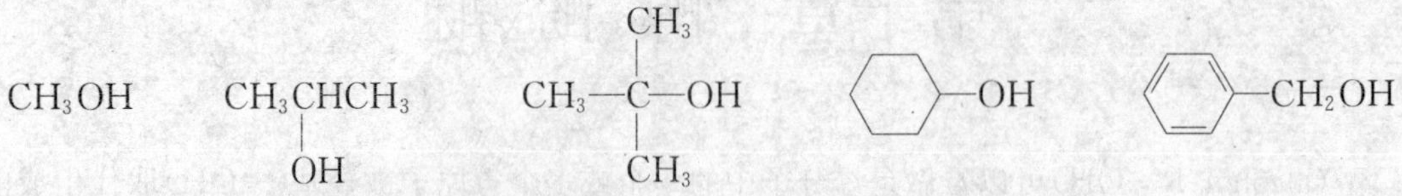

CH_3OH　　　CH_3CHCH_3　　　$CH_3-\underset{CH_3}{\underset{|}{\overset{CH_3}{\overset{|}{C}}}}-OH$　　　环己–OH　　　苯–CH_2OH
　　　　　　　　　　$\overset{|}{OH}$

甲醇　　　　　异丙醇　　　　　叔丁醇　　　　　环己醇　　　　　苄醇

结构比较复杂的醇用系统命名法命名。命名原则是:选取连有羟基碳原子在内的最长碳链作为主链,从离羟基最近的一端开始编号,按含碳原子数称为"某"醇,在醇名称前用阿拉伯数字标明羟基的位置;支链或其他取代基的位置、数目、名称依次写在羟基位置之前;不饱和一元醇的命名应选择含有羟基和不饱和键在内的最长碳链为主链,在编号时从靠近羟基的一端开始编号,在不饱和键和羟基前标明其位置;多元醇的命名应尽可能选择包含有多个羟基在内的碳链作为主链,按所含羟基数称为"某"二醇、"某"三醇,并在醇名前标明羟基的位次。例如:

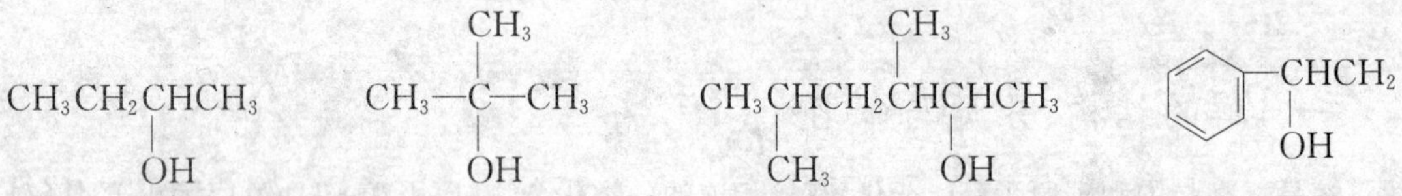

$CH_3CH_2CHCH_3$　　$CH_3-\underset{OH}{\underset{|}{\overset{CH_3}{\overset{|}{C}}}}-CH_3$　　$CH_3CHCH_2\underset{OH}{\underset{|}{\overset{CH_3}{\overset{|}{CH}}}}CH_3$　　苯–$\underset{OH}{\underset{|}{CHCH_2}}$
　$\overset{|}{OH}$

2-丁醇　　　　2-甲基-2-丙醇　　　　3,5-二甲基-2-己醇　　　　1-苯基乙醇

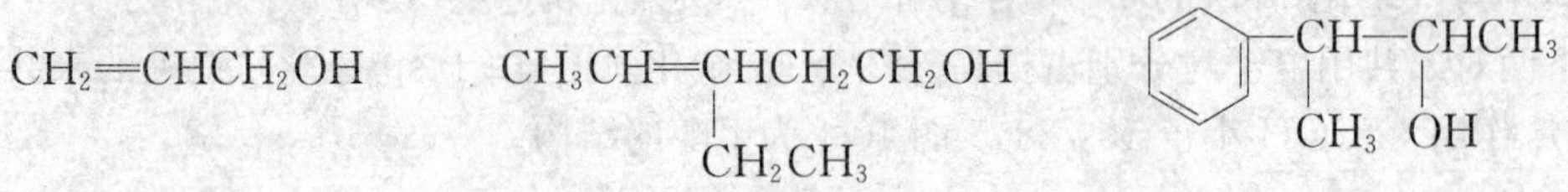

$CH_2=CHCH_2OH$　　　$CH_3CH=\underset{CH_2CH_3}{\underset{|}{C}}CH_2CH_2OH$　　　苯–$\underset{CH_3}{\underset{|}{CH}}-\underset{OH}{\underset{|}{CH}}CH_3$

2-丙烯-1-醇　　　　3-乙基-3-戊烯-1-醇　　　　3-苯基-2-丁醇

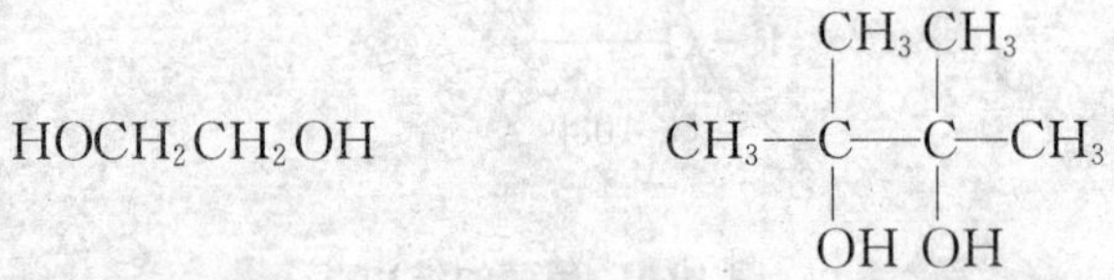

$HOCH_2CH_2OH$　　　$CH_3-\underset{OH}{\underset{|}{\overset{CH_3}{\overset{|}{C}}}}-\underset{OH}{\underset{|}{\overset{CH_3}{\overset{|}{C}}}}-CH_3$

乙二醇　　　　　2,3-二甲基-2,3-丁二醇

一些天然醇习惯用俗名,例如:

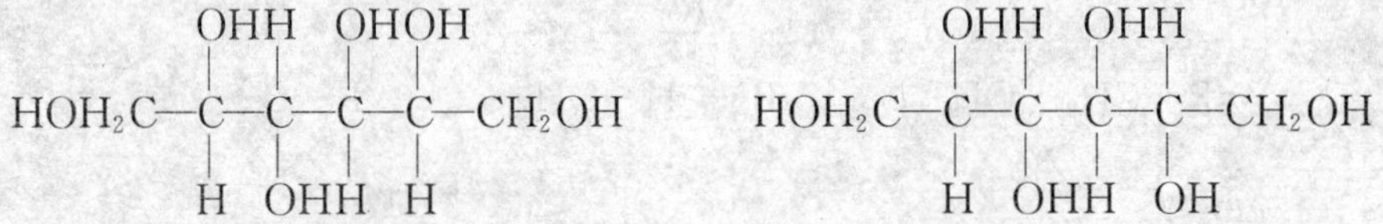

$HOH_2C-\underset{H}{\underset{|}{\overset{OH}{\overset{|}{C}}}}-\underset{OH}{\underset{|}{\overset{H}{\overset{|}{C}}}}-\underset{H}{\underset{|}{\overset{OH}{\overset{|}{C}}}}-\underset{OH}{\underset{|}{\overset{H}{\overset{|}{C}}}}-CH_2OH$　　　$HOH_2C-\underset{H}{\underset{|}{\overset{OH}{\overset{|}{C}}}}-\underset{OH}{\underset{|}{\overset{H}{\overset{|}{C}}}}-\underset{H}{\underset{|}{\overset{OH}{\overset{|}{C}}}}-\underset{OH}{\underset{|}{\overset{H}{\overset{|}{C}}}}-CH_2OH$

山梨醇(sorbitol)　　　　　　　　甘露醇(mennitol)

二、醇的物理性质

低级醇为具有特殊气味的挥发性无色液体,$C_5 \sim C_{11}$的醇为油状黏稠液体,C_{12}以上的醇为无臭无味的蜡状固体。低级醇如甲醇、乙醇均可与水形成氢键,故能与水以任意比例混溶。随着碳原子数的增加,醇羟基形成氢键的能力越来越弱,醇在水中的溶解度显著下降,以至不溶。多元醇因羟基数目增加,溶解度随之增加。例如丙三醇(甘油)不仅可以与水互溶,而且具有很强的吸湿性,能滋润皮肤,而且对无机盐及一些药物的盐有较好的溶解性,在药物制剂及化妆品工业中广泛使用。

直链饱和一元醇的沸点随碳原子数的增加而上升,与烷烃的变化规律相似;但低分子量醇

的沸点比相应烷烃高很多,如乙烷的沸点为-88.6 ℃,而乙醇的沸点为78.3 ℃。原因是在液态状态下,醇分子间能通过"氢键"发生缔合,要使形成缔合的液态醇气化为单个气体分子,除要克服分子间的 van der Waals 力外,还需要提供更多的能量去破坏"氢键"(氢键键能约为 25 KJ·mol^{-1})。部分常见醇类的物理常数见表10-1。

表10-1 一些常见醇的物理常数

名称	熔点(℃)	沸点(℃)	溶解度(g·(100mL)$^{-1}$,H$_2$O)
甲醇	-97.9	65.0	∞
乙醇	-114.7	78.5	∞
正丙醇	-126.5	97.4	∞
异丙醇	-88.5	82.4	∞
正丁醇	-89.5	117.3	7.9
异丁醇	-108	108	10.0
仲丁醇	-114.7	99.5	12.5
叔丁醇	25.5	82.2	∞
正戊醇	-79	138	2.2
正己醇	-52	156	0.6
环己醇	25.2	161.1	3.8

三、醇的化学性质

醇的化学性质主要由羟基官能团所决定,由于氧的电负性较大,与氧相连的共价键都有很强的极性,在化学反应中,O—H 键和 C—O 键都可以发生断裂,表现出醇的酸性以及发生亲核取代和消除反应。同时由于羟基的影响,羟基所连碳原子上的氢(α-H)容易氧化和脱去。

1. 醇与活泼金属的反应

醇在结构上可以看成是水的烃基衍生物,性质与水相似,—OH 中的 H 可被活泼金属 K、Na 等取代,生成醇盐 ROK、RONa 并放出氢气。例如:

$$ROH + Na(K) \longrightarrow RONa(K) + 1/2 H_2$$

由于烃基是供电子基团,使羟基中氧原子上的电子云密度增加,减低了氧原子吸引氢氧间电子对的能力,即降低了氢氧键的极性和羟基氢的酸性,使醇的酸性比水弱,因此醇与金属钠反应不及水与金属钠反应剧烈。

由于醇的酸性弱于水,生成的共轭碱 RO$^-$ 的碱性比 OH$^-$ 碱性强,所以醇钠只能在醇溶液中保存,一旦遇到水会立即与水反应游离出醇。

$$RONa + H_2O \longrightarrow ROH + NaOH$$

不同结构类型的醇与金属钠反应活性顺序是:甲醇>伯醇>仲醇>叔醇。

2. 醇与无机含氧酸的酯化反应

醇与无机含氧酸之间脱水可以生成相应的无机酸酯。例如:甘油(glycerol)与硝酸反应生成三硝酸甘油酯(glyceryl trinitrate),临床上称为硝酸甘油。

$$\begin{array}{l}\text{CH}_2\text{OH} \\ |\\ \text{CHOH} \\ |\\ \text{CH}_2\text{OH}\end{array} + 3\text{HO}-\text{NO}_2 \xrightarrow{\text{H}_2\text{SO}_4} \begin{array}{l}\text{CH}_2\text{ONO}_2 \\ |\\ \text{CHONO}_2 \\ |\\ \text{CH}_2\text{ONO}_2\end{array} + 3\text{H}_2\text{O}$$

三硝酸甘油酯

异戊醇与亚硝酸反应生成亚硝酸异戊酯。

$$\begin{array}{c}\text{CH}_3\\|\\ \text{CH}_3\text{CHCH}_2\text{CH}_2\text{OH}\end{array} + \text{HO}-\text{NO} \longrightarrow \begin{array}{c}\text{CH}_3\\|\\ \text{CH}_3\text{CHCH}_2\text{CH}_2\text{ONO}\end{array} + \text{H}_2\text{O}$$

亚硝酸异戊酯

三硝酸甘油酯和亚硝酸异戊酯在临床上用作扩张血管及缓解心绞痛的药物。多元硝酸酯遇热会爆炸，可用作炸药。

硫酸可以形成酸性和中性两种硫酸酯，其中低级醇的硫酸酯（硫酸二甲酯和硫酸二乙酯）可以作为烷基化试剂，向有机分子中导入甲基或乙基。硫酸二甲酯为无色剧毒液体，使用时应注意安全。

$$\text{CH}_3\text{OH} + \text{H}_2\text{SO}_4 \longrightarrow \text{CH}_3\text{OSO}_3\text{H} + \text{H}_2\text{O}$$

硫酸氢甲酯

$$\text{CH}_3\text{OH} + \text{CH}_3\text{OSO}_3\text{H} \longrightarrow (\text{CH}_3\text{O})_2\text{SO}_2 + \text{H}_2\text{O}$$

硫酸二甲酯

高级醇（$C_8 \sim C_{18}$）的硫酸酯钠盐是合成洗涤剂；人体软骨中含有硫酸酯结构的硫酸软骨质。

磷酸酯广泛存在于生物体内，具有重要的生理功能。例如：具有生物能源库功能的三磷酸腺苷（ATP）以及组成细胞的重要成分核糖核酸（RNA）和脱氧核糖核酸（DNA）中都含有磷酸酯（phosphate ester）的结构。

$$\begin{array}{ccc} \text{R}-\text{O}-\overset{\overset{\text{O}}{\|}}{\underset{\underset{\text{OH}}{|}}{\text{P}}}-\text{OH} & \text{R}-\text{O}-\overset{\overset{\text{O}}{\|}}{\underset{\underset{\text{OH}}{|}}{\text{P}}}-\text{O}-\overset{\overset{\text{O}}{\|}}{\underset{\underset{\text{OH}}{|}}{\text{P}}}-\text{OH} & \text{R}-\text{O}-\overset{\overset{\text{O}}{\|}}{\underset{\underset{\text{OH}}{|}}{\text{P}}}-\text{O}-\overset{\overset{\text{O}}{\|}}{\underset{\underset{\text{OH}}{|}}{\text{P}}}-\text{O}-\overset{\overset{\text{O}}{\|}}{\underset{\underset{\text{OH}}{|}}{\text{P}}}-\text{OH} \\ \text{烷基一磷酸酯} & \text{烷基二磷酸酯} & \text{烷基三磷酸酯} \end{array}$$

3. 醇的氧化反应

醇可以被多种氧化剂氧化，醇的结构不同，氧化剂不同，氧化产物也各异。不同类型的醇在用 $K_2Cr_2O_7$（$Na_2Cr_2O_7$）或 $KMnO_4$ 进行氧化时，可生成不同的产物。伯醇氧化成醛，醛继续氧化则成羧酸；仲醇氧化成酮；叔醇在一般条件下不被氧化。

$$\text{CH}_3\text{CH}_2\text{OH} \xrightarrow{K_2Cr_2O_7/H_2SO_4} \text{CH}_3\text{CHO} \xrightarrow{K_2Cr_2O_7/H_2SO_4} \text{CH}_3\text{COOH}$$

$$\begin{array}{c}\text{CH}_3(\text{CH}_2)_5\text{CHCH}_3 \\ |\\ \text{OH}\end{array} \xrightarrow[\triangle]{Na_2Cr_2O_7/H_2SO_4/H_2O} \begin{array}{c}\text{CH}_3(\text{CH}_2)_5\text{CCH}_3 \\ \|\\ \text{O}\end{array}$$

在用 $K_2Cr_2O_7$ 酸性水溶液或 $KMnO_4$ 溶液作氧化剂时，伯醇和仲醇在反应前后有明显的颜色变化，反应液由橙红色变成绿色或由紫红色变为有棕色沉淀生成，借此可作为伯醇、仲醇的定性鉴别。

检查司机是否酒后驾车的呼吸分析仪，其理论依据便是酒中的乙醇可以与铬酸试剂反应，铬酸试剂会由原来的橙红色转变为绿色。

$$\underset{\text{橙红色}}{\text{CH}_3\text{CH}_2\text{OH} + Cr_2O_7^{2-}} \longrightarrow \underset{\text{绿色}}{\text{CH}_3\text{COOH} + Cr^{3+}}$$

若要氧化伯醇制醛,可使用选择性氧化剂,如 $CrO_3 \cdot (C_5H_5N)_2$[沙瑞特(Sarrett)试剂]、$CrO_3/H_2SO_4/H_2O$[琼斯(Jones)试剂]、活性 MnO_2 等。

4. 醇的脱水反应

醇在浓硫酸等催化剂存在下加热,可以发生分子内脱水生成烯烃,或发生分子间脱水形成醚。

$$CH_3CH_2OH \xrightarrow[170\ ℃]{浓\ H_2SO_4} H_2C=CH_2 + H_2O$$

$$CH_3CH_2OH + CH_3CH_2OH \xrightarrow[140\ ℃]{浓\ H_2SO_4} CH_3CH_2OCH_2CH_3 + H_2O$$

脱水方式与反应条件有关。通常高温有利于分子内脱水,但如有 Al_2O_3 或浓 H_2SO_4 等催化剂存在时,可在较低的温度下进行。而低温则有利于分子间脱水。

第二节 酚

羟基直接连接在芳环上的化合物称为酚(phenols,Ar-OH)。最简单的酚为苯酚。

一、酚的结构、分类与命名

根据与芳环相连的羟基数目,酚可以分为一元酚、二元酚、三元酚等,通常将含有一个以上酚羟基的酚称为多元酚。酚的命名是在酚字的前面加上芳环的名称作为母体,再加上其他取代基的名称和位次。多元酚称为二酚、三酚等。

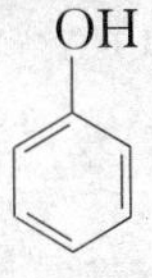

苯酚 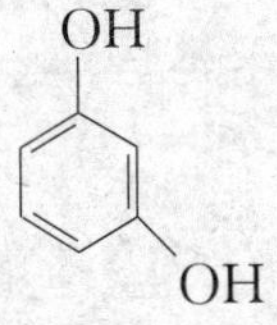   1,3-苯二酚   1,2,3-苯三酚
          间-苯二酚   连苯三酚

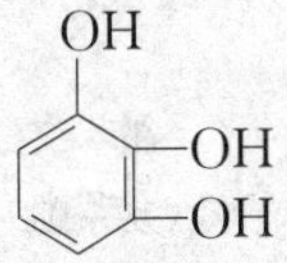

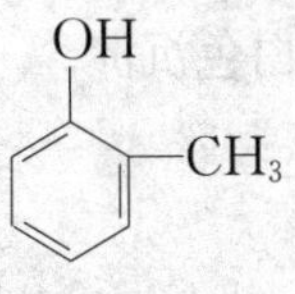

2-甲(基)苯酚   2-硝基苯酚   1-萘酚   1,5-二萘酚
邻甲基苯酚   邻硝基苯酚   α萘酚

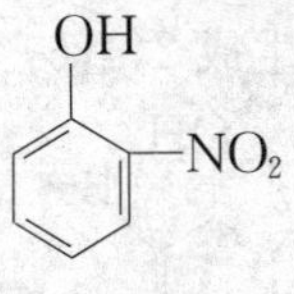

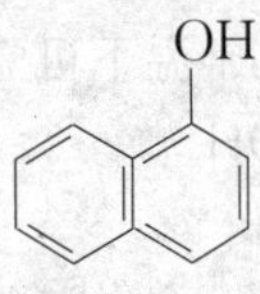

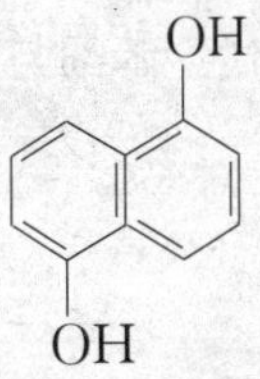

二、酚的性质

酚的化学性质与醇相比最主要的区别是酚羟基中的 O—H 键比 C—O 键容易断裂。原因是由于酚羟基直接与苯环相连,羟基中氧原子孤对电子占据的 p 轨道与芳环的 π 电子轨道可以平行重叠,构成一个 p-π 共轭体系,氧上的 p 电子因参与共轭而向苯环方向移动,使氧上电子云密度相对降低(δ^+),减少了 C—O 键的极性,使酚羟基与醇羟基相比,不易起羟基卤代等反应。而且酚羟基上带有 δ^+ 的氧可以对 O—H 间的电子对有更强的吸引,使 O—H 键极性增加,酚羟基的 H 更易于离解成 H^+,其酸性比醇强。另外,由于酚羟基氧上的 p 电子云向苯环转移,使环上电子云密度相对增高(δ^-),更有利于苯环的亲电取代。

1. 弱酸性

酚羟基的氢具有酸性,可与碱溶液反应生成酚盐。例如苯酚可与氢氧化钠作用生成易溶于水的苯酚钠。

$$C_6H_5OH + NaOH \rightleftharpoons C_6H_5ONa + H_2O$$

酚的酸性比醇强,比碳酸弱,在苯酚钠的水溶液中通入二氧化碳即可使苯酚游离析出。

$$C_6H_5ONa + CO_2 + H_2O \longrightarrow C_6H_5OH + NaHCO_3$$

可以利用酚类能够溶于氢氧化钠而不能溶于碳酸氢钠的特点与羧酸相区别。

2. 氧化反应

由于酚羟基的强给电子性质,酚极易氧化,不仅易被各种强氧化剂如重铬酸钾、氧化银等氧化,甚至可被空气中的氧气缓慢氧化,这是酚类化合物在空气中久置后颜色逐渐加深的原因。酚被氧化的产物是一类具有环己二烯二酮结构的化合物,即醌类物质。多元酚更容易被氧化。例如:

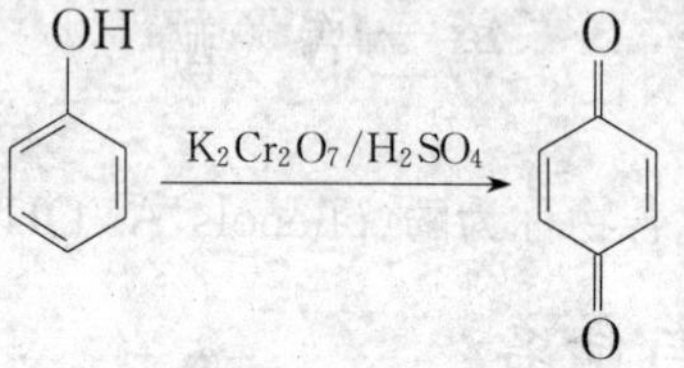

苯酚 $\xrightarrow{K_2Cr_2O_7/H_2SO_4}$ 对苯醌

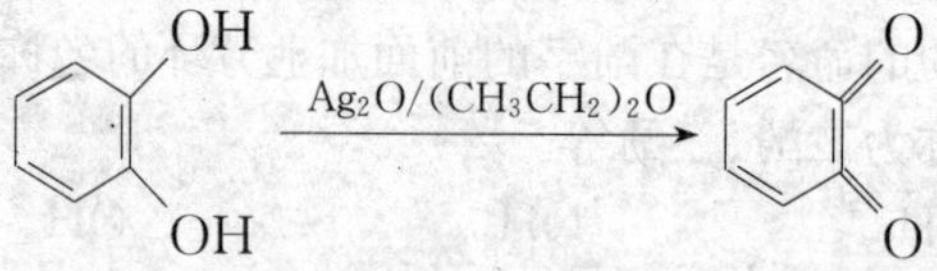

邻苯二酚(儿茶酚) $\xrightarrow{Ag_2O/(CH_3CH_2)_2O}$ 邻苯醌

3. 芳环上的亲电取代反应

羟基是强的邻对位定位基,由于羟基与苯环的 p-π 共轭,使苯环上的电子云密度增加,容易发生取代、硝化、磺化等反应。

(1) 卤代。苯酚与溴水在常温下可立即反应生成2,4,6-三溴苯酚白色沉淀。

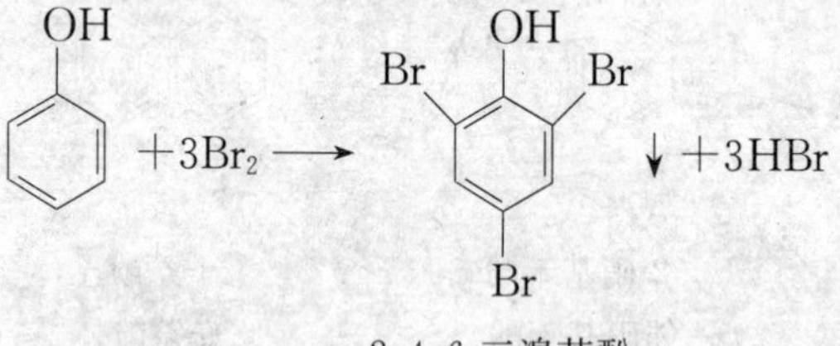

苯酚 $+ 3Br_2 \longrightarrow$ 2,4,6-三溴苯酚 $\downarrow + 3HBr$

反应灵敏,很稀的苯酚溶液(10ppm)就能与溴水生成沉淀。故此反应可用作苯酚的鉴别和定量测定。

(2) 硝化。苯酚比苯易硝化,在室温下苯酚与稀硝酸作用生成邻硝基苯酚和对硝基苯酚的混合物。

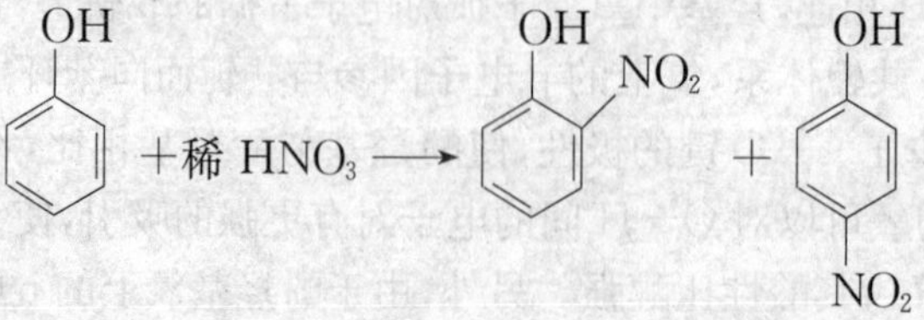

苯酚 $+$ 稀 $HNO_3 \longrightarrow$ 邻硝基苯酚 $+$ 对硝基苯酚

邻硝基苯酚因空间结构允许可形成分子内氢键,而对硝基苯酚则只能形成分子间氢键,导致邻硝基苯酚比对硝基苯酚的沸点低,且其在水中的溶解度比对硝基苯酚低得多,因此,通常通过水蒸气蒸馏的方法加以分离。

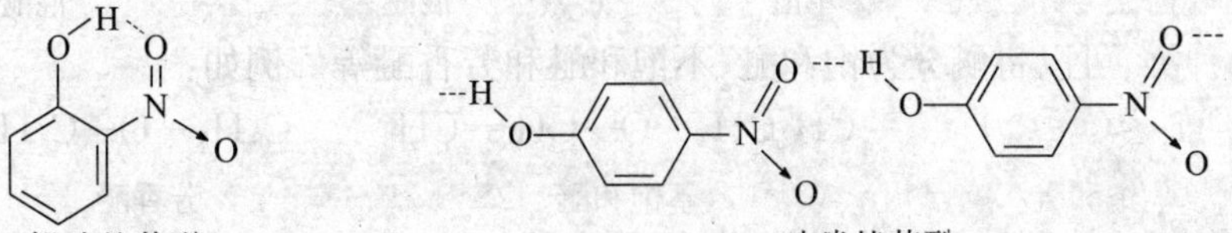

邻硝基苯酚　　　　　　　　　对硝基苯酚

(3) 磺化。苯酚可与浓硫酸发生磺化反应,在室温下以邻位取代产物为主,在较高温度下(100 ℃)则主要生成对位产物。若以发烟硫酸磺化,则生成间苯二磺酸。

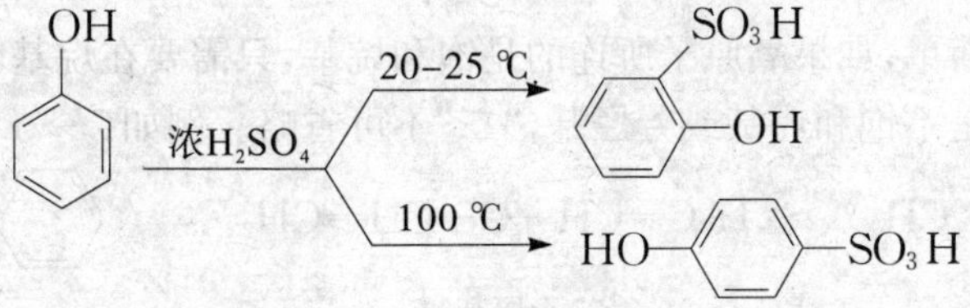

(4) 与 $FeCl_3$ 的显色反应。酚能与 $FeCl_3$ 溶液发生显色反应。

$$6ArOH + FeCl_3 \longrightarrow [Fe(OAr)_6]^{3-} + 6H^+ + 3Cl^-$$

蓝紫色→棕红色

大多数酚均能起此反应,故该反应可用来鉴定酚。不同的酚与 $FeCl_3$ 作用产生的颜色不同。各类酚与 $FeCl_3$ 反应所显颜色见表 10-2。

表 10-2　各类酚与 $FeCl_3$ 反应所显颜色

酚	苯酚	对甲苯酚	间甲苯酚	对苯二酚
$FeCl_3$	蓝紫色	蓝色	蓝紫色	暗绿色
邻苯二酚	间苯二酚	连苯三酚	α-萘酚	β-萘酚
深绿色	蓝紫色	淡棕红色	紫红色沉淀	绿色沉淀

与 $FeCl_3$ 的显色反应并不仅限于酚,具有烯醇式结构的脂肪族化合物也有此显色反应。

(5) 成醚反应。酚与醇相似,可以烷基化成醚,反应通常是由酚在碱性溶液中与卤代烃作用生成的。在碱性条件下酚以酚氧负离子形式存在,它作为亲核试剂进攻卤代烃。

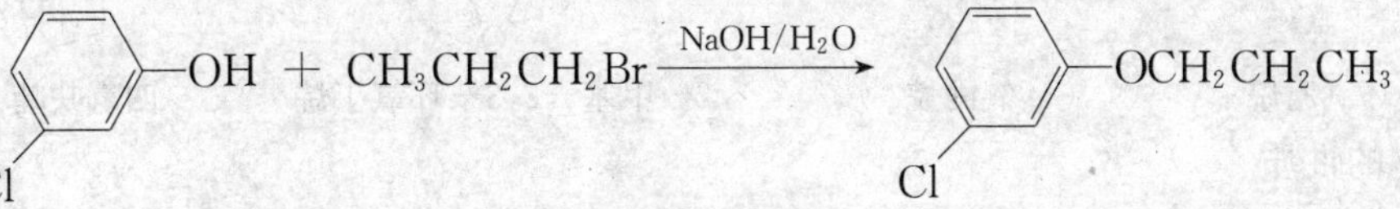

第三节　醚

一、醚

1. 结构、分类与命名

醚可以看作是水分子中的两个氢原子分别被两个烃基取代的产物,或者看做是醇或酚中羟基上的氢被脂肪烃基或芳香烃基取代的化合物。醚中的 C—O—C 键称为醚键,是醚的官能团,键角为110°，因为醚键中的氧与水分子中的氧一样，均为 sp³ 杂化。通常根据氧原子所连两个烃基是否相同，可以将醚分为单醚（R—O—R）和混醚（R—O—R'）。例如：

$$CH_3-O-CH_3 \quad C_6H_5-O-C_6H_5 \quad CH_3-O-C_2H_5 \quad C_6H_5-O-CH_3$$
单醚　　　　　　　单醚　　　　　　　混醚　　　　　　　混醚

根据烃基种类，可以将醚分为饱和醚、不饱和醚和芳香醚等。例如：

$$C_2H_5-O-C_2H_5 \quad CH_3CH_2-O-CH=CH_2 \quad C_6H_5-O-C_6H_5$$
饱和醚　　　　　　不饱和醚　　　　　　芳香醚

氧原子与烃基连成环状则称为环醚。例如：

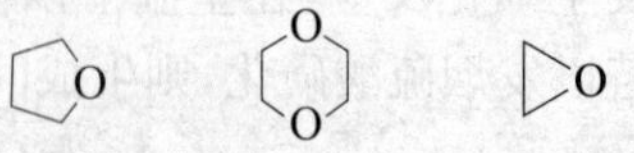

单醚的命名比较简单，如果氧原子所连的是饱和烷基，只需要在烷基名称后加"醚"字即可，"二"可以省略。如果是不饱和烃基或芳烃基，"二"不可省略。例如：

$$CH_3CH_2OCH_2CH_3 \quad H_2C=CH-O-CH=CH_2$$
乙醚　　　　　　　　二乙烯基醚 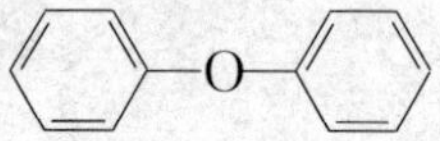　　　　　　　　二苯醚

混醚在命名时，可分别写出两个烃基的名称，加上"醚"字即可。如果是两个脂肪烃基，一般将小烃基写在前面，大基团写在后面；如果有芳烃基，则将芳烃基写前面。例如：

$$CH_3OCH_2CH_3 \quad H_2C=CH-O-CH_2CH_3$$
甲乙醚　　　　　　　乙基乙烯基醚 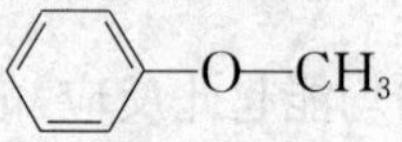　　　　　　　苯甲醚

当醚的结构比较复杂时，可采用系统命名法，将氧原子所连的两个烃基中碳链较长的烃基作为母体，另一较短烃基作为取代于母体上的烷氧基，称为某烷氧基某烷。例如：

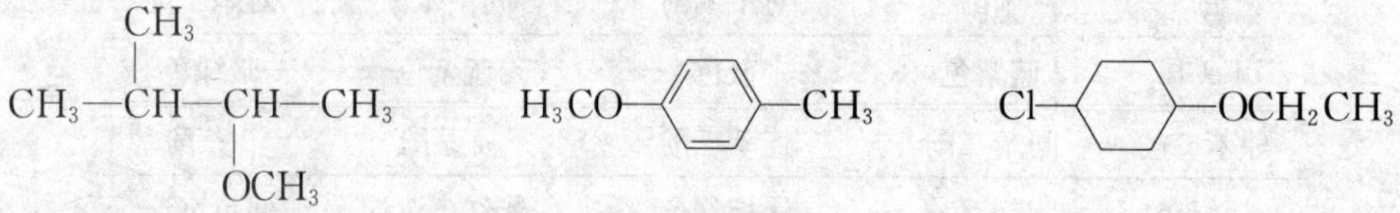

2-甲基-3-甲氧基丁烷　　　　对甲氧基甲苯　　　　1-乙氧基-4-氯环己烷

环醚在命名时，根据环的大小稍有不同。三元环醚称为环氧化合物或称环氧某烷；其他环醚按杂环化合物的名称命名。例如：

环氧乙烷　　　环氧丙烷　　　2-甲基-2,3-环氧丁烷　　　四氢呋喃

2. 醚的性质

与醇类似，醚分子中也有碳氧极性键，虽然其活性因氧原子两边均连有碳原子而不如醇中碳氧键，但碳氧极性键以及氧原子上的未共用电子对仍是醚类化学性质的主要体现位置。

（1）锌盐的形成。带有未共用电子对的醚键氧原子可以作为路易斯（Lewis）碱与强酸中的 H^+ 以配位键相结合，形成锌盐（oxoniun salt）。例如：

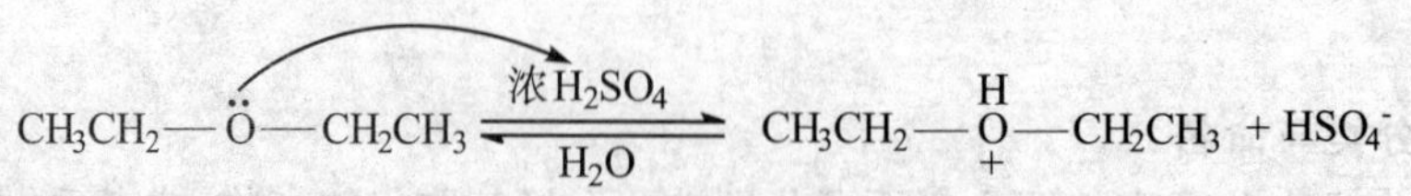

$$CH_3CH_2-\overset{..}{O}-CH_2CH_3 \underset{H_2O}{\overset{浓 H_2SO_4}{\rightleftharpoons}} CH_3CH_2-\overset{H}{\underset{+}{O}}-CH_2CH_3 + HSO_4^-$$

因此，醚能溶于强酸，如 H_2SO_4、HCl、$HClO_4$ 等。

醚的锌盐遇水即行分解,恢复成原来的醚,利用醚的这一特性,可用于醚的鉴别。

(2) 醚键的断裂。醚与浓的强酸(如氢卤酸)共热,醚键会发生断裂,生成卤代烃和醇。如果氢卤酸过量,则生成的醇也转变成卤代烃(酚例外)。

$$R-O-R + HI \xrightarrow{\Delta} RX + ROH$$
$$\xrightarrow{HI} RX + H_2O$$

这是一个亲核取代反应,不同的氢卤酸使醚键断裂的能力为:$HI > HBr > HCl$,与卤素负离子亲核能力的顺序一致。

当醚键所连烃基不相同时(混醚),通常是含碳原子数较少的烷基形成碘代物,尤其是含甲氧基的醚在醚键开裂时可定量地生成碘甲烷,可用于测定有机分子中所含甲氧基的数目,称为蔡赛尔(Zeisel)法。如果醚键所连的一个为烷基,另一个为芳基,则开裂时通常烷基形成碘代物,芳基形成酚类。例如:

$$CH_3OCH(CH_3)_2 + HI \xrightarrow{\Delta} CH_3I + (CH_3)_2CHOH$$

$$\text{C}_6\text{H}_5-O-CH_3 + HI \xrightarrow{\Delta} CH_3I + \text{C}_6\text{H}_5-OH$$

二苯基醚的醚键很稳定,通常不易与氢卤酸发生醚键的断裂反应。

(3) 醚的氧化。醚对一般氧化剂是稳定的,但如果长期与空气接触,可以形成过氧化物,一般认为氧化发生在醚的 α-碳原子上:

$$CH_3CH_2OCH_2CH_3 + O_2 \longrightarrow \underset{\underset{O-OH}{|}}{CH_3CHOCH_2CH_3}$$

过氧化物遇热会发生爆炸,因此,久置的醚在使用前应进行检查以保证安全。可以用硫酸亚铁水溶液或亚硫酸钠水溶液洗涤,以破坏过氧化物,再用淀粉—KI 试纸检验是否有过氧化物残存。若淀粉—KI 试纸变蓝或 $FeSO_4$—KCNS 混合液显红色,则说明醚中存在过氧化物。

本 章 小 结

一、醇的主要反应(用 ROH 表示醇)

1. 与活泼金属的反应(通式表示)

$$ROH + Na(K) \longrightarrow RONa(K) + 1/2\ H_2$$

ROH 活性比较甲醇>伯醇>仲醇>叔醇。

2. 成酯反应

醇与无机含氧酸之间脱水可以生成相应的无机酸酯。

3. 氧化反应(含伯、仲、叔醇)

$$R-CH_2OH \xrightarrow[\text{或 } KMnO_4]{K_2Cr_2O_7/H_2SO_4} [R-CHO] \xrightarrow[\text{或 } KMnO_4]{K_2Cr_2O_7/H_2SO_4} R-COOH$$

$$\underset{\underset{OH}{|}}{R-CH-R'} \xrightarrow[\Delta]{Na_2Cr_2O_7/H_2SO_4/H_2O} \underset{\underset{O}{\|}}{R-C-R'}$$

$$\underset{\underset{OH}{|}}{\overset{\overset{R''}{|}}{R-C-R'}} \xrightarrow[H^-]{KMnO_4} (-)$$

4. 脱水成烯反应（含 ROH 活性比较）

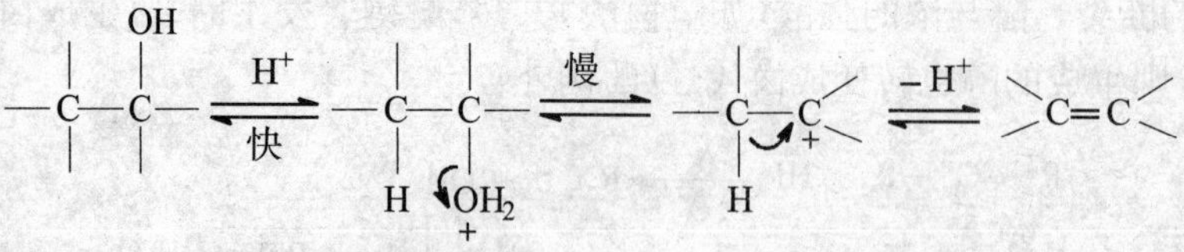

$$-\overset{|}{\underset{|}{C}}-\overset{OH}{\underset{H}{C}}- \underset{\text{快}}{\overset{H^+}{\rightleftharpoons}} -\overset{|}{\underset{|}{C}}-\overset{\overset{+}{O}H_2}{\underset{H}{C}}- \underset{}{\overset{\text{慢}}{\rightleftharpoons}} -\overset{|}{\underset{|}{C}}-\overset{+}{\underset{H}{C}}\!\!< \overset{-H^+}{\rightleftharpoons} >\!\!C\!\!=\!\!C\!\!<$$

醇的脱水活性顺序：叔醇＞仲醇＞伯醇

二、酚的主要反应

1. 官能团的反应（用 ArOH 表示酚）

（1）酸性（水中解离）

$$ArOH + NaOH \longrightarrow ArONa$$

（2）成醚反应

$$ArOH \xrightarrow{NaOH} ArO^-Na^+ + R-X \xrightarrow{S_N2} ArOR + NaX$$

（3）与 $FeCl_3$ 的颜色反应

$$6ArOH + FeCl_3 \longrightarrow [Fe(OAr)_6]^{3-} + 6H^+ + 3Cl^-$$

2. 芳环上的取代反应（以苯酚为例表示）

（1）卤代

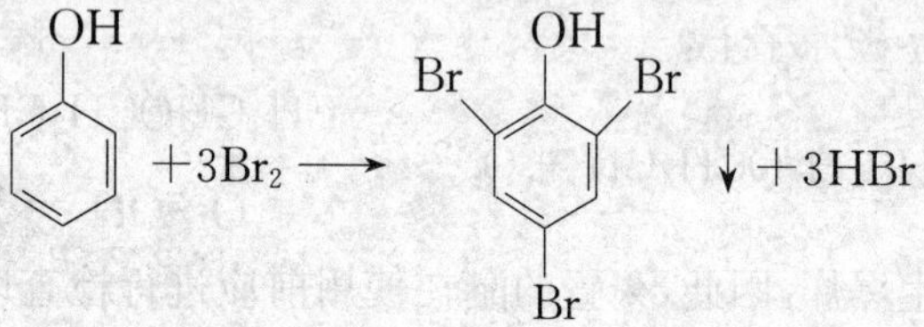

苯酚 $+ 3Br_2 \longrightarrow$ 2,4,6-三溴苯酚 ↓ $+ 3HBr$

（2）硝化

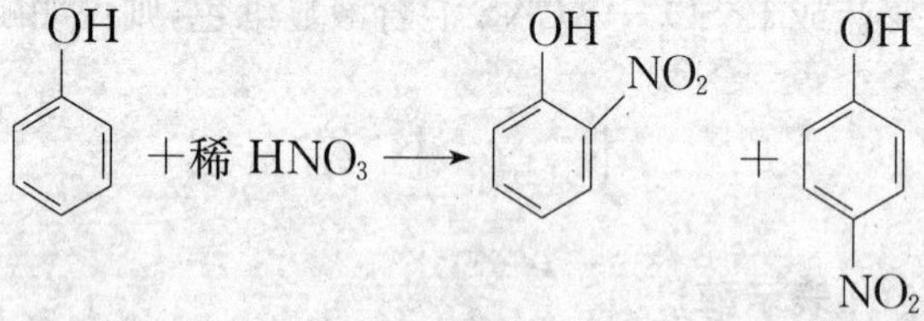

苯酚 + 稀 $HNO_3 \longrightarrow$ 邻硝基苯酚 + 对硝基苯酚

（3）磺化

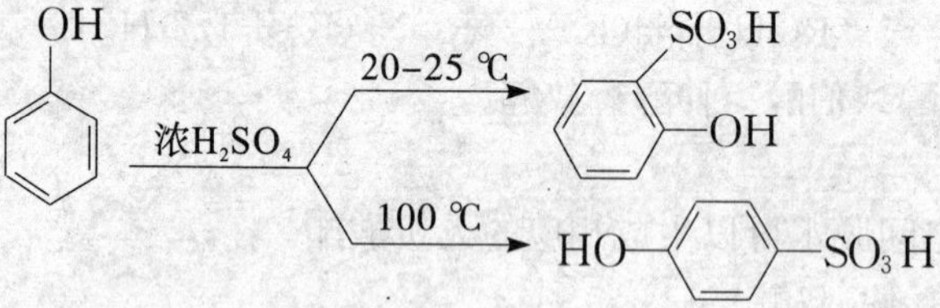

苯酚 $\xrightarrow{\text{浓}H_2SO_4}$
- 20～25 ℃ → 邻羟基苯磺酸
- 100 ℃ → 对羟基苯磺酸

3. 氧化反应

苯酚 $\xrightarrow{K_2Cr_2O_7/H_2SO_4}$ 对苯醌

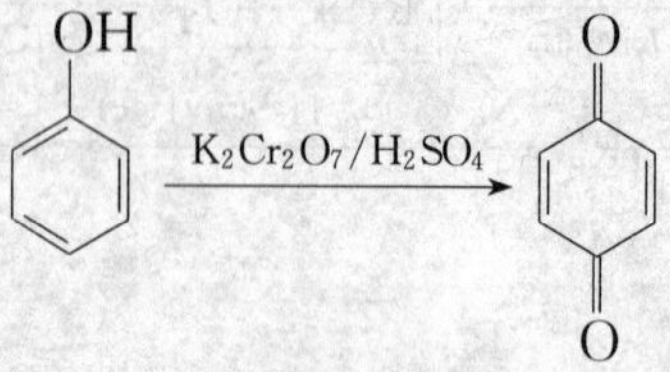

三、醚的主要反应(用 R—O—R 表示醚)

1. 生成锌盐

$$R-\overset{..}{O}-R \xrightarrow{\text{浓}H_2SO_4} R-\overset{H}{\underset{+}{O}}-R$$

2. 醚键的断裂(HX 活性比较)

$$R-O-R + HI \xrightarrow{\Delta} RX + ROH$$
$$\phantom{R-O-R + HI \xrightarrow{\Delta}} \downarrow HI$$
$$\phantom{R-O-R + HI \xrightarrow{\Delta}} RX + H_2O$$

3. 氧化反应

$$CH_3CH_2OCH_2CH_3 + O_2 \longrightarrow CH_3\underset{\underset{OH}{|}}{\underset{|}{\overset{O}{C}}}HOCH_2CH_3$$

习　题

1. 用系统命名法命名下列化合物。

(1) $CH_3CH(CH_3)CH_2CH_2OH$ 　　(2) $C_2H_5O(CH_2)_3CH_3$ 　　(3) $HOCH_2CH_2OH$

(4) 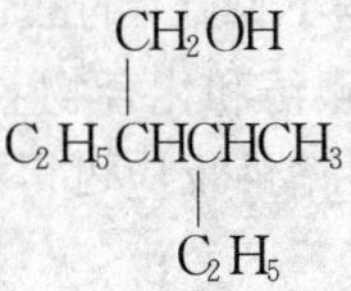 $C_2H_5\underset{\underset{C_2H_5}{|}}{\overset{\overset{CH_2OH}{|}}{C}}HCH_3$ 　　(5) 苯基—O—CH_3

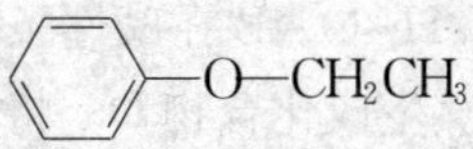

(6) 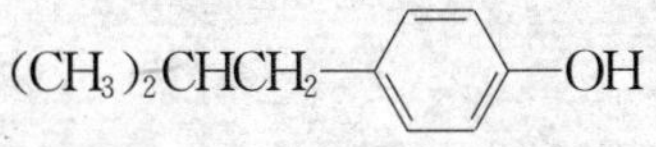 $(CH_3)_2CHCH_2$—苯环—OH 　　(7) $(CH_3)_2C=CHCH_2CHOHCH_3$

(8) 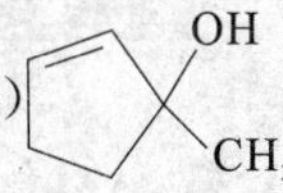 环戊烯基-$\underset{CH_3}{\overset{OH}{|}}$ 　　(9) 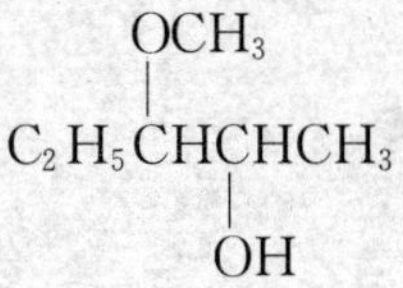 $C_2H_5\underset{\underset{OH}{|}}{\overset{\overset{OCH_3}{|}}{C}}HCH_3$

2. 完成下列反应。

(1) 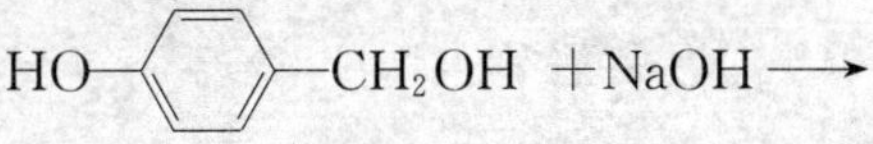 HO—苯环—$CH_2OH + NaOH \longrightarrow$

(2) $CH_3CH_2OH \xrightarrow[140\ ℃]{H_2SO_4}$

(3) 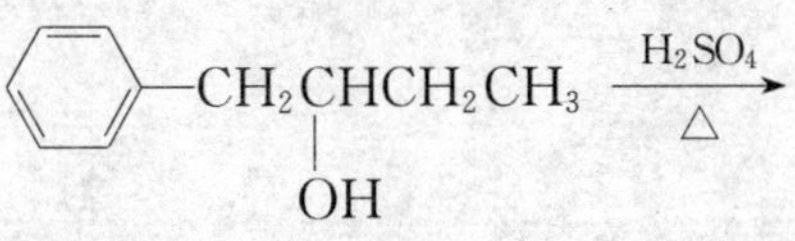 苯基—$CH_2\underset{\underset{OH}{|}}{C}HCH_2CH_3 \xrightarrow[\Delta]{H_2SO_4}$

(4) 苯基—CH_2—$\underset{\underset{CH_3}{|}}{\overset{\overset{CH_3}{|}}{C}}$—$Cl + C_2H_5ONa \longrightarrow$

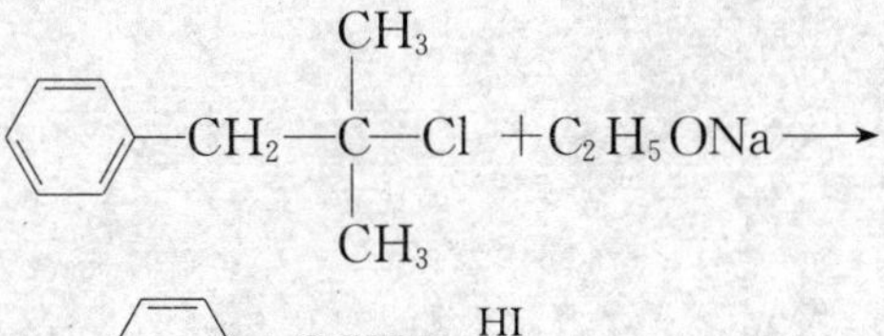

(5) 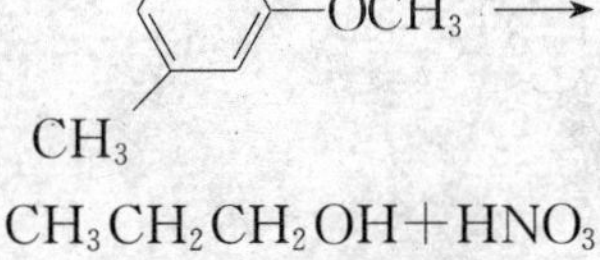 $\underset{CH_3}{\text{苯环}}$—$OCH_3 \xrightarrow{HI}$

(6) $CH_3CH_2CH_2OH + HNO_3 \longrightarrow$

3. 用化学方法鉴别下列化合物。

(1) 甲基苯酚和苯甲醇；

(2) 苯甲酸和苯酚；

(3) 2-甲基-2-丙醇和 2-甲基-1-丙醇；

(4) 丙三醇、1,3-丙二醇和苯酚。

4. 下列各组醇中，请指出哪一个更易脱水？脱水主产物是什么？

(1) $(CH_3)_2C(OH)CH_2CH_3$ 和 $(CH_3)_3CCH(OH)CH_3$

(2) $(CH_3)_2CHC(OH)(CH_3)_2$ 和 $(CH_3)_2CHCH(CH_3)CH_2OH$

(3) 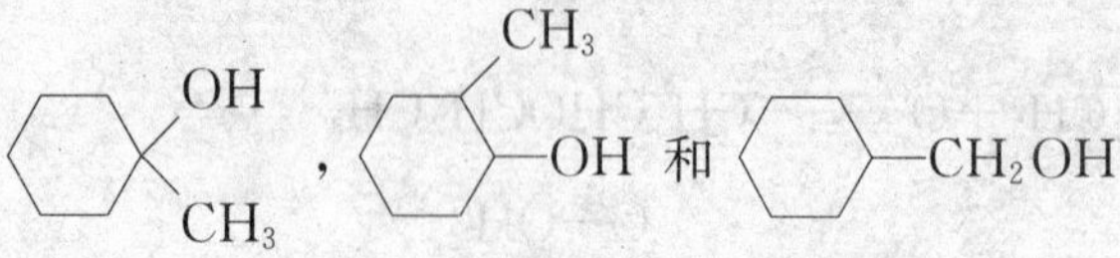 环己基(1-OH,1-CH$_3$)，2-甲基环己醇 和 苯甲醇（环己基-CH$_2$OH）

5. 利用羰基化合物与 Grignard 试剂的反应制取 $C_6H_5CH_2-\underset{\underset{OH}{|}}{\overset{\overset{CH_3}{|}}{C}}-CH_2CH_3$

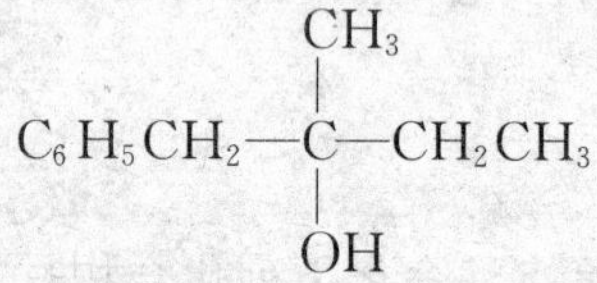

试问可以采取哪几条途径？分别写出各种途径所用反应物的结构式和反应式。

6. 某化合物 A 的分子式为 $C_6H_{14}O$，A 与金属钠反应放出氢气；与 $KMnO_4$ 的酸性溶液反应可得化合物 B，其分子式为 $C_6H_{12}O$。B 在碱性条件下与 I_2 反应生成碘仿和化合物 C，其分子式为 $C_5H_{10}O_2$。A 与浓硫酸共热生成化合物 D。将 D 与 $KMnO_4$ 的酸性溶液反应可得丙酮。试写出 A、B、C、D 的结构式，并写出有关反应式。

（吴运军）

第十一章　对映异构

有机化合物的特征之一是种类繁多、数目巨大,其中一个重要的原因就是存在同分异构现象。同分异构可以分为两大类:一类是由于原子或者原子团之间相互连接的方式和顺序不同,这类异构称为构造异构,包括碳链异构、官能团异构和位置异构三种。另一类是分子的构造相同,但分子中的原子或原子团在空间的排布不同,这类异构称为立体异构,立体异构包括构象异构和构型异构。构象异构在烷烃中已经学习过,它是由于分子中单键的旋转。构型异构又可以分为顺反异构和对映异构。

现在可以把各种同分异构现象简单归纳如下:

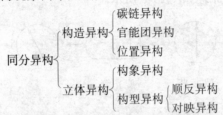

对映异构又称旋光异构或者光学异构,研究对映异构在阐明有机化合物的结构与生理活性的关系有着十分重要意义,对于医学院校的学生来说,学习对映异构方面的知识是非常必要的。由于对映异构体的一个重要特征就是对平面偏振光的作用不同,我们先介绍一下偏振光相关的知识。

第一节　旋　光　性

一、偏振光与旋光性

光是一种电磁波,它的振动方向与其前进方向垂直。普通的光会在垂直于前进方向的各个平面上振动,如图11-1所示。

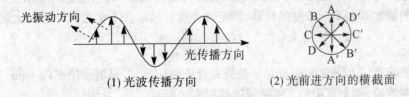

(1) 光波传播方向　　　　(2) 光前进方向的横截面

图11-1　光的传播

如果让普通光通过一个尼科尔棱镜(Nicol prism,由方解石加工制成),则透过棱镜的光就会只在一个平面上振动。这样的光称为平面偏振光(plane polarized light),简称偏振光或者偏光,如图11-2所示。

当偏振光穿过某一物质时,有些物质(如水、乙醇等)不改变偏振光的振动平面,但有些物质(如葡萄糖、果糖、乳酸等)可以改变光的振动平面,我们把这些能改变偏振光振动平面的物质称为旋光性物质或光学活性物质。物质使偏振光振动平面发生旋转的性质称为物质的旋光性或光学活性。不同的旋光性物质能使偏振光产生不同的偏转角度和不同的偏转方向。

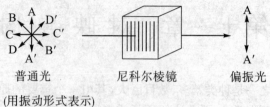

图 11-2　偏振光的产生

二、旋光度及比旋光度

用作测定物质旋光性的装置叫做旋光仪，化合物使偏振光偏转的角度和偏转方向可以用旋光仪来测定。旋光仪的工作原理如图 11-3 所示。

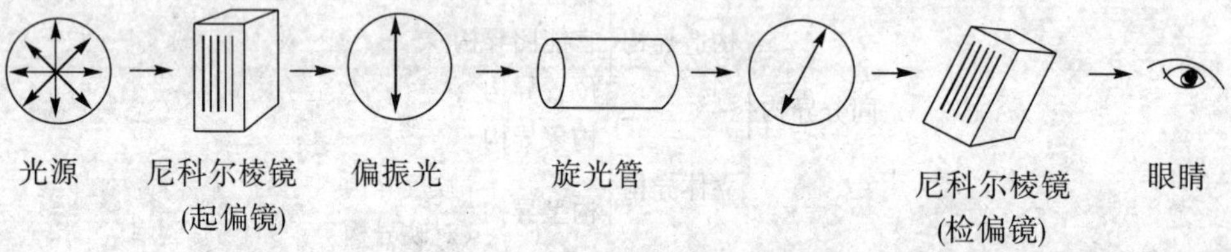

图 11-3　旋光仪的工作原理

把两个尼科尔棱镜平行放置，光通过第一个棱镜后产生偏振光，这个棱镜称为起偏镜。第二个棱镜可以旋转，且连有刻度盘，这个棱镜称为检偏镜。如果在盛样品的旋光管内装入水或乙醇等不旋光物质，偏振光的传播方向不改变，眼睛能看到光，视窗内是亮的。如果旋光管内放入葡萄糖或乳酸等旋光性物质，则必须将检偏镜旋转一定的角度 α，眼睛才能看到光。旋转的角度 α 称为旋光度，如果检偏镜向右（顺时针）旋转可以看到光，称为右旋（用"+"或者"d"表示），如向左（逆时针）旋转则称为左旋（用"−"或者"l"表示）。旋光度 α 不仅与物质本身的结构有关，而且与物质的浓度、旋光管的长度、测定时的温度、光源波长以及使用的溶剂等都有关。为了消除其他外界因素的干扰，而只考虑物质本身的结构对旋光度的影响，为此提出比旋光度（specific rotation）的概念。用 1dm 长的旋光管，待测溶液的浓度为 $1\ g\cdot mL^{-1}$，入射光波长为 589 nm 的钠光（用符号 D 表示），测得的旋光度称为比旋光度，用 $[\alpha]_D$ 表示。在实际操作中，常用不同长度的旋光管和不同浓度的样品，测定旋光度。然后按下面公式计算出比旋光度。

$$[\alpha]_D = \frac{\alpha}{l \times c}$$

式中 α 是旋光仪上测得的旋光度，l 是旋光管长度（dm），c 是溶液浓度（$g\cdot mL^{-1}$）。若所测旋光物质是纯溶液，把上式中的 c 换成液体的密度 d 即可：

$$[\alpha]_D = \frac{\alpha}{l \times d}$$

例如，在 10 mL 水中，加入某旋光物质 1 g，在 1 dm 长的旋光管内，用钠灯做光源，温度为 25 ℃时测得它的旋光度 α 为 −4.64°，则该物质的比旋光度为

$$[\alpha]_D^{25} = \frac{-4.64}{\frac{1}{10} \times 1} = -40.64$$

比旋光度是旋光性物质特有的物理常数，许多物质的比旋光度可以从手册中查找。在文献

中查到的物质的比旋光度,一般会在$[\alpha]_D^{25}$值之后,在括号内标出实验中测定旋光度时使用的溶剂。如:(+)-葡萄糖:$[\alpha]_D^{25}=+52.5°$(水);(-)-果糖为$[\alpha]_D^{25}=-93°$(水)

第二节 旋光性与物质结构的关系——手性

为什么有些物质有旋光性,而有些则没有旋光性?这与分子的内部结构有关。1848年法国化学巴斯德在进行酒石酸钠铵晶体学研究时,发现有酒石酸钠铵有两种不同的晶体,它们外形非常相似,互成实物和镜像的对映关系,但不能重合,就像人的两只手一样呈镜面对映,但不能重合,因此人们将一种物质不能与其镜像重合的特征称为手性(chirality)。不能与其镜像重合的分子称为手性分子(chiral molecule)。

具有手性的分子,其物质才具有旋光性。反之,物质具有旋光性,其分子一定是手性分子。因此,手性是物质具有旋光性的充分必要条件。例如:乳酸的两个对映异构体呈镜面对映(如图11-4),但不能重合在一起(如图11-5)。

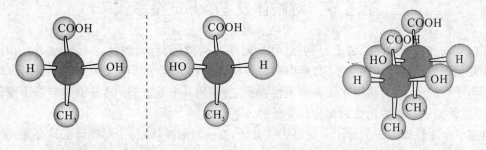

图11-4 乳酸对映异构体的分子模型　　　　图11-5 两个乳酸的分子不能重合

乳酸分子的中心碳原子连有 H、COOH、CH_3、OH 四个不相同的基团,将连有四个不同基团的碳原子称为手性碳(chiral carbon)或不对称碳原子,用 C * 表示。

判断分子是否具有手性,最直接的办法是看其镜像能否与实物重合,如果不能重合,则该分子为手性分子,如果能重合,则为非手性分子(achiral molecule)。但如果判断每个分子是否具有手性都将其镜像画出,再与实物相比,这样做很麻烦。实际上,用分子所具有的对称元素就可以判断分子是否具有手性。对称元素包括对称面,对称中心和对称轴等,下面主要介绍对称面和对称中心。

1. 对称面(镜面)

有些分子,在分子某个部位放一个平面,分子的一半正好是另一半的镜像,这个平面称为分子的对称面(symmetric plane),用 σ 表示。如通过圆球心的面,将长方形盒子分成各一半的面都是对称面。对于平面形分子,分子平面本身就是对称面,如下列化合物中都有一个对称面(如图11-6 所示)。

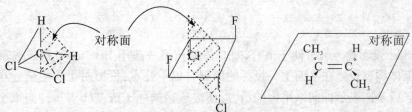

图11-6 分子的对称面

2. 对称中心

分子中有一点，从分子中任何一个原子出发，通过这个点作一直线，在该直线这个点的另一方向相同距离处能找到相同的原子，这个点称对称中心（symmetric center），用 i 表示。如下列化合物中都有一个对称中心（如图 11-7 所示）。

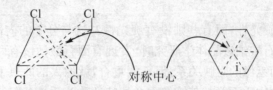

图 11-7 分子的对称中心

如果分子内存在对称面或者对称中心，分子一定无手性。如果分子内不存在对称中心，也不存在对称面，一般可以判定为手性分子。

第三节 对映体及 Fischer 投影式

互成实物和镜像对映的两个异构体，称为对映异构体（简称对映体，enantiomer）。因为对映体能使偏振光振动平面转向不同，所以对映异构体又称为光学活性异构体，或简称光学异构体。具有手性的分子，其物质才具有旋光性。反之，物质具有旋光性，其分子一定是手性分子。因此，手性是物质具有旋光性的充分必要条件。

含有一个手性碳原子的分子一定是手性分子，有一对对映体，每个对映体都具有旋光性，一个分子是右旋，另一个分子则是左旋。例如乳酸 $CH_3CH(OH)COOH$ 的一对对映体，一个是左旋，一个是右旋（见图 11-4）。而有两个或者两个以上手性碳原子的分子则不一定是手性分子，这将会在第五节讨论。

一对对映体的等量混合物称为外消旋体（racemate）。外消旋体无旋光性，通常用(±)表示。外消旋体和纯对映体除旋光不同外，其他物理性质如熔点、沸点、密度、在同种溶剂中的溶解度等也常有差异，例如(＋)-乳酸和(－)-乳酸的熔点都是 53 ℃，而(±)-乳酸的熔点是 18 ℃。

对映体在构造上是相同的，但是原子或原子团在空间的排布不同，因此需要用构型表示。手性碳构型表示式有三种。

（1）球棒式。把碳原子与碳相连的原子或基团画成球，标出化学符号，用棒表示共价键。这种表示清楚、直观、书写麻烦。

（2）立体透视式。手性碳放在纸面上，用虚楔线(┈)连接的原子或基团在纸面后，用实楔线(━)连接在纸面前的原子或基团，用细实线(—)连接在纸面上的原子与基团。这种表示清楚、直观，但也书写麻烦。

（3）Fischer 投影式。为了便于书写，对映体的构型一般用 Fischer 投影式表示，即按规定的方式把四面体构型投影在平面上。投影的原则有以下几点：投影时可将主链放在竖键上，竖键连接的原子或基团表示伸向纸平面的后方，横键连接的原子或基团表示伸向纸平面的前方，其中两条直线的垂直相交点为手性碳原子。这可归纳为：主链从上划到下，横前竖后十字架（乳酸的 Fischer 投影式如图 11-8 所示）。

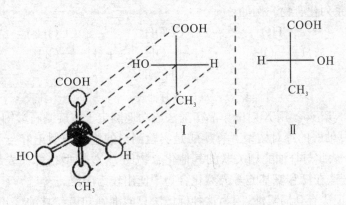

图 11-8 乳酸的 Fischer 投影式

Fischer 投影式虽用平面图形表示分子的结构,但却严格的表示了各基团的空间关系,因为规定横键的两个基团朝前,竖键的两个基团朝后。在使用 Fischer 投影式时要注意以下几点:

(1) 投影式在纸面上旋转 180°,其构型不变,但不能在纸面上旋转 90° 或 270°,也不能离开纸面翻转。

$$\begin{array}{c}\text{COOH}\\\text{HO}—\!\!\!\!\!-\text{H}\\\text{CH}_3\end{array} \equiv \begin{array}{c}\text{CH}_3\\\text{H}—\!\!\!\!\!-\text{OH}\\\text{COOH}\end{array}$$

(2) 投影式中的四个基团,固定一个基团,其余三个基团顺时针或逆时针旋转,构型保持不变。

$$\begin{array}{c}\text{COOH}\\\text{HO}—\!\!\!\!\!-\text{H}\\\text{CH}_3\end{array} \equiv \begin{array}{c}\text{COOH}\\\text{H}_3\text{C}—\!\!\!\!\!-\text{OH}\\\text{H}\end{array} \equiv \begin{array}{c}\text{COOH}\\\text{H}—\!\!\!\!\!-\text{CH}_3\\\text{OH}\end{array}$$

(3) 投影式中任意两个基团对调一次后变成它的对映体的投影式,对调偶数次构型保持不变。

第四节 对映体构型标记

为了表示旋光异构体的不同构型,需要对手性分子进行标记。构型标记有 D/L 构型标记法和 R/S 构型标记法两种。

一、D/L 标记法

在过去很长一段时期中人们无法确定手性分子的真实构型(即绝对构型,也就是指键合在手性中心上的四个原子或基团在空间的真实排列)。费歇尔(Fischer)人为选定(+)-甘油醛为标准物,并规定在 Fischer 投影式中,碳链处于竖直方向,醛基在碳链上端,羟基处于右侧的为 D-构型,羟基处于左侧的为 L-构型。

$$\begin{array}{c}\text{CHO}\\\text{H}—\!\!\!\!\!-\text{OH}\\\text{CH}_2\text{OH}\end{array} \qquad \begin{array}{c}\text{CHO}\\\text{HO}—\!\!\!\!\!-\text{H}\\\text{CH}_2\text{OH}\end{array}$$

D-(+)-甘油醛　　　　　L-(−)-甘油醛

其他手性化合物与甘油醛相关联,不涉及手性碳四条键断裂的,构型保持不变。由此分别

得到 D-和 L-构型系列化合物。例如：

$$\begin{array}{c}\text{CHO}\\ \text{H}\!\!-\!\!\!\!\begin{array}{c}|\\ \text{C}\\ |\end{array}\!\!\!\!-\!\!\text{OH}\\ \text{CH}_2\text{OH}\end{array} \xrightarrow{[O]} \begin{array}{c}\text{COOH}\\ \text{H}\!\!-\!\!\!\!\begin{array}{c}|\\ \text{C}\\ |\end{array}\!\!\!\!-\!\!\text{OH}\\ \text{CH}_2\text{OH}\end{array} \xrightarrow{[H]} \begin{array}{c}\text{COOH}\\ \text{H}\!\!-\!\!\!\!\begin{array}{c}|\\ \text{C}\\ |\end{array}\!\!\!\!-\!\!\text{OH}\\ \text{CH}_3\end{array}$$

D-(+)-甘油醛　　　D-(−)-甘油酸　　　D-(−)-乳酸

1951年，J. M. Bijvoet 用X射线单晶衍射法成功地测定了右旋酒石酸铷钠的绝对构型，并由此推断出(+)-甘油醛的绝对构型。有趣的是实验测得的绝对构型正好与Fischer任意指定的相对构型相同。从此与甘油醛相关联的其他化合物的 D/L 构型也都代表绝对构型，即真实构型了。D/L 标记法在糖和氨基酸等天然化合物中使用较为广泛。

显然，D/L 标记法有其局限性，因为这种标记法只能准确知道与甘油醛相关联的手性碳的构型，对于含有多个手性碳的化合物，或不能与甘油醛相关联的一些化合物，这种标记法就无能为力了。

二、R/S 标记法

按 IUPAC 命名法建议，将与手性碳相连的四个原子或基团按次序规则（见第九章第二节）排列出基团的大小 a>b>c>d，将最小的基团 d 离观察者最远。其他三个基团按 a→b→c 的顺序旋转，如果是顺时针，称为 R（Rectus 拉丁文"右"字的字首）构型；逆时针，称为 S（Sinister 拉丁文"左"字的字首）构型。

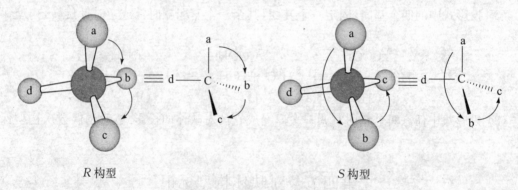

R 构型　　　　　　　　　　　S 构型

例如：乳酸分子中，碳所连的四个基团的大小次序为 —OH>—COOH>—CH$_3$>—H，因此，(R)-乳酸和(S)-乳酸分别为：

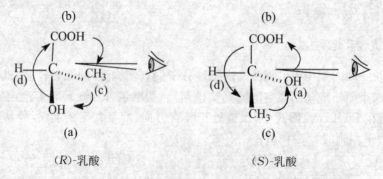

(R)-乳酸　　　　　　　　　　(S)-乳酸

用 Fischer 投影式表示分子构型时，可用下列简单的方法判断 R/S 构型：

(1) 如果最小基团在竖键上，表示最小基团在纸面后，观察者从前面看，按 a→b→c 顺序，如果是顺时针方向转，即为 R，如果是逆时针方向转，即为 S。

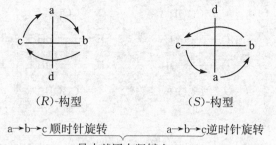

(R)-构型　　　　　　　　　(S)-构型

a→b→c 顺时针旋转　　　　a→b→c 逆时针旋转

最小基团在竖键上

(2) 如果最小基团在横键上,观察者从前面看时,最小基团离观察者最近,若从 a→b→c 顺时针方向转,则手性碳的真实构型为 S,若是逆时针方向转,则手性碳的真实构型为 R。

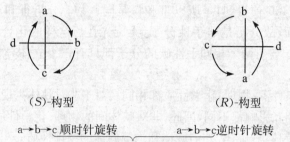

(S)-构型　　　　　　　　　(R)-构型

a→b→c 顺时针旋转　　　　a→b→c 逆时针旋转

最小基团在横键上

对于一对对映体来说,一个异构体的构型为 R,另一个则必然是 S,但它们的旋光方向("+"或"-")是不能通过构型来推断的,只能通过旋光仪测定得到。对于多个手性碳的化合物(除了糖和氨基酸等天然化合物外),用 R/S 标记每个手性碳的构型较为适用。

第五节　对映异构体数目

分子中有一个手性碳原子时就会有一对对映异构体,当分子中含有两个不同的手性碳原子时,就会产生四个构型异构体,例如 2,3-二氯戊烷中有两个不同手性碳原子,共有下面四个构型异构体。

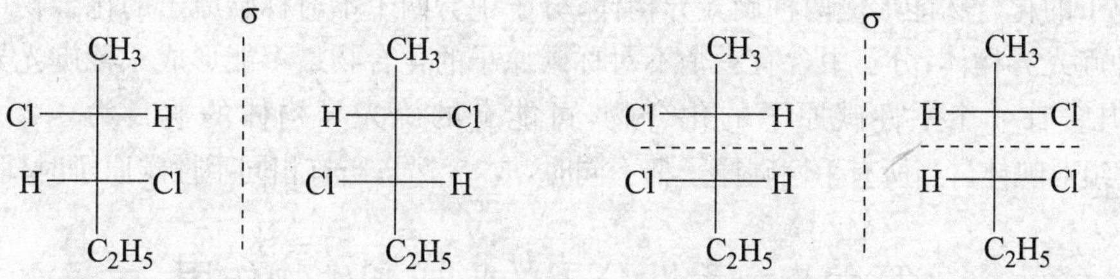

$$
\begin{array}{cccc}
\text{CH}_3 & \text{CH}_3 & \text{CH}_3 & \text{CH}_3 \\
\text{Cl}-\text{H} & \text{H}-\text{Cl} & \text{Cl}-\text{H} & \text{H}-\text{Cl} \\
\text{H}-\text{Cl} & \text{Cl}-\text{H} & \text{Cl}-\text{H} & \text{H}-\text{Cl} \\
\text{C}_2\text{H}_5 & \text{C}_2\text{H}_5 & \text{C}_2\text{H}_5 & \text{C}_2\text{H}_5 \\
\end{array}
$$

Ⅰ　2R,3R　　Ⅱ　2S,3S　　Ⅲ　2R,3S　　Ⅳ　2S,3R

上述构型异构体组成两对对映体:Ⅰ与Ⅱ,Ⅲ与Ⅳ。它们分别组成两个外消旋体,Ⅰ+Ⅱ,Ⅲ+Ⅳ。在四个构型异构体,Ⅰ与Ⅲ、Ⅳ不呈镜像关系。这种不呈镜像关系的构型异构体称为非对映体。

酒石酸含有两个手性碳原子,每个手性碳都连有 COOH、OH、H 和 CHOHCOOH 四个基团,所以称为含有两个相同手性碳的化合物。酒石酸的四个立体异构体用 Fischer 投影式表示如下:

```
     COOH              COOH              COOH              COOH
  H—┼—OH          HO—┼—H           H—┼—OH           HO—┼—H
  HO—┼—H           H—┼—OH           H—┼—OH           HO—┼—H
     COOH              COOH              COOH              COOH
       I                II                III               IV
```

(2R,3R)-(+)-酒石酸　　(2S,3S)-(−)-酒石酸　　(2R,3S)-(−)-酒石酸　　(2S,3R)-(−)-酒石酸
　　　　　　　　　　　　　　　　　　　　　　内消旋酒石酸或meso-酒石酸

Ⅰ和Ⅱ是实物与镜像关系,是一对对映体,Ⅲ和Ⅳ表面上是实物与镜像的关系,但两者能重合,将Ⅲ在纸面上旋转180°便得到Ⅳ,所以Ⅲ和Ⅳ是同一物。分析Ⅲ和Ⅳ的分子对称性,它们分子内都有一个对称面,故分子是非手性分子,无旋光性。这样的化合物称为内消旋体(mesomer),用 meso-表示。含两个相同手性碳的分子都只有三个立体异构体:一对对映体和一个内消旋体。

对映体在非手性条件下,物理、化学性质都相同。对于非对映体来说,它们分子中的原子或基团间的相对距离及相互影响都不同,因此,非对映体间的物理、化学性质也有一定的差异。表11-1 列出酒石酸的左旋体、右旋体、外消旋体和内消旋体的物理性质。

表 11-1　酒石酸的物理性质

酒石酸	熔点(℃)	$[\alpha]_D^{25}$(水)	溶解度(g/100g 水)	pK_{a1}	pK_{a2}
(+)−	170	+12	139	2.93	4.23
(−)−	170	−12	139	2.93	4.23
(±)−	204	0	20.6	2.96	4.24
meso-	104	0	125	3.11	4.80

化合物分子中的不对称碳原子数目越多,形成的旋光异构体的数目越多。分子中含一个不对称碳原子的化合物能形成两种旋光异构体;分子中含两个不对称碳原子的化合物可以形成三种或四种旋光异构体;分子中含有三个不对称碳原子的化合物最多能形成八种旋光异构体。依此类推,凡含有 n 个手性碳原子的化合物,可能有的旋光异构体的数目为 $\leq 2^n$ 个,可以组成 $\leq 2^{n-1}$ 组对映体。当所有手性碳原子都不同时,取"="号;当有相同手性碳原子时,取"<"号。

第六节　手性分子的形成和生物作用

一、手性分子的形成

在生物体内存在许多手性化合物,并且这些手性化合物大多以其中的一种构型存在。比如组成蛋白质的 20 种最基本的天然氨基酸中,除结构最简单的甘氨酸之外,其他 19 种均是含手性中心的单一异构体,由这些手性的单元连接起来组成的蛋白质就必然具有手性。

还有许多手性化合物是通过化学合成得到的,例如丙酸的氯代可以得到一个含有手性碳原子的 2-氯丙酸,但得到的是左旋 2-氯丙酸和右旋 2-氯丙酸的等量混合物,即得到的是外消旋

体,没有旋光性。要想得到光学活性有机化合物,需要在手性环境中进行。合成光学活性有机化合物的方法大致可以分为以下三种:一是用光学活性化合物作为合成起始物,二是使用手性辅助剂,三是使用手性催化剂。值得一提的是,这样得到的旋光性物质并非单纯的某种旋光性物质,只不过是其中的某种对映异构体含量较多。凡不经过拆分直接合成具有手性物质的方法称为不对称合成,不对称合成也称手性合成,它是当今有机合成化学中最为引人注目的研究领域。

二、手性分子的生物作用

一对对映体,由于原子或者基团在空间排布的位置不同,在生理活性上往往会产生完全不同的作用。例如多巴(dopa),它有一对对映异构体,左旋多巴被广泛使用于治疗帕金森病,而右旋多巴却无此生理作用。

左旋多巴 　　　　右旋多巴

20世纪50~60年代发生的"沙利度安(Thalidomide)"事件更加深了人们对这一现象的认识,当时很多孕妇因服用外消旋的沙力度安镇静止吐,导致大量畸形的海豹婴儿的降生。

(R)-Thalidomide,镇静止吐　　　　(S)-Thalidomide,致畸

为什么一对对映体会在生理活性上有如此大的差异呢?药物在生物体内发生作用,一般是通过与细胞的特定部位发生作用,在细胞上的这些特定部位称为受体靶位。受体大多是具有手性的蛋白质,它们具有不同的立体结构。一个手性分子的立体结构只有与受体的立体结构互补时,才能进入受体靶位,所以一对对映异构体往往只有其中一个能产生生理作用。

图11-9表示一对对映异构体(a)和(b)分别与受体作用情况,其中(a)与受体的结构呈互补关系,可以结合,(b)则不可以,不能产生生理效果。

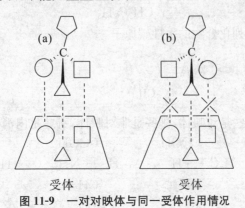

图 11-9　一对对映体与同一受体作用情况

本 章 小 结

1. 只在一个平面上振动的光称为平面偏振光。物质使偏振光振动平面发生旋转的性质称为物质的旋光性或者光学活性。

2. 比旋光度是旋光性物质的特征常数，计算公式为$[\alpha]_D^t=\frac{\alpha}{l\times c}$。

3. 物质与其镜像不能重合的特性称为手性，具有手性的分子称为手性分子，它具有旋光性。可以通过判断分子是否具有对称面和对称中心来判断分子是否具有手性。

4. 分子中两种立体异构体如果互为实物和镜像关系，则称为对映体。Fischer 投影式用平面结构表示立体含义，投影的关键是“横前竖后”。

5. 对映体的标记有 R/S 和 D/L 两种方法，而构型与旋光方向之间没有直接的联系，例如：R-甘油醛是右旋的，而 R-乳酸则是左旋的。

6. 分子如果含有 n 个不同的手性碳原子，则最多有 2^n 个光学异构体。

习　　题

1. 名词解释。

(1) 旋光性；

(2) 手性；

(3) 对映体；

(4) 非对映体；

(5) 内消旋体；

(6) 外消旋体。

2. 下列化合物中，哪些具有旋光性，哪些没有？

(1)
COOH
H Cl
H OH
H Cl
COOH

(2)
CH3
H Cl
Cl H
Cl H
CH3

(3)
COOH
H H
NH2

(4)
CH2COOH
H CH2COOH
CH3

(5)
COOH
H NH2
CH2C6H5

3. 用星号“＊”标出下列化合物的手性碳原子。

(1)
CH3CHCOOH
NH2

(2)
Cl
CH3

4. 判断下列化合物哪些是对映体，哪些是非对映体，哪些是内消旋体？

(1)

COOH
H CH3
NH2

(a)

COOH
H3C H
NH2

(b)

COOH
H NH2
CH3

(c)

CH3
H COOH
NH2

(d)

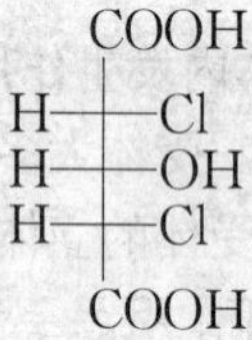

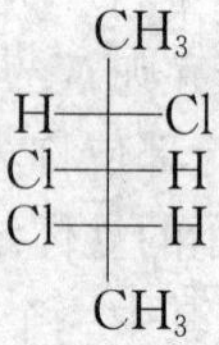

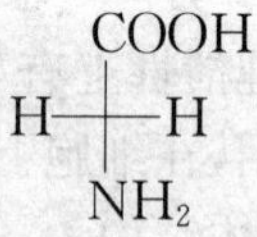

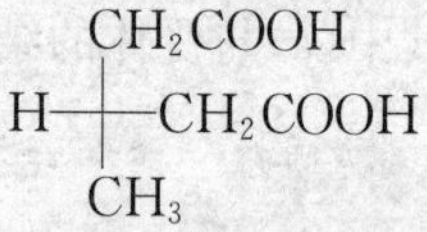

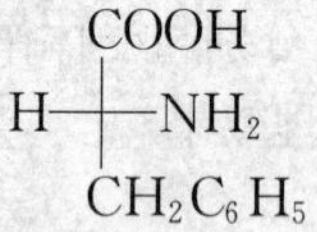

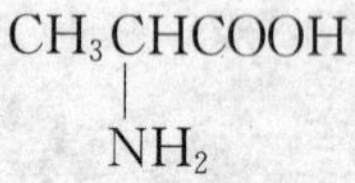

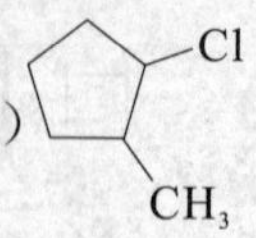

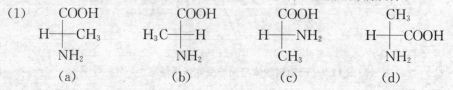

(2)

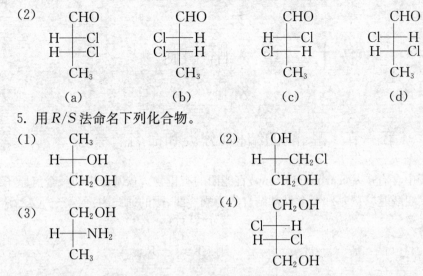

5. 用 R/S 法命名下列化合物。

(1)
```
    CH₃
H ──┼── OH
    CH₂OH
```

(2)
```
    OH
H ──┼── CH₂Cl
    CH₂OH
```

(3)
```
    CH₂OH
H ──┼── NH₂
    CH₃
```

(4)
```
    CH₂OH
Cl ──┼── H
H ──┼── Cl
    CH₂OH
```

6. 一种光学活性的烯烃(C_6H_{12})用 H_2 还原成一个没有光学活性的烷烃(C_6H_{14}),写出该烯烃的结构式。

(王少印)

第十二章 醛、酮

第一节 醛、酮的结构、分类和命名

醛和酮都是分子中含有羰基(carbonyl group)官能团的有机物。羰基至少和一个氢原子结合的为醛(—CHO 又叫醛基),羰基和两个烃基结合的为酮。醛、酮的通式为:

$$\text{醛:} \ R-\overset{\overset{\displaystyle O}{\|}}{C}-H \qquad \text{酮:} \ R-\overset{\overset{\displaystyle O}{\|}}{C}-R$$

1. 结构

醛、酮羰基中的碳原子为 sp^2 杂化。碳原子的三个 sp^2 杂化轨道相互对称地分布在一个平面上,其中之一与氧原子的 2p 轨道在键轴方向重叠构成碳氧 σ 键。碳原子未参加杂化的 p 轨道垂直于碳原子三个 sp^2 杂化轨道所在的平面,与氧原子的另一个 p 轨道平行重叠,形成 π 键,即碳氧双键也是由一个 σ 键和一个 π 键组成。由于氧原子的电负性比碳原子大,羰基中的 π 电子云偏向于氧原子,羰基碳原子带上部分正电荷,而氧原子带上部分负电荷。

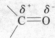

2. 分类

根据烃基的不同可以分为脂肪醛酮、芳香醛酮。根据羰基的个数可以分为一元醛酮、多元醛酮。

3. 命名

(1)普通命名法。醛的命名与醇的习惯命名法相似,称某醛。如:

$$CH_3CH_2OH \qquad\qquad CH_3CHO$$
$$\text{乙醇} \qquad\qquad\qquad \text{乙醛}$$
$$CH_3CH(CH_3)CH_2OH \qquad\qquad CH_3CH(CH_3)CHO$$
$$\text{异丁醇} \qquad\qquad\qquad \text{异丁醛}$$

脂肪酮则按羰基所连接的两个烃基而称为某(基)某(基)酮。例如:

$$CH_3OCH_3 \qquad\qquad CH_3COCH_3$$
$$\text{甲醚} \qquad\qquad\qquad \text{二甲酮}$$
$$CH_3OCH_2CH_3 \qquad\qquad CH_3COCH_2CH_3$$
$$\text{甲乙醚} \qquad\qquad\qquad \text{甲乙酮}$$

(2)系统命名法。结构比较复杂的醛、酮,多用系统命名法命名。选含羰基的最长碳链为主链,从靠近羰基一端给主链编号,称为某醛或某酮。由于醛基必在链端,命名时不必用数字标明其位置。酮基的位置则需用数字标明,写在"某酮"之前,并用数字标明侧链所在的位置及个数,写在母体名称之前。例如:

$$CH_3CH(CH_3)CHO \qquad\qquad CH_3CH_2COCH(CH_3)CH_2CH_3$$
$$\text{2-甲基丙醛} \qquad\qquad\qquad \text{4-甲基-3-己酮}$$

CH₃CH=CHCHO 　　　　CH₃CH(CH₃)CH=CHCOCH₃
2-丁烯醛　　　　　　　　　5-甲基-3-己烯-2-酮

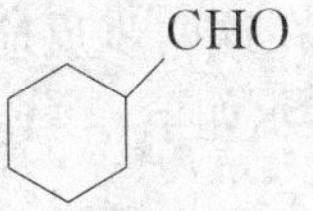

环己基甲醛 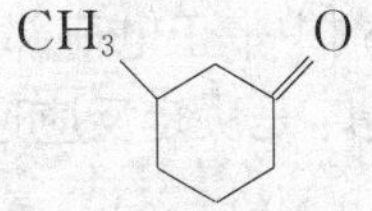　　　　　　　　3-甲基环己酮

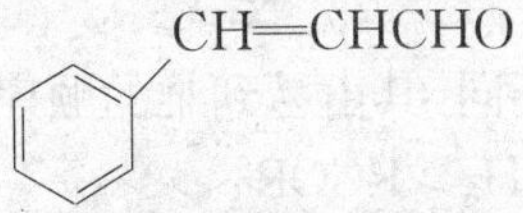

3-苯丙烯醛 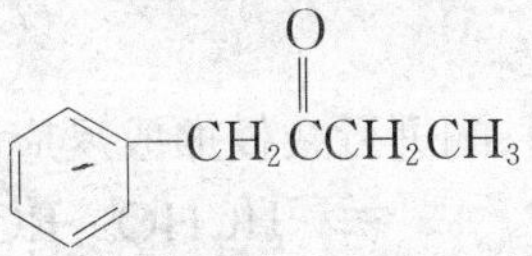　　　　　　　　1-苯-2-丁酮

第二节　醛、酮的理化性质

一、物理性质

1. 状态

甲醛在室温下为气体，市售的福尔马林是40%的甲醛水溶液。除甲醛为气体外，12个碳原子以下的脂肪醛、酮均为液体。高级脂肪醛、酮和芳香酮多为固体。

2. 水溶性

低级的醛、酮易溶于水。这是由于醛、酮可与水分子形成分子间氢键之故。当分子中烃基的部分增大时，水溶性迅速下降，含6个碳原子以上的醛、酮几乎不溶于水。

二、化学性质

1. 亲核加成反应

醛、酮羰基与碳碳双键一样也是由一个σ键和一个π键组成。由于羰基中氧原子的电负性比碳原子大，π电子云偏向于电负性较大的氧原子，使得氧原子带上部分负电荷，碳原子带上部分正电荷。由于氧原子容纳负电荷的能力较碳原子容纳正电荷的能力大，故发生加成反应时，应是带有一对未共用电子对的亲核试剂（可以是负离子或带有未共有电子对的中性分子）提供一对电子进攻带部分正电荷的羰基碳原子，生成氧负离子。即羰基上的加成反应决定反应速度的一步是由亲核试剂进攻引起的，故羰基的加成反应称为亲核加成反应。

(1) 与氢氰酸加成。醛、脂肪族甲基酮及8个碳以下的环酮能与氢氰酸发生加成反应生成α-氰醇。反应通式为：

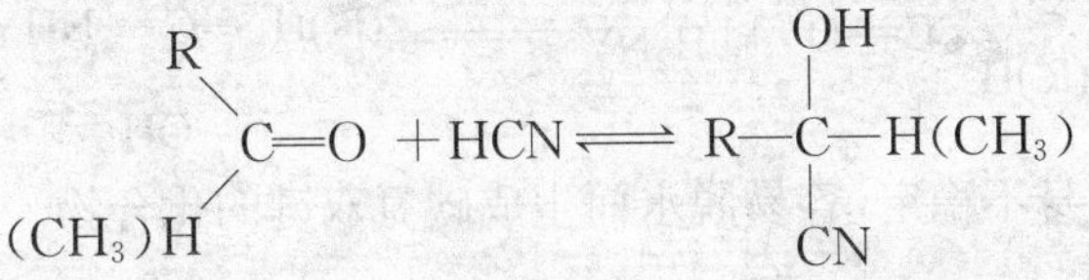

$$\underset{(CH_3)H}{\overset{R}{>}}C=O + HCN \rightleftharpoons R-\underset{CN}{\overset{OH}{\underset{|}{C}}}-H(CH_3)$$

丙酮与氢氰酸作用，无碱存在时，3～4 h内只有一半反应物作用掉。但如加一滴氢氧化钾，则反应2 min内即完成。若加入酸，反应速度减慢，加入大量的酸，放置几天也不发生作用。根据以上事实可以推论，在醛、酮与氢氰酸加成反应中，真正起作用的是氰基负离子这一亲核试剂。碱的加入增加了反应体系的氰基负离子浓度，酸的加入则降低了氰基负离子浓度，这是由于弱酸氢氰酸在溶液中存在下面的平衡。

$$HCN \rightleftharpoons CN^- + H^+$$

醛、酮与亲核试剂的加成反应都是试剂中带负电部分首先向羰基带正电荷碳原子进攻，生成氧负离子，然后试剂中带正电荷部分加到氧负离子上去。在这两步反应中，第一步需共价键异裂，是反应慢的一步，是决定反应速度的一步。可用通式表示如下：

$$\diagup\hspace{-0.3em}\diagdown C=O + :Nu^{(-)} \underset{慢}{\rightleftharpoons} -\underset{Nu}{\overset{|}{C}}-O^- \xrightarrow[快]{A^+} -\underset{Nu}{\overset{|}{C}}-OA$$

不同结构的醛、酮进行亲核加成反应的难易程度不同，其由易到难的顺序为：

$$HCHO > RCHO > RCOCH_3 > RCOR$$

影响醛酮亲核加成反应的速度的因素有两方面，其一是电性因素，烷基是供电子基，与羰基碳原子连接的烷基会使羰基碳原子的正电性下降，对亲核加成不利。其二是立体因素，当烷基与羰基相连，不但降低羰基碳的正电性，而且烷基的空间阻碍作用，也不便于亲核试剂接近羰基，不利于亲核加成反应的进行。

（2）与醇加成。在干燥氯化氢或浓硫酸作用下，一分子醛和一分子醇发生加成反应，生成半缩醛。例如：

$$CH_3CH_2CHO + CH_3OH \xrightleftharpoons{干燥\ HCl} CH_3CH_2CH(OH)OCH_3$$

半缩醛一般不稳定，它可继续与一分子醇反应，两者之间脱去一分子水，而生成稳定的缩醛。

$$\underset{\underset{CH_3CH_2CHOCH_3}{\overset{|}{OH}}}{} + CH_3OH \xrightleftharpoons{干燥\ HCl} \underset{\underset{CH_3CH_2CH-OCH_3}{\overset{|}{OCH_3}}}{}$$

在结构上，缩醛跟醚的结构相似，对碱和氧化剂是稳定的，对稀酸敏感可水解成原来的醛。

$$R-\underset{H}{\overset{\overset{OR}{|}}{C}}-OR + H_2O \xrightarrow{H^+} RCHO$$

在有机合成中可利用这一性质保护羰基。先将醛（酮）与醇反应制成缩醛（酮），待分子其他部位的反应完成后，再用稀酸将缩醛（酮）分解为醛（酮），以达到保护羰基的目的。

（3）与氨的衍生物加成。氨的衍生物羟胺（H_2NOH）、肼（H_2NNH_2）、苯肼（$NH_2NH-\bigcirc$）、氨基脲（$H_2NNHCONH_2$）等分子中氮原子上有孤对电子。它们可作为亲核试剂与醛、酮发生加成，用通式表示如下：

$$\underset{(R')H}{\overset{R}{\diagdown}}C=O + H_2\ddot{N}Y \rightleftharpoons (R')H-\underset{\underset{OH}{\overset{|}{}}}{\overset{\overset{R}{|}}{C}}-NHY$$

由于反应加成物本身不稳定，容易脱水而生成碳氮双键的化合物。

$$(R')H-\underset{\underset{\lceil OH\ H \rfloor}{\overset{|}{}}}{\overset{\overset{R}{|}}{C}}-NY \xrightarrow{-H_2O} (R')H-\overset{R}{\underset{}{C}}=NY$$

从总的反应结果来看，相当于在醛酮和氨衍生物之间脱掉了一分子水，所以称为缩合反应。

$$\underset{(R')H}{\overset{R}{C}}=O + H_2\overset{..}{N}Y \rightleftharpoons \underset{(R')H}{\overset{R}{\underset{|}{C}}}=NY + H_2O \text{ (}-H_2O\text{)}$$

醛、酮与氨的衍生物伯胺、羟胺、肼、苯肼、2,4-二硝基苯肼以及氨基脲发生加成作用，反应并不停留在加成一步，加成产物相继发生脱水形成反应式如下：

$$\underset{(R')H}{\overset{R}{C}}=O + H_2N-R \xrightarrow{-H_2O} \underset{(R')H}{\overset{R}{\underset{|}{C}}}=N-R$$

$$\underset{(R')H}{\overset{R}{C}}=O + H_2NOH \xrightarrow{-H_2O} \underset{(R')H}{\overset{R}{\underset{|}{C}}}=N-OH$$

$$\underset{(R')H}{\overset{R}{C}}=O + H_2NNH_2 \xrightarrow{-H_2O} \underset{(R')H}{\overset{R}{\underset{|}{C}}}=N-NH_2$$

$$\underset{(R')H}{\overset{R}{C}}=O + H_2NHN-C_6H_5 \xrightarrow{-H_2O} \underset{(R')H}{\overset{R}{\underset{|}{C}}}=N-NH-C_6H_5$$

$$\underset{(R')H}{\overset{R}{C}}=O + H_2NHN-C_6H_3(NO_2)_2 \xrightarrow{-H_2O} \underset{(R')H}{\overset{R}{\underset{|}{C}}}=N-NH-C_6H_3(NO_2)_2$$

$$\underset{(R')H}{\overset{R}{C}}=O + H_2NNH-\overset{O}{\underset{\|}{C}}-NH_2 \xrightarrow{-H_2O} \underset{(R')H}{\overset{R}{\underset{|}{C}}}=N-NH-\overset{O}{\underset{\|}{C}}-NH_2$$

醛、酮与氨的衍生物反应的范围比较广，绝大多数醛、酮都可发生这类反应。所生成的产物肟、腙、苯腙、缩氨脲等，一般都是棕黄色固体，很容易结晶，并有一定的熔点，所以常用该反应来鉴别醛、酮，根据是否生成黄色沉淀可以区别醛、酮和其他有机化合物。醛酮与氨的衍生物的反应是可逆的，缩合产物肟、腙等在稀酸或稀碱作用下，又可水解为原来的醛酮，因此，醛酮与氨衍生物的反应又可用来分离提纯醛酮。

2. α-活泼氢的反应

醛酮 α-碳原子上的氢原子受羰基的影响变得活泼。这是由于羰基的吸电子性使 α-碳上的 α-H 键极性增强，氢原子有变成质子离去的倾向。

（1）卤代和卤仿反应。醛、酮可以在 α-碳上进行卤代，酸、碱对反应均有催化作用。

醛、酮可以和卤素发生卤代反应。在酸的存在下，卤代反应可控制在一卤代产物。

$$Br-C_6H_4-\overset{O}{\underset{\|}{C}}-CH_3 + Br_2 \xrightarrow[20\ ℃]{CH_3COOH} Br-C_6H_4-\overset{O}{\underset{\|}{C}}-CH_2Br + HBr$$

在碱性催化下，卤代反应不能控制在一卤代产物，而是生成多卤代产物。由于卤素的吸电子作用，α-卤代醛、酮中的 α-H 酸性增强，在碱的作用下更容易变成烯醇负离子，因而 α-卤代醛、酮继续卤代的速度比未卤代醛酮的快,最后结果是α-碳原子的氢全部被卤素取代。碳原子上连有三个氢原子的醛酮,例如,乙醛和甲基酮,能与卤素的碱性溶液作用,生成三卤代物。三卤代物在碱性溶液中不稳定,立即分解成三卤甲烷和羧酸盐,这就是卤仿反应。常用的卤素是碘,反应产物为碘仿,上述反应就称为碘仿反应。碘仿是淡黄色结晶,容易识别,故碘仿反应常用来鉴别乙醛和甲基酮。次碘酸钠也是氧化剂,可把乙醇及具有 $CH_3CH(OH)-$ 结构的仲醇分别氧化成相应的乙醛或甲基酮,故也可发生碘仿反应。

$$(H)R-\overset{O}{\underset{\|}{C}}-CH_3 \xrightarrow{I_2, OH^-} (H)R-\overset{O}{\underset{\|}{C}}-O^- + CHI_3\downarrow$$

(2) 羟醛缩合反应。在稀碱的催化下,一分子醛因失去α-氢原子而生成的碳负离子加到另一分子醛的羰基碳原子上,而氢原子则加到氧原子上,生成β-羟基醛,这一反应就是羟醛缩合反应。它是增长碳链的一种方法。例如:

$$CH_3CHO + CH_3CHO \xrightarrow{稀碱} CH_3\overset{OH}{\underset{|}{C}H}-CH_2CHO$$

若生成的β-羟基醛仍有α-H 时,则受热或在酸作用下脱水生成α,β-不饱和醛。

$$CH_3\overset{OH}{\underset{|}{C}H}-CH_2CHO \xrightarrow{\triangle} CH_3CH=CHCHO$$

酮也能发生醇酮缩合反应,但其平衡偏向反应物一边,平衡不利于醇酮的生成,所得缩合产物的产率很低。例如丙酮在氢氧化钡催化下的羟酮缩合反应,在 20 ℃时,平衡混合物中只含有 5% 左右的缩合产物。

$$2CH_3-\overset{O}{\underset{\|}{C}}-CH_3 \xrightarrow[20\ ℃]{Ba(OH)_2} CH_3-\underset{\underset{OH}{|}}{\overset{\overset{CH_3}{|}}{C}}-CH_2-\overset{O}{\underset{\|}{C}}-CH_3 \quad (5\%)$$

含 α-H 的醛(或酮)在稀碱作用下发生醇醛(或酮)缩合反应时,由于交叉缩合的结果会得到 4 种不同的产物,分离困难,意义不大。若选用一种不含 α-H 的醛和一种含 α-H 的醛进行缩合,控制反应条件可得到单一产物。例如:

$$HCHO + CH_3\underset{\underset{}{\overset{\overset{CH_3}{|}}{}}}{C}HCHO \xrightarrow[40\ ℃]{Na_2CO_3} CH_3-\underset{\underset{CH_2OH}{|}}{\overset{\overset{CH_3}{|}}{C}}-CHO$$

3. 氧化与还原反应

(1) 氧化反应。醛很容易被氧化成羧酸,不但可被强的氧化剂高锰酸钾、重铬酸钾等氧化,也可被弱的氧化剂如托伦试剂和斐林试剂所氧化,酮对一般氧化剂都比较稳定,只有在强氧化剂(如酸性高锰酸钾、硝酸)下才被氧化,并且分子发生断裂,所得产物比较复杂。

实验室中,可利用弱氧化剂能氧化醛而不能氧化酮的特性,方便地鉴别醛和酮。

托伦试剂硝酸银的氨溶液与醛共热,醛被氧化成羧酸而弱氧化剂中的银离子被还原成金属银析出。若反应试管干净,银可以在试管壁上生成明亮的银镜,故又称银镜反应。

$$RCHO + 2[Ag(NH_3)_2]OH \xrightarrow{\triangle} R-\overset{O}{\underset{\|}{C}}-ONH_4 + 2Ag\downarrow + 3NH_3 + H_2O$$

斐林试剂是由硫酸铜和酒石酸钾钠的氢氧化钠溶液配制而成的深蓝色二价铜络合物,与醛共热则被还原成砖红色的氧化亚铜沉淀。

$$RCHO + 2Cu(OH)_2 + NaOH \xrightarrow{\triangle} RCOONa + Cu_2O\downarrow + 3H_2O$$

利用托伦试剂可把醛与酮区别开来。但芳醛不与斐林试剂作用,因此,利用斐林试剂可把脂肪醛和芳香醛区别开来。

(2) 还原反应。醛和酮都可以被还原,采用不同的还原剂,可将醛酮分子中的羰基还原成羟基,也可以脱氧还原成亚甲基。

① 羰基还原成醇羟基。醛酮羰基在催化剂铂、镉、镍等存在下,可催化加氢,将羰基还原成羟基。若分子结构中有碳碳双键也同时被还原。如:

$$CH_3CH=CHCHO + H_2 \xrightarrow{Ni} CH_3CH_2CH_2CH_2OH$$

用金属氢化物如硼氢化钠、氢化铝锂等则只选择性地把羰基还原成羟基,而分子中的碳碳双键不被还原,例如:

$$CH_3CH=CHCH_2CHO \xrightarrow{LiAlH_4} CH_3CH=CHCH_2CH_2OH$$

② 羰基还原成亚甲基。醛、酮与锌汞齐及浓盐酸回流反应,羰基被还原成亚甲基,这一反应称为 Clemmensen 还原法。例如:

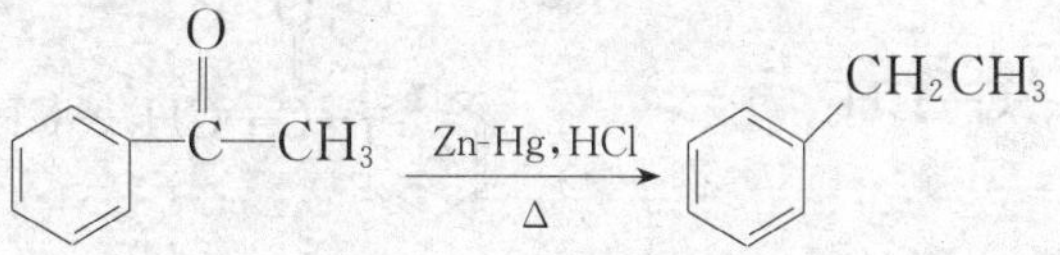

<chemical reaction: 苯乙酮 (phenyl methyl ketone) Zn-Hg, HCl, △ → 乙苯 (ethylbenzene)>

本 章 小 结

1. 醛、酮的含义

碳原子以双键和氧原子相连的官能团,称为羰基。醛和酮具有相同的结构特征,分子中都含有羰基。醛基是醛的官能团。醛基与烃基或氢原子相连而成的化合物叫醛。羰基与两个烃基相连的化合物叫酮,酮分子中的羰基也称酮基,酮羰基是酮的官能团。

2. 醛、酮的命名

(1) 普通命名法

醛与相应伯醇的命名相似,称为"某醛"。

酮根据两个烃基的名称,称为"某某(甲)酮"。

(2) 系统命名法

选主链 选择含有羰基(酮基)的最长碳链为主链。

编号 从靠近羰基一端开始。

命名 取代基位次—取代基名称某醛。

取代基位次—取代基名称—羰基位次—某酮。

3. 醛、酮的化学性质

醛和酮分子中都含有活泼的羰基,有许多相似的化学性质。主要有:

(1) 羰基的加成(和氢氰酸、亚硫酸氢钠、醇、氨的衍生物的加成)在反应产物中都是试剂中的氢与羰基上的氧相连接,其余部分与羰基上的碳相连接。

(2) α-H 的反应(发生卤素取代,醇醛缩合等)乙醛和甲基酮能与 I_2—NaOH 溶液反应生成黄色沉淀碘仿。

(3) 醛和酮的氧化还原 加氢还原,分别生成伯醇和仲醇。醛可被弱氧化剂氧化,而酮不能。醛被托伦试剂氧化,有金属银析出,称为银镜反应。醛被斐林试剂氧化,产生砖红色的 Cu_2O 沉淀(芳香醛不反应)。

习 题

1. 命名下列化合物。

(1) 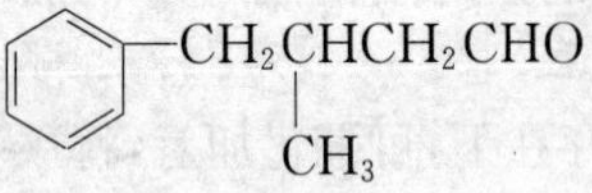 C₆H₅—CH₂CH(CH₃)CH₂CHO

(2) 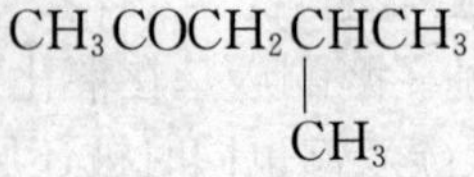 CH₃COCH₂CH(CH₃)CH₃

(3) 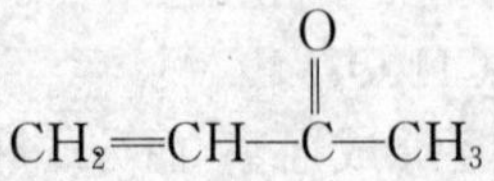 CH₂=CH—CO—CH₃

(4) OHCCH₂CH₂CH₂CHO

(5) 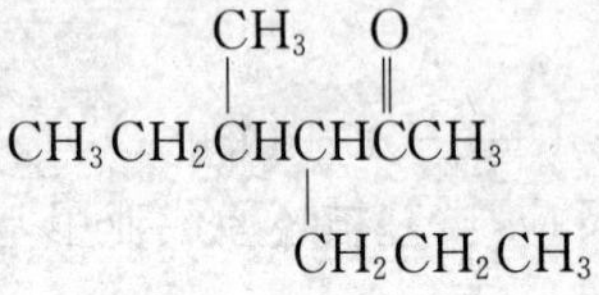 CH₃CH₂CH(CH₃)COCH(CH₃)CH₂CH₂CH₃

(6) 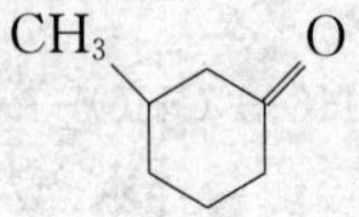 3-甲基环己酮

(7) 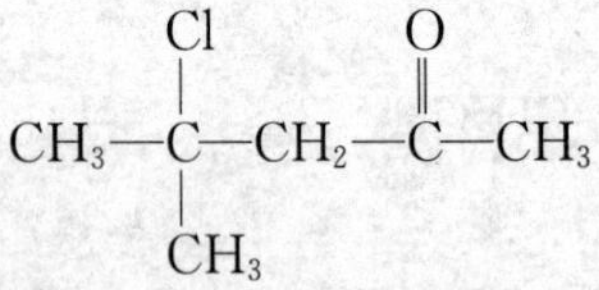 (CH₃)₂C(Cl)CH₂COCH₃

(8) 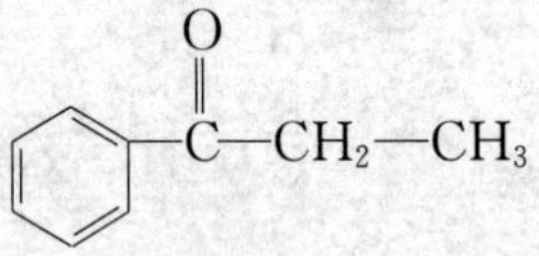 C₆H₅—CO—CH₂—CH₃

2. 完成下列反应式。

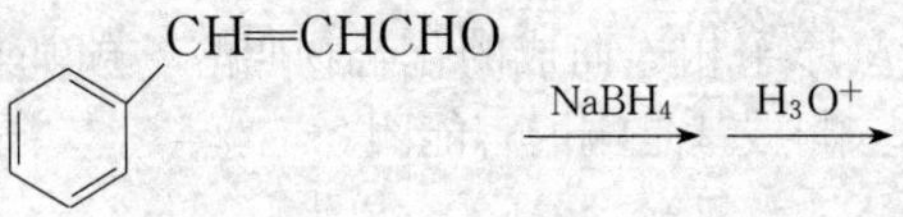

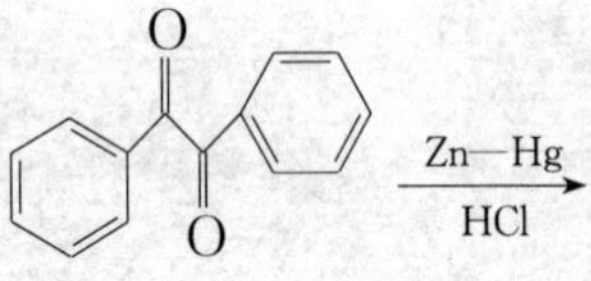

(1) 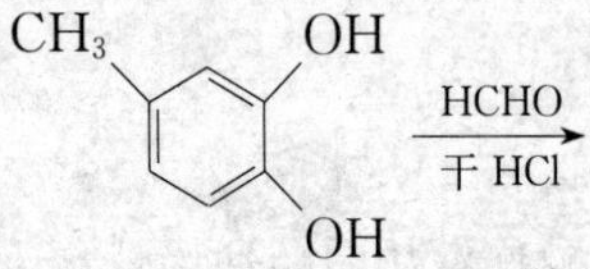 4-甲基邻苯二酚 + HCHO / 干 HCl →

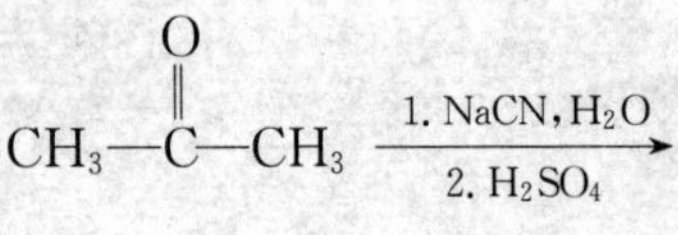

(2) C₆H₅—CH=CH—CHO $\xrightarrow{NaBH_4}$ $\xrightarrow{H_3O^+}$

(3) C₆H₅—CO—CO—C₆H₅ $\xrightarrow[HCl]{Zn-Hg}$

(4) CH₃—CO—CH₃ $\xrightarrow[2.\ H_2SO_4]{1.\ NaCN,\ H_2O}$

(5) CH₃CHO $\xrightarrow[4\sim 5\ ℃]{NaOH,\ H_2O}$

(6) 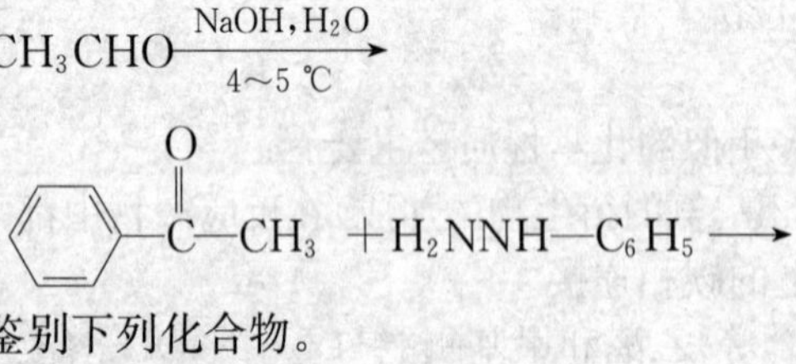 C₆H₅—CO—CH₃ + H₂NNH—C₆H₅ ⟶

3. 鉴别下列化合物。

(1) 苯乙酮、苯甲醛；

(2) 2-戊酮、3-戊酮。

（汪美芳）

第十三章 羧酸和取代羧酸

有机分子中含有羧基的化合物称为羧酸,其通式为 RCOOH(甲酸的 R 为 H)。

羧酸分子中烃基上的氢原子被其他原子或基团取代的化合物称为取代羧酸,例如:

$$\underset{\underset{OH}{|}}{CH_3CHCOOH} \qquad H_3C-\underset{\underset{O}{\|}}{C}-CH_3$$

羧酸和取代羧酸是与医药卫生关系十分密切的重要的有机酸,有些药物本身就是羧酸和取代羧酸或其衍生物。例如,解热镇痛药物:阿司匹林;抗炎镇痛药:布洛芬。

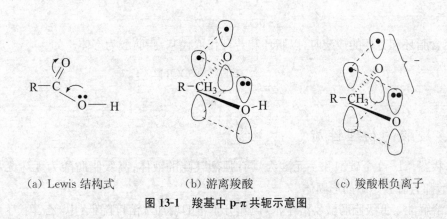

阿司匹林　　　　　　　布洛芬

第一节 羧　酸

一、羧酸的结构、分类和命名

(a) Lewis 结构式　　(b) 游离羧酸　　(c) 羧酸根负离子

图 13-1　羧基中 p-π 共轭示意图

1. 羧酸的结构

在羧酸分子中,羧基中的羰基碳原子采取 sp^2 杂化,这三个 sp^2 杂化轨道分别与两个氧和烃基碳原子形成共平面的三个 σ 键,键角接近 120°,未参与杂化的碳原子 p 轨道与羰基氧原子的 p 轨道肩并肩的侧面重叠形成 π 键,羟基氧上的孤对电子与 π 键形成 p-π 共轭体系。

由于 p-π 共轭的结果,使键长平均化。X 射线衍射结果证明甲酸分子中羰基中碳氧双键的键长比醛、酮分子中羰基的键长略长,碳氧单键的键长较醇中碳氧单键的键长要短。说明羧酸中羰基和羟基发生了相互影响。羧酸根负离子的 p-π 共轭作用更强,负电荷平均分配在 O—C—O 上,键长完全平均化,生成稳定的羧酸根负离子。因此,羧基是个独立的官能团,不是羰基和醇羟基

2. 羧酸的分类

羧酸的种类繁多，按烃基类型可分为脂肪族羧酸和芳香族羧酸；按脂肪烃基是否饱和可分为饱和羧酸和不饱和羧酸；按照分子中羧基数目的多少可分为一元、二元和多元羧酸。

3. 羧酸的命名

(1) 俗名。许多羧酸是从天然产物中得到，因此常根据来源命名，例如：

HCOOH 甲酸称为蚁酸（最初由蒸馏蚂蚁得到的）；CH_3COOH 乙酸称为醋酸（食醋的主要成分），其他如草酸、琥珀酸、安息香酸等都根据来源而称其俗名。

(2) 羧酸的系统命名。选择含羧基在内的最长碳链做主链，并从羧基碳原子开始用阿拉伯数字表明取代基的位置，按所含碳原子数目称为某酸，取代基名称及位次写在某酸之前。对于简单的脂肪酸也常用 α、β、γ 等希腊字母表示取代基的位次，即从羧基相邻的碳原子开始编号依次 α、β、γ 等，将编号字母写在取代基的名称之前。例如：

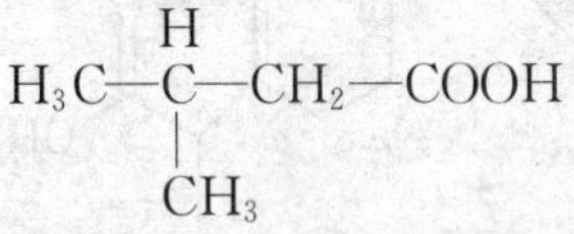

$$H_3C-\overset{H}{\underset{CH_3}{C}}-CH_2-COOH \qquad H_3C-\overset{CH_3}{\underset{Cl}{C}}-CH_2-COOH$$

（β-甲基丁酸）　　　　　　　　　3-甲基-3-氯丁酸
3-甲基戊酸　　　　　　　　　（β-甲基-β-氯丁酸） 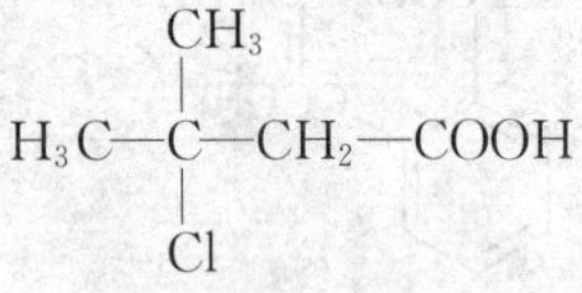

二元酸的命名，应选择含两个羧基的最长碳链为主链，称"某二酸"。如：

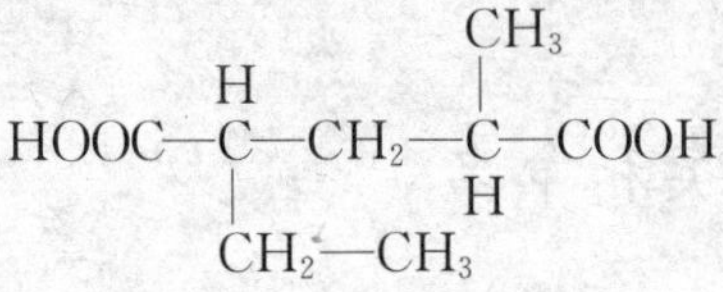

$$HOOC-\overset{H}{\underset{CH_2-CH_3}{C}}-CH_2-\overset{CH_3}{\underset{H}{C}}-COOH$$

2-甲基-4-乙基戊二酸

命名含脂环和芳环的羧酸时，以脂环和芳环作取代基，脂肪酸为母体。如：

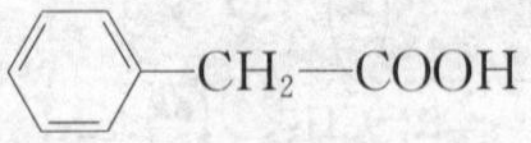

苯乙酸

二、羧酸的物理性质

(1) 状态。1～9个碳饱和一元酸为具有强烈气味的液体；高级脂肪酸为无味无臭蜡状固体；二元酸和芳香酸是结晶形固体。

(2) 溶解性。低级脂肪酸易溶于水，但随分子量的增加水溶度降低：甲、乙、丙、丁酸与水互溶，己酸0.96%，辛酸0.08%。

(3) 沸点。与分子量相近的其他类型有机物相比，羧酸具有特别高的沸点，这是由于羧酸分子可通过分子间氢键缔合成稳定性较高的二聚体或多聚体。如乙酸和正丙醇的分子量都是60，乙酸的沸点为118 ℃，而正丙醇沸点为97 ℃。

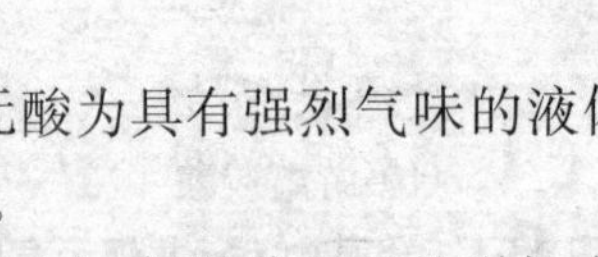

图13-2　羧酸分子间的氢键

三、羧酸的化学性质

根据羧酸的结构特点,它可以发生如下主要的化学反应:

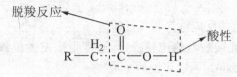

1. 羧酸的酸性与成盐 K_a: $10^{-4} \sim 10^{-5}$

$$RCOOH \rightleftharpoons RCOO^- + H^+$$

$$RCOOH + NaHCO_3 \longrightarrow RCOONa + CO_2\uparrow + H_2O$$

羧酸电离出氢离子后,羧酸根负电荷通过 p-π 平均分布在羧酸根上,使羧酸根能量降低,增加了羧基负离子的稳定性,有助于 H^+ 的离解。

(1) 脂肪酸。就电子效应来讲,如硝基、卤素、烯基和炔基等基团的吸电子作用,使羧基电子云密度降低,这些基团的吸电子诱导效应(-I 效应)使羧基负离子更稳定,酸性增强。反之,羧酸分子中烃基氢原子被供电子基取代后,由于这些基团的供电子诱导效应(+I),使羧酸根负电荷增加,负离子稳定性降低,酸性减弱。

如:	HCOOH	CH_3COOH	CH_3CH_2COOH	
pK_a	3.77	4.76	4.88	
	CH_3COOH	$ClCH_2COOH$	$Cl_2CHCOOH$	Cl_3CCOOH
pK_a	4.76	2.86	1.26	0.64

一卤代乙酸的酸性强度与卤原子的电负性大小次序一致;卤代乙酸的酸性随卤原子数目的增加而增强,烃基取代乙酸随供电子基个数增加而酸性减弱;卤素原子与羧基之间的碳链增长,诱导效应迅速减弱,相应的卤代酸的酸性也随之减弱。

(2) 芳香酸。苯甲酸分子中的苯基是吸电子基,故它的酸性比一般饱和一元羧酸的酸性强,但却比甲酸的酸性弱,这是因为苯环与羧基形成 π-π 共轭,电子云向羧基转移,减弱了氧氢键的极性,则氢较难解离。

	COOH-C₆H₄-CH₃	COOH-C₆H₅	COOH-C₆H₄-NO₂
pK_a	4.4	4.2	3.4

(3) 二元酸。低级的二元羧酸比饱和一元羧酸的酸性强,如乙二酸是由两个电负性较大的羧基相连而成,由于羧基的吸电子作用,使另一个羧基上的氢易于解离。丙二酸、丁二酸等的酸性则因两个羧基间的距离增大而逐渐减弱。如:

	COOH-COOH	H₂C(COOH)₂	(H₂C-COOH)₂
pK_a	1.46	2.80	4.17

(4) 成盐。

$$RCOOH + NaHCO_3 \longrightarrow RCOONa + CO_2\uparrow + H_2O$$

羧酸的钠、钾盐易溶于水,制药工业常用这一性质,将水溶性差的含羧基的药物制成水溶性的盐类。羧酸盐遇强酸则游离出羧酸,利用此性质可分离、精制羧酸,或从中草药中提取含羧基的有效成分。

2. 羧酸的脱羧反应

羧酸脱去羧基放出 CO_2 的反应称为脱羧反应。

(1) 除甲酸外,饱和一元羧酸对热比较稳定,通常很难发生脱羧反应。但一元酸的无水碱金属盐与碱石灰(NaOH+CaO)共热,可脱羧生成烃。

$$R-CH_2-COONa \xrightarrow[\text{高温}]{NaOH/CaO} R-CH_3 + Na_2CO_3$$

(2) 二元羧酸的脱羧反应。α-位上连有吸电子基团(如硝基、卤素、酰基、氰基和不饱和键等)的羧酸容易进行脱羧反应,例如乙二酸、丙二酸受热脱羧:

$$HOOC-COOH \xrightarrow{\triangle} HCOOH + CO_2\uparrow$$

$$HOOC-CH_2-COOH \xrightarrow{\triangle} CH_3-COOH + CO_2\uparrow$$

第二节 取代羧酸

羧酸分子中烃基上的氢被取代后的产物称取代羧酸。根据取代的原子或基团的不同,取代羧酸又可分为卤代羧酸、羟基酸、羰基酸及氨基酸等,本节主要讨论羟基酸、酮基酸。

取代羧酸是多官能团的化合物,各官能团除有其典型性质外,由于各官能团之间的相互影响,还具有一些特殊的性质。羟基酸和酮酸是重要的取代羧酸。

一、羟基酸

1. 分类和命名

羧酸分子中烃基上的氢原子被羟基取代的生成物称为羟基酸。羟基连在脂肪烃基上的羟基酸叫醇酸,连在芳环上的羟基酸叫酚酸。它们广泛存在于动植物体内,有许多醇酸是动植物生命过程中的中间产物或产物,有些是合成药物的原料和食品的调味剂。

醇酸的系统命名是以羧酸为母体,羟基作为取代基,并用阿拉伯数字或希腊字母标出羟基的位置。如:

$$\begin{array}{cc} CH_3CHCOOH & HOOCCH_2CHCOOH \\ | & | \\ OH & OH \end{array}$$

2-羟基丙酸 2-羟基丁二酸
α-羟基丙酸(乳酸) α-羟基丁二酸(苹果酸)

酚酸的命名是以芳酸为母体,酚羟基作为取代基,并根据羟基在环上的位置给出相应的名称。如:

苯环—COOH
         |
         OH

2-羟基苯甲酸

一些醇酸和酚酸可根据其来源用俗名(如乳酸、苹果酸、水杨酸等)。

2. 物理性质

常温下醇酸多为固体或粘稠的液体,在水中的溶解度较同碳原子数的醇和羧酸大,多数醇酸具有旋光性。酚酸都是固体,多以盐、酯等形式存于植物中。羟基酸的熔点比相同碳原子数的羧酸高。

3. 羟基酸的化学性质

羟基酸具有醇、酚和羧酸的通性。如醇羟基可以发生酯化、被氧化、酰化等反应;酚羟基有酸性且能与三氯化铁发生显色的羧基具有酸性,可成盐、成酯、脱羧等。由于羟基和羧基的相互影响,羟基酸又具有特殊性,且因两官能团相对位置不同,表现出明显的差异。

(1) 酸性。羟基是一个吸电子基团,在醇酸中,羟基的$-I$效应沿着碳链传递到羧基上,使羧基氧氢键间的电子云偏向氧原子,促进了氢原子解离成质子,因而酸性比相应的羧酸强。

取代基的诱导效应在饱和链上随着距离的增加而迅速减弱,因而,羟基酸的酸性随着羟基与羧基相对距离的增加而减弱。例如:

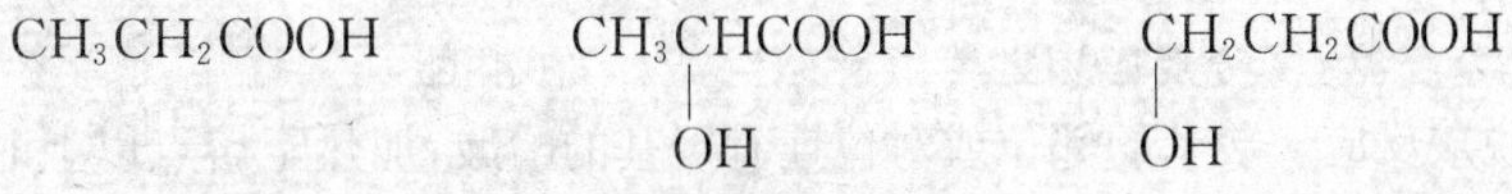

$$CH_3CH_2COOH \qquad CH_3\underset{OH}{CH}COOH \qquad \underset{OH}{CH_2}CH_2COOH$$

pK_a 4.88   3.87   4.51

(2) 氧化。α-和β-醇酸中的羟基受羧基的影响比较活泼,易被氧化为羰基,生成醛酸或酮酸。例如稀硝酸和托伦试剂不易使醇氧化,却能使α-醇酸氧化。

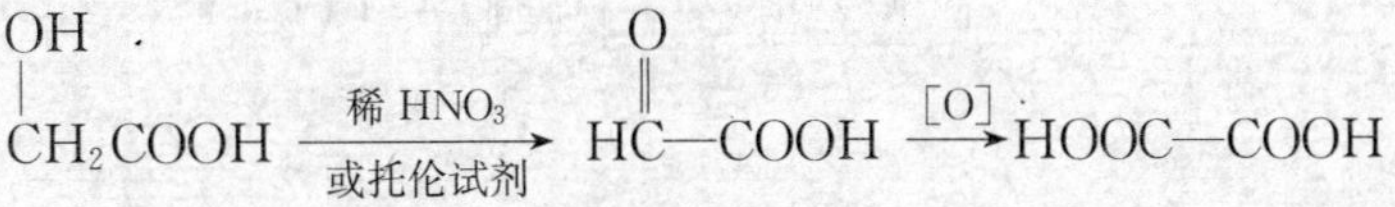

$$\underset{OH}{CH_2}COOH \xrightarrow[\text{或托伦试剂}]{\text{稀 }HNO_3} HC(=O)-COOH \xrightarrow{[O]} HOOC-COOH$$

乙醛酸   乙二酸

$$CH_3\underset{OH}{CH}OOH \xrightarrow[\text{或托伦试剂}]{\text{稀 }HNO_3} CH_3C(=O)-COOH$$

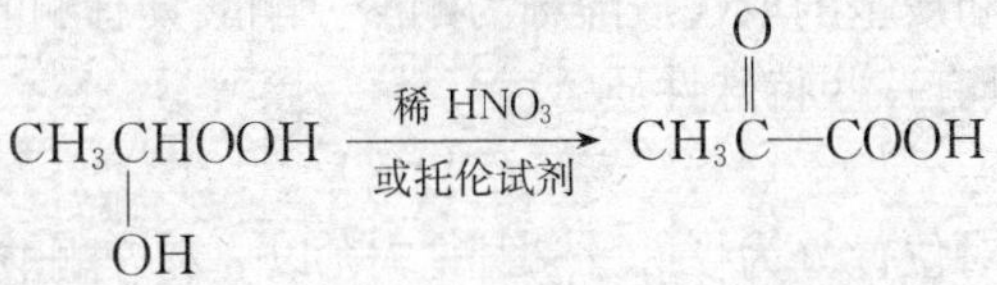

丙酮酸

(3) 醇酸的脱水反应。醇酸受热或与脱水剂共热,可发生脱水反应,随着羟基的位置不同可得到不同的产物

① α-羟基酸脱水时两分子间相互酯化,脱去两分子水,生成六元环状交酯。

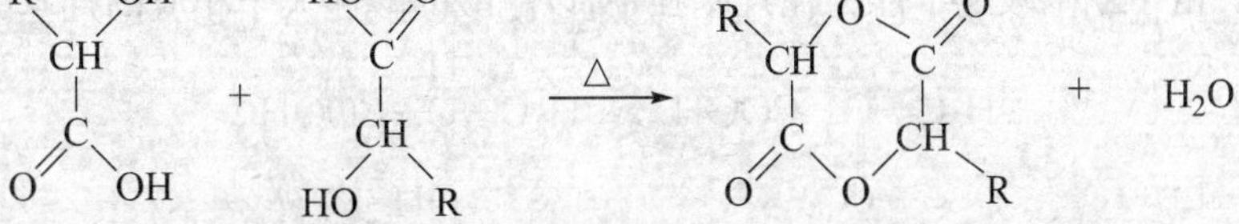

$$\underset{O=C-OH}{\underset{|}{R-CH-OH}} + \underset{HO-R}{\underset{|}{HO-C=O}} \underset{|}{CH} \xrightarrow{\Delta} \text{六元环状交酯} + H_2O$$

交酯具有酯的通性,受酸或碱的作用可以水解为原来的羟基酸。

② β-醇酸脱水时由于与羧基相邻的α-碳原子上的氢原子受羟基和羧基的影响,比较活泼,容易与羟基结合,发生分子内脱水生成α,β-不饱和羧酸。

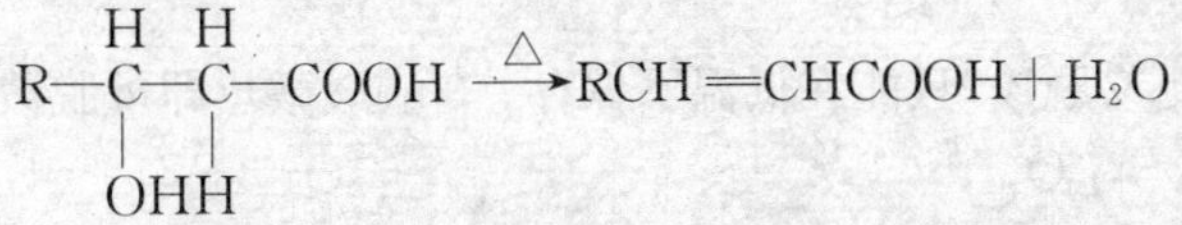

$$R-\underset{OH}{\underset{|}{C}}\underset{H}{\overset{H}{\underset{|}{-}}}\underset{H}{\overset{H}{\underset{|}{C}}}-COOH \xrightarrow{\Delta} RCH=CHCOOH + H_2O$$

③ γ-和δ-醇酸脱水 γ-羟基酸不稳定,很难游离存在,在室温下就发生分子内脱水,生成稳定的γ-内酯。δ-羟基酸也可以发生分子内脱水生成内酯,但比γ-羟基酸困难,生成内酯后遇水也易开环。

$$\underset{\text{羟基丁酸}}{\begin{array}{c}H_2C-C-OH\\|\|\\H_2C-CH_2-OHO\end{array}} \longrightarrow \underset{\gamma\text{-丁内酯}}{\begin{array}{c}H_2C-C=O\\||\\H_2C-CH_2-O\end{array}} + H_2O$$

$$\underset{\delta\text{-羟基戊酸}}{\begin{array}{c}CH_2COOH\\|\\H_2C\\|\\CH_2-CH_2-OH\end{array}} \longrightarrow \underset{\delta\text{-戊内酯}}{\begin{array}{c}H_2C-C=O\\||\\H_2CO\\||\\CH_2-CH_2\end{array}} + H_2O$$

④ 酚酸的脱羧反应　羧基的邻位或对位连有羟基的酚酸,加热至熔点以上时,能发生脱羧反应,生成相应的酚和二氧化碳。例如:

$$\underset{}{\text{(邻羟基苯甲酸)}} \xrightarrow{\text{高温}} \text{苯酚} + CO_2$$

二、酮酸

分子中同时具有酮基和羧基的取代羧酸称为酮酸。酮酸具有酮的性质和酸的性质,又由于酮基和羧基的相互影响,具有一些特殊性质。

1. 分类和命名

根据酮基和羧基的相对位置分为 α、β、γ…酮酸。尤以 α 和 β 酮酸重要。

酮酸的命名是以羧酸为母体,酮基作为取代基,其位置习惯以希腊字母标出。如:

$$H_3C-\underset{\underset{O}{\|}}{C}-CH_2-COOH \quad \beta\text{-丁酮酸}$$

2. 酮酸的性质

(1) 酸性。由于酮基吸电子能力比羟基强,所以酮酸的酸性大于相应的羟基酸。

$$H_3C-\underset{\underset{O}{\|}}{C}-COOH > H_3C-\underset{\underset{OH}{|}}{\overset{\overset{H}{|}}{C}}-COOH$$

(2) 脱羧。α-酮酸与稀硫酸共热,发生脱羧反应,生成少一个碳原子的醛。

$$H_3C-\underset{\underset{O}{\|}}{C}-COOH \xrightarrow[150\ ℃]{\text{稀}H_2SO_4} CH_3CHO + CO_2\uparrow$$

β-酮酸比 α-酮酸更易脱羧,只能在低温下保存。β-酮酸微热即可脱羧,生成酮。

$$H_3C-\underset{\underset{O}{\|}}{C}-CH_2-COOH \xrightarrow{\text{微热}} H_3C-\underset{\underset{O}{\|}}{C}-CH_3 + CO_2\uparrow$$

β-酮酸与浓碱共热,分解为两分子羧酸盐,称酸式分解。

$$CH_3CH_2CCH_2COOH + NaOH \longrightarrow CH_3CH_2CO_2Na + CH_3COONa$$
$$\underset{O}{\|}$$

第三节　羧酸衍生物

一、结构和命名

1. 结构

羧酸衍生物的结构是由酰基($R-\underset{\underset{O}{\|}}{C}-$)分别和卤素原子(—X)、酰氧基($R-\underset{\underset{O}{\|}}{C}-O-$)和烃氧基(R—O—)两部分组成。其共同点是分子中均含有酰基,统称为酰基化合物。

2. 命名

(1) 酰卤的命名。酰卤的命名是酰基的名称和卤素名称去掉"基"字组成。如:

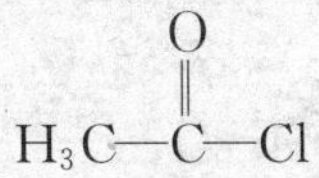

$$H_3C-\underset{\underset{O}{\|}}{C}-Cl \qquad \underset{}{C_6H_5}-\underset{\underset{O}{\|}}{C}-Br \qquad H_3C-\underset{\underset{H}{|}}{\overset{\overset{CH_3}{|}}{C}}-CH_2-\underset{\underset{O}{\|}}{C}-Cl$$

乙酰氯 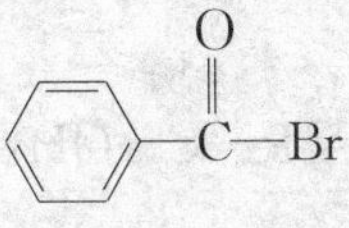　　　　　　　苯甲酰溴 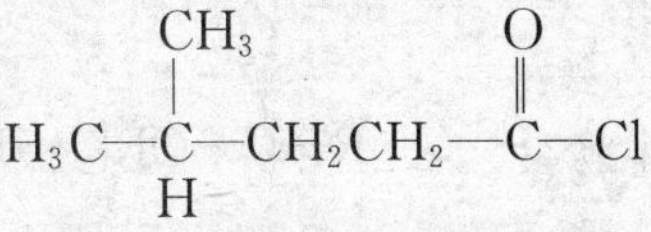　　　　　　　4-甲基戊酰氯

(2) 酸酐的命名。酸酐的命名是将原羧酸的名称后加"酐"字,有时省去"酸"字。如:

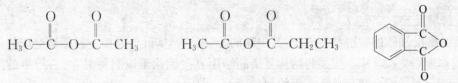

乙酸酐(乙酐)　　　　乙丙酸酐(乙丙酐)　　　邻苯二甲酸酐(邻苯二甲酐)

(3) 酯的命名。酯的命名是根据生成酯的酸和醇的名称叫做"某酸某酯"。如:

$$H_3C-\underset{\underset{O}{\|}}{C}-OCH_2CH_3 \qquad C_6H_5-\underset{\underset{O}{\|}}{C}-OCH_3 \qquad H_3C-\underset{\underset{O}{\|}}{C}-OCH_2C_6H_5$$

乙酸乙酯　　　　　　苯甲酸甲酯　　　　　　乙酸苯甲酯

二元羧酸可生成酸性酯和中性酯,它们的命名如下:

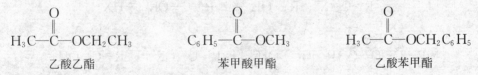

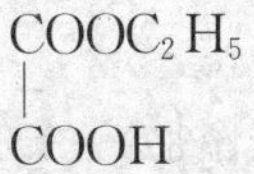

乙二酸氢乙酯 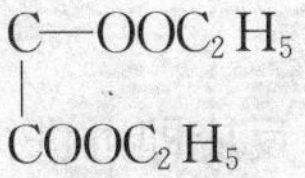　　乙二酸二乙酯 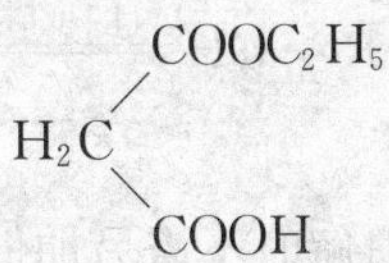　　丙二酸氢乙酯 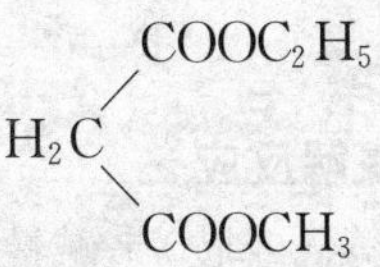　　丙二酸甲乙酯

二、物理性质

低级酰卤和酸酐有刺激气味,挥发性酯具有令人愉快的气味,可用于制造香料。

酰卤、酸酐和酯类化合物的分子之间不能形成氢键,酰胺分子间能形成氢键而缔合。因此,酰卤和酯的沸点比相应的羧酸低;酸酐的沸点较相对分子质量相近的羧酸低。酰胺熔点、沸点均比相应的羧酸高。

所有羧酸衍生物均溶于乙醚、氯仿、丙酮和苯等有机溶剂。

三、化学性质

酰卤、酸酐和酯都含有酰基，具有相似的性质，它们可以和亲核试剂 H_2O、$R-OH$、NH_3 发生亲核取代反应，称为水解、醇解和氨解。

1. 水解反应

酰卤、酸酐和酯水解后都生成羧酸，但反应的活性不同；酰卤和酸酐容易水解，尤其以酰卤反应最快。酯的水解则需酸或碱作催化剂，并需加热。酯在酸催化下的水解，是酯化反应的逆反应，在碱催化下的水解反应，生成的羧酸与碱作用生成羧酸盐，平衡被破坏，则反应是不可逆的。

$$R-\underset{\underset{O}{\|}}{C}-X + HOH \longrightarrow R-\underset{\underset{O}{\|}}{C}-OH + HX$$

$$R-\underset{\underset{O}{\|}}{C}-O-\underset{\underset{O}{\|}}{C}-R' + HOH \longrightarrow R-\underset{\underset{O}{\|}}{C}-OH + R'-\underset{\underset{O}{\|}}{C}-OH$$

$$R-\underset{\underset{O}{\|}}{C}-OR' + HOH \underset{\triangle}{\overset{H^+}{\rightleftharpoons}} R-\underset{\underset{O}{\|}}{C}-OH + R'-OH$$

$$R-\underset{\underset{O}{\|}}{C}-OR' + HOH \underset{\triangle}{\overset{NaOH}{\longrightarrow}} R-\underset{\underset{O}{\|}}{C}-ONa + R'-OH$$

2. 醇解反应

酰卤、酸酐和酯的醇解都生成酯，其中酯的醇解反应，实际上是由一种酯转变成另一种酯的反应，也称为酯交换反应。当某些结构复杂的酯用直接酯化难以制备时，可由简单的酯通过酯交换法获得，如局部麻醉药普鲁卡因的制备。

$$R-\underset{\underset{O}{\|}}{C}-X + R'-OH \longrightarrow R-\underset{\underset{O}{\|}}{C}-OR' + HX$$

$$R-\underset{\underset{O}{\|}}{C}-O-\underset{\underset{O}{\|}}{C}-R + R'-OH \longrightarrow R-\underset{\underset{O}{\|}}{C}-OR' + R-\underset{\underset{O}{\|}}{C}-OH$$

$$R-\underset{\underset{O}{\|}}{C}-OR + R'-OH \underset{\triangle}{\overset{H^+\text{或醇钠}}{\rightleftharpoons}} R-\underset{\underset{O}{\|}}{C}-OR' + R-OH$$

3. 氨解反应

由于氨（或胺）是碱性物质，氨解时不需另加催化剂，反应即可进行，生成酰胺

$$R-\underset{\underset{O}{\|}}{C}-X + NH_3 \longrightarrow R-\underset{\underset{O}{\|}}{C}-NH_2 + HX$$

$$R-\underset{\underset{O}{\|}}{C}-O-\underset{\underset{O}{\|}}{C}-R' + NH_3 \longrightarrow R-\underset{\underset{O}{\|}}{C}-NH_2 + R'-\underset{\underset{O}{\|}}{C}-OH$$

$$R-\underset{\underset{O}{\|}}{C}-OR' + NH_3 \longrightarrow R-\underset{\underset{O}{\|}}{C}-NH_2 + R'-OH$$

羧酸衍生物的水解、醇解和氨解反应可以看作是在水、醇、氨中分别引入了酰基，因此，此类反应亦称为酰化反应。酰卤、酸酐和酯称为酰化剂。

酰化反应中，羧酸衍生物的活泼性次序是：酰卤＞酸酐＞酯。

酰化反应有重要的生物学意义。有些药物中引入酰基可改善吸收，降低毒性，提高疗效，增加脂溶性。

本章小结

1. 羧酸的结构

羧基中的羰基碳原子采取 sp^2 杂化，这三个 sp^2 杂化轨道分别与两个氧和烃基碳原子形成共平面的三个 σ 键，键角接近 120°，未参与杂化的碳原子 p 轨道与羰基氧原子的 p 轨道肩并肩的侧面重叠形成 π 键，羟基氧上的孤对电子与 π 键形成 p-π 共轭体系。由于 p-π 共轭的结果，使键长平均化。

2. 羧酸命名

俗名；系统命名：选择含羧基在内的最长的碳链做主链，并从羧基碳原子开始用阿拉伯数字表明取代基的位置，按所含碳原子数目称为某酸，取代基名称及位次写在某酸之前。

3. 羧酸性质

酸性：羧酸电离出氢离子后，羧酸根负电荷通过 p-π 平均分布在羧酸根上，使羧酸根能量降低，增加了羧基负离子的稳定性，有助于 H^+ 的离解；脱羧：饱和一元羧酸对热比较稳定，通常很难发生脱羧反应；二元羧酸的脱羧反应 α-位上连有吸电子基团（如硝基、卤素、酰基、氰基和不饱和键等）的羧酸容易进行脱羧反应。

4. 羟基酸

羟基是一个吸电子基团，在醇酸中，羟基的—I 效应沿着碳链传递到羧基上，使羧基氧氢键间的电子云偏向氧原子，促进了氢原子解离成质子，因而酸性比相应的羧酸强。氧化：α-和 β-醇酸中的羟基受羧基的影响比较活泼，易被氧化为羰基，生成醛酸或酮酸。脱水：醇酸受热或与脱水剂共热，可发生脱水反应，随着羟基的位置不同可得到不同的产物。

5. 酮酸

酸性：由于酮基吸电子能力比羟基强，所以酮酸的酸性大于相应的羟基酸；

脱羧：α-酮酸与稀硫酸共热，发生脱羧反应，生成少一个碳原子的醛。β-酮酸比 α-酮酸更易脱羧，只能在低温下保存。β-酮酸微热即可脱羧，生成酮。

6. 羧酸衍生物的化学性质

酰卤、酸酐和酯都含有酰基，具有相似的性质，它们可以和亲核试剂 H_2O、R—OH、NH_3 发生亲核取代反应，称为水解、醇解和氨解。

习题

1. 命名下列化合物。

(1) CH₃CHCH₂COOH
    |
    CH₃

(2) O
    ‖
    CH₃CCH₂CH₃

(3) COOH
    OH
    (苯环)

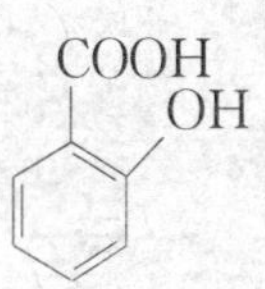

(4) 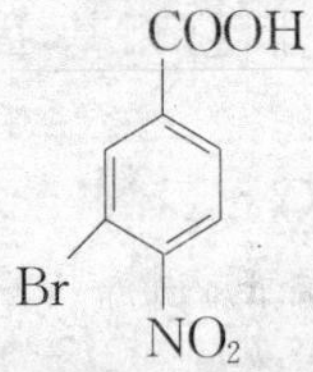 3-溴-4-硝基苯甲酸结构（COOH在苯环上，Br和NO₂在3,4位）

2. 写出下列反应的主要产物。

(1) $CH_3CH_2COOH + SOCl_2 \xrightarrow{\triangle}$

(2) 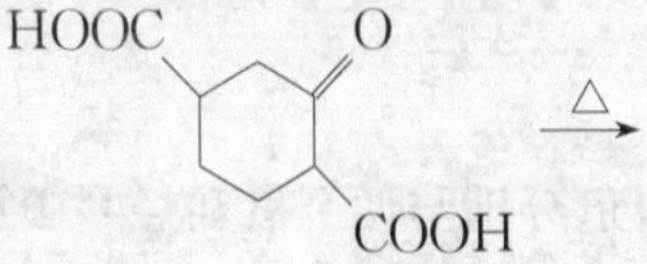 4-羰基-1,3-环己烷二甲酸（HOOC-环己酮-COOH） $\xrightarrow{\triangle}$

(3) $CH_3CH_2CH_2\underset{\underset{OH}{|}}{CH}COOH \xrightarrow{\text{Tollens 试剂}}$

(4) 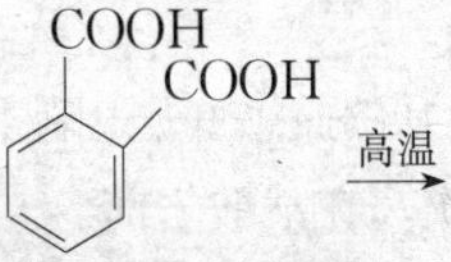 邻苯二甲酸（苯环上相邻两个COOH） $\xrightarrow{\text{高温}}$

3. 区别下列化合物。
(1) 甲酸、乙酸、乙醛；
(2) 乙醇、乙醚、乙酸；
(3) 苯甲酸、苄醇、苯酚。

4. 比较下列化合物酸性的强弱
(1) 乙醇、乙酸、乙炔；
(2) 苯甲酸、P-甲基苯甲酸、P-硝基苯甲酸。

5. 化合物 A、B、C、D 的分子式均为 $C_4H_8O_2$，A 和 B 可使 Na_2CO_3 放出 CO_2，C 和 D 不能，但在 NaOH 水溶液中加热水解后，C 的水溶液蒸馏出低沸点物能与 I_2\NaOH 反应生成碘仿和甲酸钠，D 的水解液经酸中和至中性，能与 Tollens 试剂反应(加热)产生银镜，试推测(A)、(B)、(C)、(D)的结构式。

(冯德香)

第十四章 脂 类

脂类包括油脂和磷脂,是广泛存在于生物体内的一类重要化合物,由于它们在组成、结构和化学性质上的差异较大,因此脂类无严格确切的定义。脂类共同的特点是不溶于水,易溶于乙醚、石油醚、氯仿、丙酮等有机溶剂中,利用这些溶剂可将脂类化合物从生物组织和细胞中提取出来。脂类是生物体维持正常生命活动不可缺少的物质之一。它们在生物体内可作为生物膜的组织成分,也可作为机体新陈代谢的能量来源。脂类作为细胞的表面物质,与细胞识别、种族特异性和免疫等密切相关。

第一节 油 脂

一、油脂的组成和结构

油脂是动植物体的重要组成,也是人类生命活动所必须的物质。油脂是油和脂肪的总称;通常将来源于植物体在常温下呈液态的称为油,如芝麻油、花生油、菜籽油、蓖麻油等;而将来源于动物体在常温下呈固态或半固态的称为脂肪,如猪油、牛油、奶油等。

在化学结构和组成上,油脂是各种高级脂肪酸甘油酯的混合物。其通式如下:

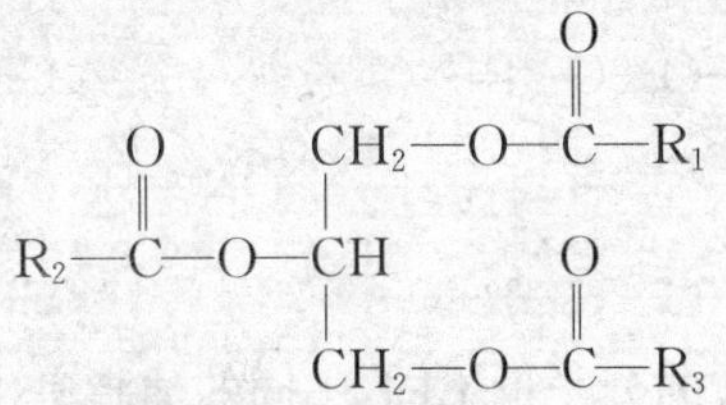

$$\begin{array}{c} \quad\quad\quad\quad\quad\quad\quad\; O \\ \quad\quad\quad\quad\quad\quad\quad\; \| \\ \quad\quad\quad\quad\; CH_2-O-C-R_1 \\ O \quad\quad\quad | \\ \| \quad\quad\quad\quad\; | \\ R_2-C-O-CH \quad\; O \\ \quad\quad\quad\quad\; | \quad\quad\; \| \\ \quad\quad\quad\; CH_2-O-C-R_3 \end{array}$$

油脂的结构通式

油脂分子中若三个脂肪酸相同则称为单三酰甘油,否则称为混三酰甘油。组成油脂的脂肪酸一般都是含偶数碳原子的直链羧酸(碳原子数一般是 12~20 个),其中有饱和脂肪酸,也有不饱和脂肪酸。组成油脂的常见脂肪酸见表 14-1。

天然油脂是各种混三酰甘油的混合物,并且含有少量游离的高级脂肪酸、高级醇、维生素、色素等物质。通常将生物体所利用的酯称为脂。油脂比水轻,不溶于水,易溶于乙醚、丙酮、苯、氯仿、汽油等有机溶剂,所以,衣服上的油渍可用汽油等擦洗。通常由饱和脂肪酸组成的油脂在室温下为固体,如猪油、牛油等,而由不饱和脂肪酸组成的油脂中双键的构型几乎总是顺式,这种立体构型降低了脂肪酸之间的紧密程度而使熔点降低,所以,在室温下含不饱和脂肪酸多的油脂是液体,如花生油、豆油等。

二、油脂的化学性质

油脂属于酯类物质,能水解,其脂肪酸部分如含有不饱和的碳碳双键,还可以发生加成、氧化、聚合等反应。

表 14-1 油脂中常见的高级脂肪酸

俗名	化学名称	结构式	熔点(℃)
软脂酸	十六烷酸	$CH_3(CH_2)_{14}COOH$	62.9
硬脂酸	十八烷酸	$CH_3(CH_2)_{16}COOH$	69.9
花生酸	二十烷酸	$CH_3(CH_2)_{18}COOH$	75.2
月桂酸	十二烷酸	$CH_3(CH_2)_{10}COOH$	43.6
油酸	Δ^9-十八碳烯酸	$CH_3(CH_2)_7CH=CH(CH_2)_7COOH$	16.3
亚油酸*	$\Delta^{9,12}$-十八碳二烯酸	$CH_3(CH_2)_4(CH=CHCH_2)_2(CH_2)_6COOH$	−5
亚麻油酸*	$\Delta^{9,12,15}$-十八碳三烯酸	$CH_3(CH_2CH=CH)_3(CH_2)_7COOH$	−11.3
桐油酸	$\Delta^{9,11,13}$-十八碳三烯酸	$CH_3(CH_2)_3(CH=CH)_3(CH_2)_7COOH$	49
蓖麻油酸	Δ^9-12-羟基十八碳烯酸	$CH_3(CH_2)_5CH(OH)CH_2CH=CH(CH_2)_7COOH$	50
花生四烯酸*	$\Delta^{5,8,11,14}$-二十碳四烯酸	$CH_3(CH_2)_4(CH=CHCH_2)_4CH_2CH_2COOH$	−49.3

注:"*"表示必需脂肪酸,需从食物中获取。花生四烯酸体内虽能自身合成。但量太少,故可算作必需脂肪酸。

1. 水解

油脂在酸、碱或酶的作用下可以发生水解,生成甘油和脂肪酸。若在碱性条件(如 NaOH 或 KOH)水解,则生成甘油和脂肪酸盐。高级脂肪酸盐俗称肥皂,因此油脂的碱性水解又称皂化反应。反应式如下:

$$\begin{array}{c} CH_2-O-CO-R_1 \\ | \\ R_2-CO-O-CH \\ | \\ CH_2-O-CO-R_3 \end{array} + NaOH \longrightarrow \begin{array}{c} CH_2OH \\ | \\ CHOH \\ | \\ CH_2OH \end{array} + \begin{array}{l} R_1COONa \\ R_2COONa \\ R_3COONa \end{array}$$

由于组成油脂的各种脂肪酸的分子量不同,不同的油脂皂化时所需用的碱的量也不同。使 1 g 油脂完全皂化所需的氢氧化钾的毫克数称为皂化值。由皂化值可计算出油脂的平均分子量,皂化值愈大,油脂的平均分子量愈小。不同的油脂所含脂肪酸不同而具有不同的皂化值。

2. 加成

油脂中的不饱和高级脂肪甘油酯含有碳碳双键,因此可以和氢、卤素等发生加成反应。

(1) 加氢。油脂在金属催化下发生催化加氢反应,天然油脂分子中不饱和键经加氢后变为饱和键,这样得到的油脂称为氢化油。

$$\begin{array}{c} CH_2-O-CO-C_{17}H_{33} \\ | \\ CH-O-CO-C_{17}H_{33} \\ | \\ CH_2-O-CO-C_{17}H_{33} \end{array} + 3H_2 \xrightarrow[250\ ℃]{Ni} \begin{array}{c} CH_2-O-CO-C_{17}H_{35} \\ | \\ CH-O-CO-C_{17}H_{35} \\ | \\ CH_2-O-CO-C_{17}H_{35} \end{array}$$

由于加氢后可以提高油脂饱和度,原来液态的油变为半固态或固态的脂肪,所以氢化油又称为硬化油,硬化油不仅熔点升高,且不容易变质,有利于保存和运输。人造黄油的主要成分就是氢化植物油。

(2) 加碘。油脂与碘的加成反应常用来测定油脂的不饱和度。100 g 油脂所吸收的碘的克数称为碘值(iodine value)。碘值大表示油脂的不饱和程度高。

3. 酸败

油脂在空气中久置后,会在空气中氧、水分和微生物作用下,发生变质,产生难闻的气味,这种现象称为酸败(rancidity)。酸败的原因是油脂中不饱和脂肪酸的双键被氧化成过氧化物,后者再经分解等作用,生成具有臭味的小分子醛、酮和羧酸等物质。此时的油脂不能再食用。油脂的酸败程度可用"酸值"表示。酸值是指中和 1 g 油脂中的游离脂肪酸所需氢氧化钾的毫克数。

第二节 磷 脂

磷脂是指含磷酸酯结构的脂类,广泛存在于动植物体内,如动物的脑、蛋黄、肝及大豆等植物的种子中,在细胞吸收外界物质和分泌代谢产物的过程中起着重要作用。磷脂根据与磷酸成酯的组分不同可分为甘油磷脂和鞘磷脂两类。由甘油构成的磷脂称为甘油磷脂,最常见的是卵磷脂和脑磷脂。由鞘氨醇构成的磷脂称为鞘磷脂。

一、卵磷脂

卵磷脂是由磷脂酸分子中的磷酸基与胆碱通过酯键结合而成的化合物,又叫磷脂酰胆碱(胆碱磷酸甘油酯),其结构式如下:

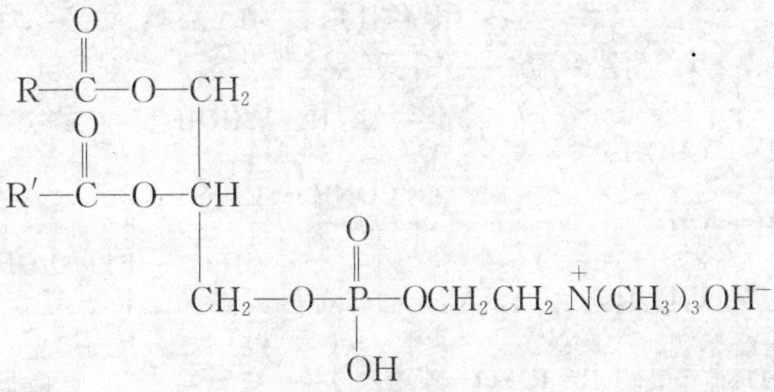

$$
\begin{array}{c}
\quad\quad\quad O \\
\quad\quad\quad \| \\
R-C-O-CH_2 \\
\quad\quad\quad O \\
\quad\quad\quad \| \\
R'-C-O-CH \\
\quad\quad\quad\quad\quad\quad\quad O \\
\quad\quad\quad\quad\quad\quad\quad \| \\
\quad\quad\quad\quad CH_2-O-P-OCH_2CH_2\overset{+}{N}(CH_3)_3OH^- \\
\quad\quad\quad\quad\quad\quad\quad | \\
\quad\quad\quad\quad\quad\quad\quad OH
\end{array}
$$

卵磷脂

在卵磷脂中,胆碱磷酸酰基可连在甘油基的 α 或 β 位上,故有 α 和 β 两种异构体。自然界存在的卵磷脂为 α-卵磷脂。卵磷脂中的饱和脂肪酸通常是硬脂酸和软脂酸,不饱和脂肪酸为油酸、亚油酸、亚麻酸和花生四烯酸等。

卵磷脂存在于脑组织、大豆中,尤其在禽卵卵黄中的含量最为丰富。新鲜的卵磷脂是白色蜡状固体,吸水性很强,在空气中放置易变为黄色或棕色,这是由于卵磷脂中的不饱和脂肪酸在空气中被氧化,形成黄色或棕色过氧化物。卵磷脂不溶于水和丙酮,易溶于乙醚、乙醇、卤仿中。卵磷脂与脂肪的吸收和代谢密切相关,具有抗脂肪肝的作用。

二、脑磷脂

磷脂酰乙醇胺俗名脑磷脂,它的组成和性质与卵磷脂非常相似,其差别是磷脂酸磷酸基结合的是乙醇胺(又称胆胺)。脑磷脂的结构式如下:

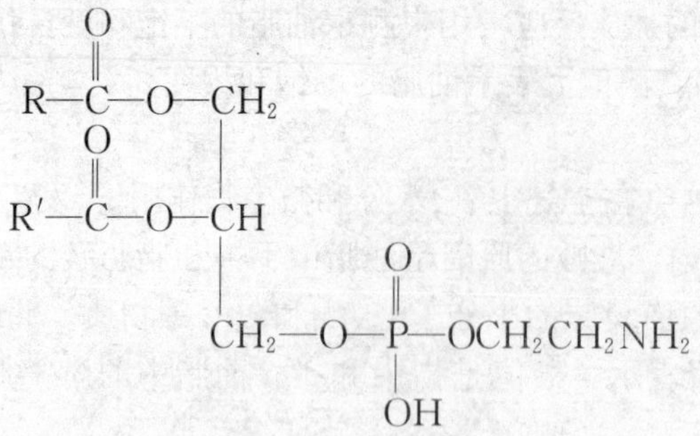

$$\begin{array}{l}\text{R—CO—O—CH}_2\\ \text{R}'\text{—CO—O—CH}\\ \phantom{\text{R}'\text{—CO—O—}}\text{CH}_2\text{—O—P(O)(OH)—O—CH}_2\text{CH}_2\text{NH}_2\end{array}$$

脑磷脂

脑磷脂与卵磷脂并存于机体的各种组织及器官中,它的结构和理化性质均与卵磷脂相似,在空气中放置逐渐变成棕黄色,脑磷脂能溶于乙醚,不溶于丙酮和冷乙醇。一般将蛋黄用乙醚萃取,再用丙酮沉淀,这时脑磷脂和卵磷脂同时沉淀出来,但是脑磷脂在冷乙醇中溶解度比较小,可用冷乙醇将卵磷脂和脑磷脂分离。脑磷脂与血液凝固有关,能促使脑磷脂水解后生成的脂肪酸通常有软脂酸、硬脂酸、油酸及少量花生四烯酸等。

三、鞘磷脂

鞘磷脂是由神经酰胺的伯醇羟基与磷酰胆碱(或磷酰乙醇胺)酯化而成的化合物,大量存在于脑和神经组织中。神经酰胺是鞘胺醇的胺基与脂肪酸成酰胺后的产物。鞘胺醇是一类脂肪族长碳链(含有一反式双键)的胺基二醇,它们的结构分别表示如下:

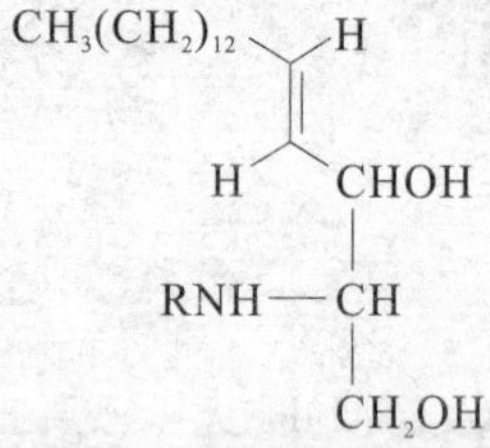

鞘胺醇(R=H);神经酰胺(R=R'CO—) 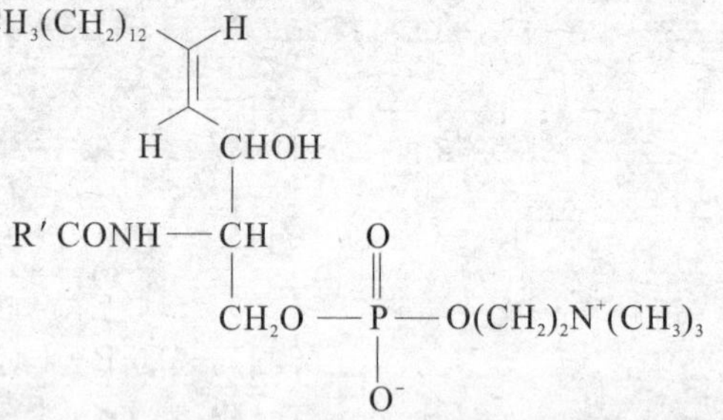　　　　鞘磷脂

鞘磷脂是白色结晶,在光和空气中比较稳定。不溶于丙酮及乙醚,而溶于热乙醇中,这是鞘磷脂与卵磷脂和脑磷脂的不同之处,鞘磷脂的很多性质和卵磷脂及脑磷脂的性质很相似。鞘磷脂分子中酰氨键水解后的产物叫溶血鞘磷脂。鞘磷脂和溶血鞘磷脂是细胞调控的一类内源性介质。

磷脂存在于一切细胞的细胞膜中,是生物体的基本结构要素,磷脂的特殊功能奇妙地依赖于它们的物理性质和磷脂的结构特征。磷脂分子中都有一个共同特点:一个亲水性头和两个疏水性尾。亲水性头:是指高度极性的磷酸根负离子和铵离子;疏水性尾:在甘油磷脂中是两条长的非极性脂肪酰基烃基链;在鞘磷脂分子中,一条是鞘氨醇部分的长碳链、另一条是脂肪酰基烃基链。在同一分子中同时存在着亲水性头和疏水性尾的磷脂,在水溶液中,亲水性头朝向水,疏水性尾则相互紧密相聚,避免与水接触,形成稳定的微团式双分子层结构。磷脂双分子层(或称脂双层)是生物膜最基本结构。如图14-1所示。

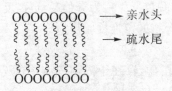

图 14-1 磷脂双分子层

第三节 甾族化合物

一、甾族化合物的结构

甾族化合物又称甾体化合物，是一类广泛存在于动植物体组织中具有重要生理活性的化合物。甾体化合物的共同特点是分子中都含有一个由环戊烷并氢化菲构成的四环碳骨架，四个环分别用 A、B、C、D 表示，环上碳原子有固定的编号顺序。一般在 C_{10} 和 C_{13} 上各连有一个甲基，称为角甲基。在 C_{17} 上连有一个不同碳原子数的碳链。中文"甾"字很形象地表示了甾族化合物基本结构的特点，甾字中的"田"表示四个环，"巛"象征地表示两个角甲基和 C_{17} 位上的取代基。

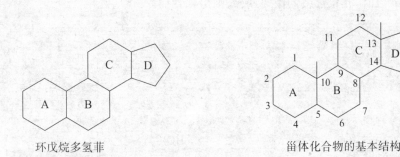

环戊烷多氢菲　　　　　　甾体化合物的基本结构

二、医学上的重要甾族化合物

1. 胆甾醇

胆甾醇又称胆固醇，因最初是从胆石中发现的固体醇而得名。其结构特征是 C_3 上连有羟基，$C_5 \sim C_6$ 间为双键，C_{17} 上连有 8 个碳原子的烃基。

胆甾醇

胆甾醇存在于人及动物的血液、肝、肾、脑及神经组织中，蛋黄中含量较多。它为无色或略带黄色的结晶，熔点 148 ℃，难溶于水，易溶于乙醚、氯仿、热乙醇等有机溶剂。胆甾醇以游离或羟基与脂肪酸形成胆甾醇酯形式存在于动物体内。

胆甾醇分子中的双键，可以与溴或溴化氢发生加成反应，也可以催化加氢生成二氢胆甾醇。将胆甾醇溶于氯仿中，再加乙酐和浓硫酸，溶液逐渐由浅红色变为蓝色，最后变为绿色，颜色的深浅与胆甾醇的浓度有关。这个颜色反应称为李伯曼-布查反应,它是甾族母核的颜色反应,可作为强心苷、甾体皂苷等甾族化合物的定性检验反应。

2. 7-脱氢胆甾醇和麦角甾醇

7-脱氢胆甾醇也是一种动物甾醇,存在于人体皮肤中的7-脱氢胆甾醇,当受到紫外线照射时,B环破裂转化成维生素D_3。

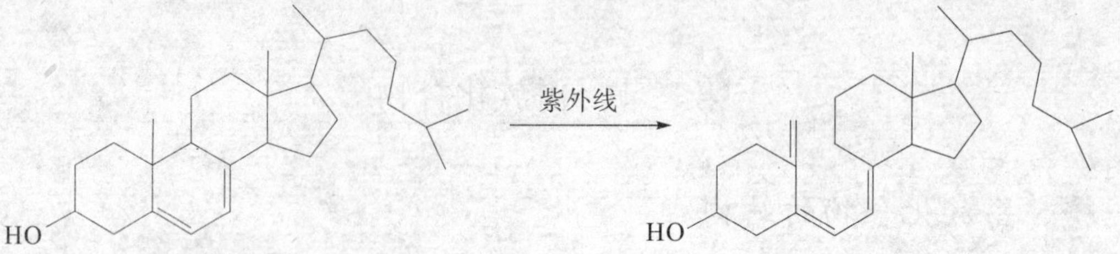

7-脱氢胆固醇 →(紫外线)→ 维生素D_3

麦角甾醇存在于酵母和某些植物中,属于植物甾醇,当受到紫外线照射时,B环破裂形成维生素D_2。

维生素D_2和D_3均为无色结晶,熔点分别为115~118℃和82~83℃,它们都是脂溶性维生素,对热和空气中的氧比较稳定。维生素D类能促进钙的吸收,其中D_2和D_3的生理活性最强。当维生素D严重缺乏时,儿童常患佝偻病,成人则得软骨症。

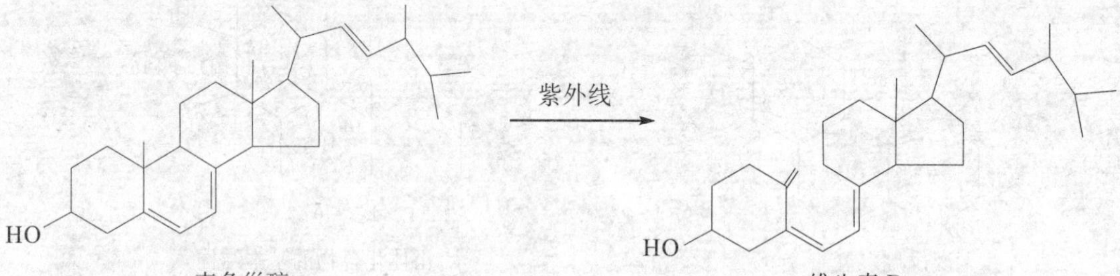

麦角甾醇 →(紫外线)→ 维生素D_2

3. 胆甾酸

动物胆汁中除了含有胆甾醇和胆色素外,还含有几种结构与胆甾醇相似的酸,统称为胆甾酸。胆甾酸在人体内可以以胆固醇为原料直接合成。至今发现的胆甾酸已有100多种,其中人体内重要的是胆酸和脱氧胆酸。

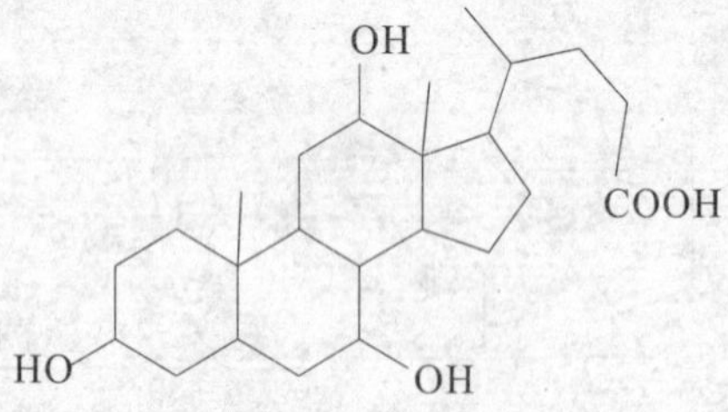

胆酸 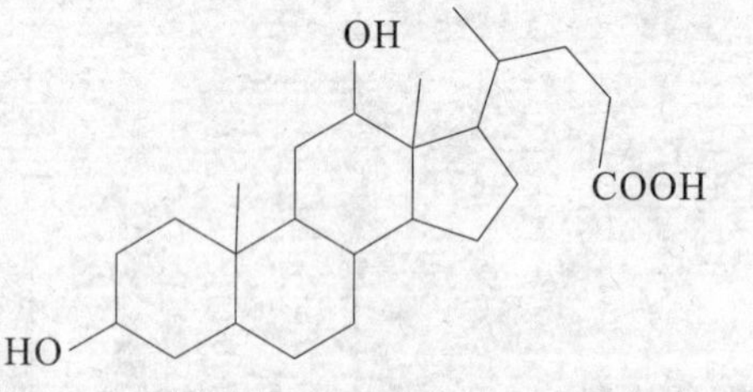   脱氧胆酸

胆甾酸在胆汁中分别与甘氨酸(NH_2CH_2COOH)和牛磺酸($H_2NCH_2CH_2SO_3H$)通过酰胺键结合,形成各种结合胆甾酸,这些结合胆甾酸总称为胆汁酸,例如胆酸与甘氨酸或牛磺酸分别生成甘氨胆酸和牛磺胆酸。

在胆汁中,大部分胆汁酸均以钠盐或钾盐形式存在,称为胆汁酸盐(简称胆盐),胆汁酸盐分子内部既含有离子性亲水基,又含有疏水性的甾环,这种分子结构能够降低油/水两相之间的表面张力,具有乳化剂作用。胆汁酸盐的生理功能是使脂肪及胆固醇酯等疏水的脂质乳化成细小微团,增加消化酶对脂质的接触面积,以便机体对脂类的消化与吸收,其次抑制胆汁中胆固醇的析出。

4. 甾体激素

激素是动物体内各种内分泌腺所分泌的微量化学物质,虽然数量小但具有重要的生理活性。根据甾体激素的来源和作用不同,将甾体激素分为性激素和肾上腺皮质激素。

(1) 性激素。性激素包括雄性激素、雌性激素和孕激素。雄性激素是维持雄性生殖器发育及促进第二性征发育的物质,雄性激素还具有促进蛋白质合成,抑制蛋白质的代谢,使肌肉生长发达、骨骼粗壮。天然雄性激素为睾丸素,但它在消化道易被破坏,只能制成油剂供肌肉注射。临床常用甲睾酮口服;睾丸素酯制成油剂肌肉注射可延长作用时间,如丙酸睾酮。

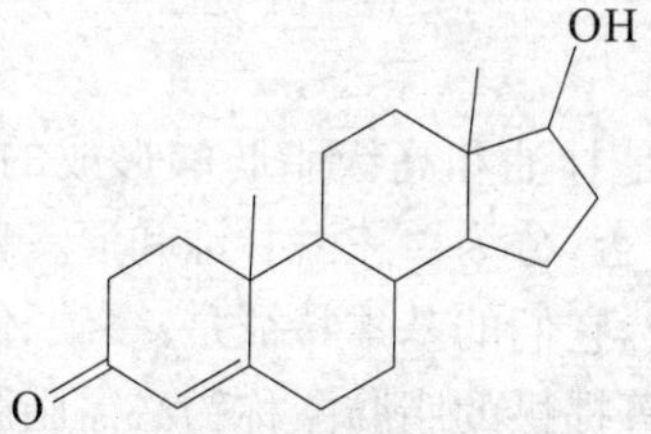

睾丸酮 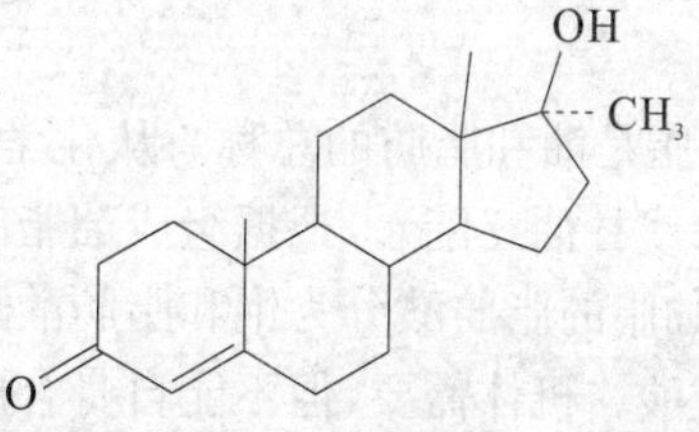　　　　　　　　甲睾酮

雌激素是促进雌性动物第二性征发育及性器官成熟的物质。由雌性动物的卵巢分泌产生。雌激素与孕激素一起完成女性性周期、妊娠、授乳等方面的作用。此外,还有降低血胆固醇的作用。临床用于雌激素缺乏症、性周期障碍等,也用于治疗绝经症状和骨质疏松、乳腺癌和前列腺癌。天然雌激素为雌二醇、雌三醇、雌酚酮等,它们在消化道中也易被破坏,仅能注射。临床用其衍生物炔雌醇、尼尔雌醇等。雌激素的代用品为己烯雌酚。

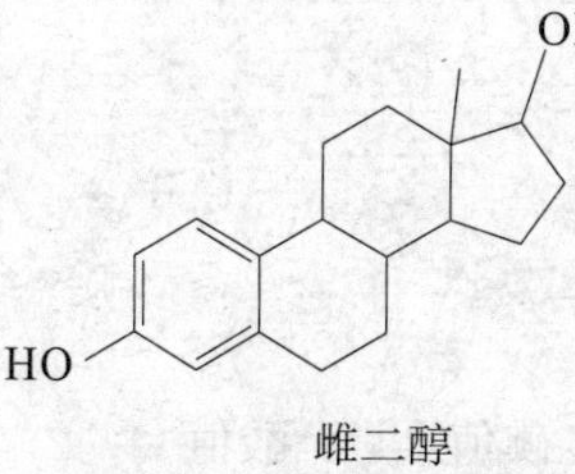

雌二醇 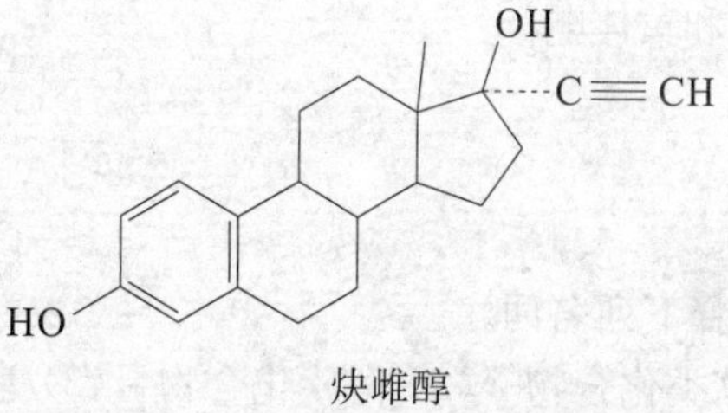　　　　　　　　炔雌醇

孕激素又称黄体激素,它具有准备和维持妊娠的作用。天然孕激素是黄体酮,临床也常用黄体酮衍生物醋酸甲地孕酮、醋酸甲羟孕酮等治疗先兆性流产、习惯性流产、月经不调等症。

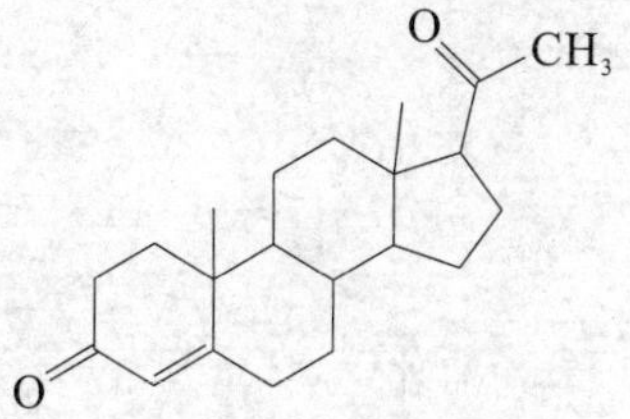

黄体酮 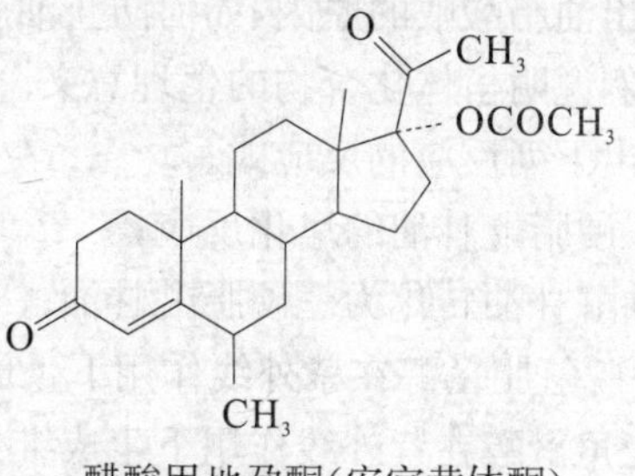　　　　　　　　醋酸甲地孕酮(安宫黄体酮)

(2) 肾上腺皮质激素。肾上腺皮质激素是肾上腺皮质受脑垂体前叶分泌的促肾上腺皮质激素刺激所产生的一类激素。按其生理作用可分为盐皮质激素和糖皮质激素,前者主要调节肌体的水盐代谢和电解质平衡;后者主要与糖、脂肪、蛋白质代谢和成长发育有关。天然糖皮质激素以可的松、氢化可的松为代表,天然盐皮质激素以醛固酮和去氧皮质酮为代表。临床常用糖

皮质激素醋酸地塞米松、醋酸氢化可的松等,盐皮质激素无临床使用意义。

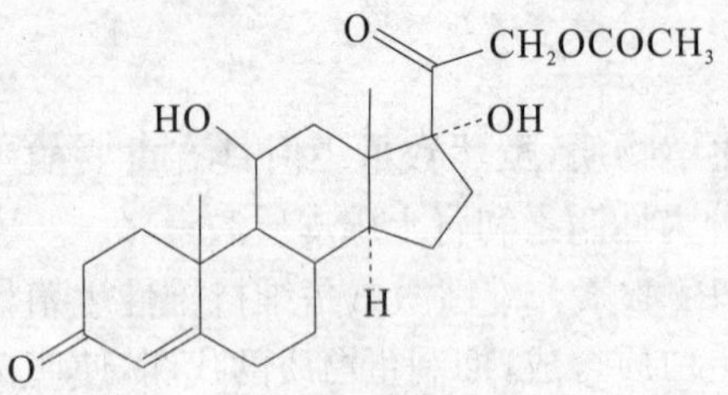

醋酸氢化可的松 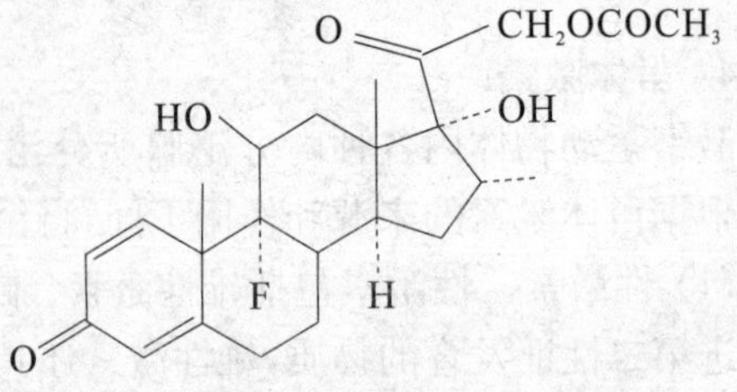　　　　　　醋酸地塞米松

本 章 小 结

1. 油脂是油和脂肪的总称。从化学结构上看油脂是甘油和高级脂肪酸形成的酯类,称为三酰甘油(或甘油三酯)。根据组成油脂的脂肪酸相同与否,分为单三酰甘油和混三酰甘油。

组成油脂的脂肪酸分为饱和脂肪酸和不饱和脂肪酸,它们的基本特征是:多碳、偶数碳和直链、一元羧酸。机体需要,但不能自身合成,必须由食物等提供的脂肪酸称为必需脂肪酸。油脂的主要化学性质为:水解、加成和酸败。

2. 磷脂是一类含磷的脂类化合物。最常见的是卵磷脂和脑磷脂。它们的基本结构类似于油脂。在甘油的 C_1、C_2 上与两分子高级脂肪酸以酯键结合,C_3 上与磷酸酯键结合。磷脂的水解最终产物为:甘油、脂肪酸、磷酸、含氮有机化合物。

3. 具有环戊烷并多氢菲(甾烷)骨架的一类化合物称为甾体化合物。它们的基本结构特点是:分子中有四个稠合环,C_{10}、C_{13} 上连角甲基,C_{17} 上是不同的基团。重要的甾体化合物有胆甾醇,睾丸酮和黄体酮。

习　　题

1. 解释下列名词。
(1) 萜类化合物　(2) 甾族化合物　(3) 皂化值　(4) 碘值　(5) 酸值
2. 写出下列物质的结构式。
(1) 卵磷脂　(2) 胆固醇　(3) 维生素 D_3　(4) 胆酸　(5) 可的松
3. 说出油脂酸败的原因,如何防止油脂酸败?
4. 举例说明甾体化合物的生理意义。
5. 写出下列反应的反应式。
(1) 三硬脂酰甘油的皂化反应;
(2) 油酰甘油转化为三硬脂酰甘油;
(3) 7-脱氢胆甾醇在紫外线作用下生成维生素 D_3;
(4) 麦角甾醇在紫外线作用下生成维生素 D_2。

(谷晓霞)

第十五章 含氮有机化合物

含氮有机化合物包括的种类很多,并广泛存在于自然界以及生物体中。这类化合物很多与人体关系密切,是生命活动的基础物质,如体内的激素、神经递质等;还有的是人工合成药物及天然存在药物的基本结构;有些还构成有机合成的重要中间体。本章主要讨论胺、酰胺、含氮杂环化合物的基本结构和性质。

第一节 胺

一、胺的分类和命名

1. 胺的分类

胺可看作成氨的烃基衍生物,即氨分子中一个或几个氢原子被烃基取代后的化合物。

氨分子中氮原子上连有一个烃基的称为伯胺(1°胺),连有两个烃基的称为仲胺(2°胺),连有三个烃基的称为叔胺(3°胺)。相应的伯胺中的"—NH_2"称氨基,仲胺中的"$\diagdown NH \diagup$"称亚氨基,叔胺中的"$\diagdown N \diagup$"称次氨基。当氮原子上同时连有四个相同或不相同的烃基时,则形成季铵化合物。如氯化铵分子中四个氢原子被四个烃基取代则形成季铵盐;季铵盐中的卤原子或酸根被氢氧根取代则形成季铵碱。

RNH_2 R_2NH R_3N $R_4N^+X^-$ $R_4N^+OH^-$
伯胺   仲胺   叔胺   季铵盐   季铵碱

根据烃基种类不同,可将胺分为脂肪胺或芳香胺两类。氮原子直接与脂肪烃基相连的称为脂肪胺;氮原子直接与芳环相连的称为芳香胺。例如:

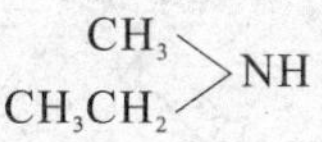

脂肪仲胺 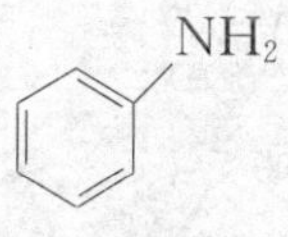   芳香伯胺 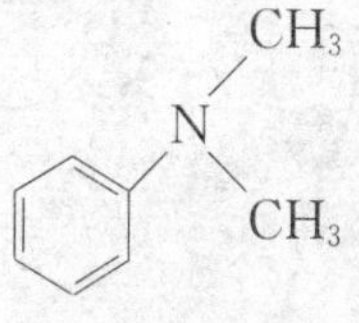   芳香叔胺

根据胺分子中氨基数目不同分为一元胺、二元胺、多元胺。含一个氨基的称为一元胺,含两个以上的氨基的称为多元胺。

2. 胺的命名

简单胺可根据烃基不同称某胺,以胺为母体,烃基作为取代基;如取代基不同,则按次序规则将烃基依次写于胺之前;芳香胺氮原子上有取代基时,则于取代基前加"N",以表示取代基直接与氮相连。例如:

$CH_3CH_2NH_2$ 乙胺   甲乙胺 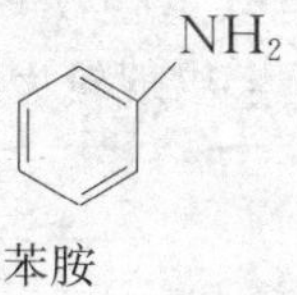   苯胺 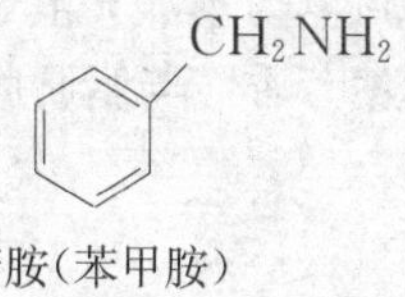   苄胺(苯甲胺)

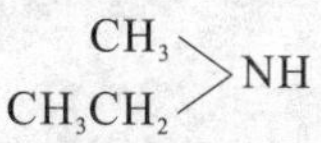

1,3-环己二胺　　　N-甲基-N-乙基苯胺　　　N,N-二甲基苯胺

结构复杂的胺则将氨基作为取代基,烃或其余结构部分作母体;季铵盐、季铵碱命名与铵盐及氢氧化铵命名相似。例如:

2-甲基-4-氨基戊烷　　　2-二甲氨基丁烷　　　对-氨基苯甲酸

氯化四甲铵　　　　　　氢氧化三甲乙铵

命名时用"铵",表示季铵盐类化合物或胺的盐;而表示某氨基时用"氨",如上述氨基、亚氨基等;"胺"则是指氨的烃基衍生物。

二、胺的结构

脂肪胺与氨类似具有棱锥形的结构。氮原子的最外层电子构型:$2s^2 2p_x^1 2p_y^1 2p_z^1$。胺的氮原子成键时发生轨道杂化,氮原子为不等性 sp^3 杂化状态。氮原子分别以三个 sp^3 杂化轨道与氢原子或烃基中碳原子形成三个 σ 键,且三个 σ 键分别伸向四面体的三个顶端。未共用电子对占据另一个 sp^3 杂化轨道处于棱锥形的顶端。从而形成一近似的四面体结构,即棱锥型,见图15-1。

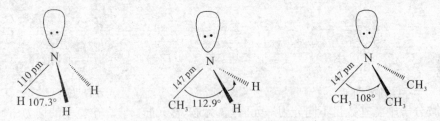

图15-1　氨、甲胺、三甲胺的结构示意图

芳胺分子中由于氨基直接与苯环相连,氮上的孤对电子可与苯环上 π 电子有效交盖,形成 p-π 共轭。实验测定,苯胺中 H—N—H 夹角为 113.9°,H—N—H 所处平面与苯环平面存在一个 39.4°夹角,见图15-2。但由于苯胺氮原子的孤对电子处于不等性 sp^3 杂化轨道中,p 轨道成分较多,可以与苯环 π 电子形成有效重叠,即形成共轭体系,使氮原子上的孤对电子离域到苯环,从而使芳香胺与脂肪胺在性质上出现较大的差异。

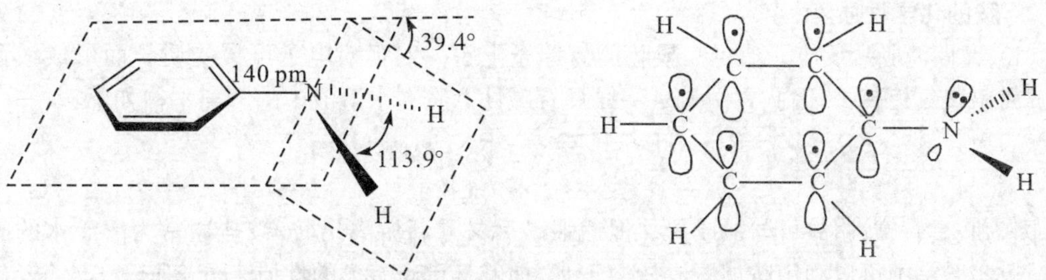

图 15-2 苯胺的结构

当胺分子氮原子上同时连有三个不相同的原子或基团时,氮原子即成为手性中心可以出现不同的旋光异构体。只是这种旋光异构体之间在室温条件下即可快速翻转,所以目前并不能将转化如此之快的对映体分离。见图 15-3:

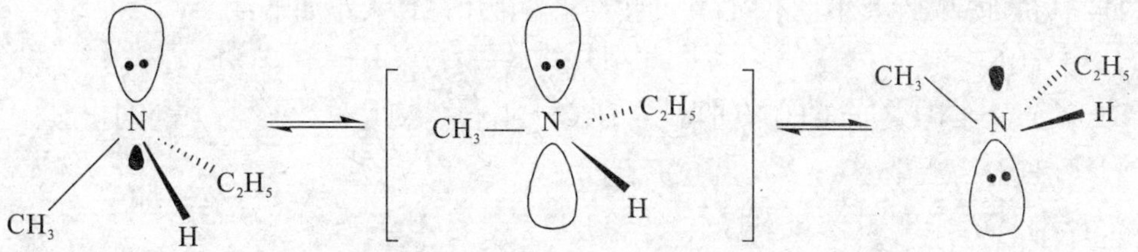

图 15-3 甲乙胺对映异构体的转化

三、胺的性质

1. 胺的物理性质

常温下低级脂肪胺如甲胺、二甲胺、三甲胺和乙胺为无色气体,其他为液体。十二胺以上为固体。低级胺有氨的气味或鱼腥味,高级胺一般无气味。大多数芳胺为高沸点的液体或低熔点的固体。芳胺多有特殊气味,毒性较大,如苯胺可通过呼吸道、消化道和皮肤、粘膜吸收而中毒;有的芳胺有致癌作用。

低级脂肪胺可与水形成氢键而易溶于水,随着烃基碳原子数增加水溶性降低。伯胺、仲胺氮原子上有氢,可形成分子间氢键,因此沸点比同数目碳原子的叔胺高,同样也比相应分子量的烷烃沸点高;由于氨分子间形成的氮氢键比醇分子间形成的氧氢键弱,所以伯胺、仲胺比相应分子量的醇的沸点低。

表 15-1 一些胺的物理常数

名称	结构式	熔点(℃)	沸点(℃)	溶解度(g·100 mL^{-1}水)	pK_b(25 ℃)
甲胺	CH_3NH_2	−93.5	−6.3	易溶	3.34
二甲胺	$(CH_3)_2NH$	−93	7.4	易溶	3.27
三甲胺	$(CH_3)_3N$	−117	3.0	91	4.19
乙胺	$C_2H_5NH_2$	−81	16.6	易溶	3.36
二乙胺	$(C_2H_5)_2NH$	−48	56.3	易溶	3.05
三乙胺	$(C_2H_5)_3N$	−115	89.3	14	3.25
苯胺	$C_6H_5NH_2$	−6.3	184	3.7	9.28

2. 胺的化学性质

（1）碱性与成盐反应。伯、仲、叔胺的氮原子上有一对孤对电子可接受质子而形成铵正离子，游离出氢氧根离子，因此它们与氨一样具有碱性。胺在水溶液中的解离平衡如下：

$$R-NH_2 + H_2O \rightleftharpoons RN^+H_3 + OH^-$$
铵正离子

因为胺具有碱性，故可与酸成盐。但遇强碱后又重新游离出，铵盐通常为溶于水的晶形固体，故实验室中可以利用胺加酸成盐溶于水，加碱又重新游离的性质来分离胺。

$$R-NH_2 \underset{OH^-}{\overset{HCl}{\rightleftharpoons}} R-N^+H_3Cl^- \quad 或 \quad RNH_2 \cdot HCl$$

$$\text{C}_6\text{H}_5-NH_2 \underset{OH^-}{\overset{HCl}{\rightleftharpoons}} \text{C}_6\text{H}_5-N^+H_3Cl^- \quad 或 \quad \text{C}_6\text{H}_5-NH_2 \cdot HCl$$
氯化苯铵　　　　　　苯胺盐酸盐

不同结构的胺，碱性大小也不同，常见胺在水溶液中碱性大小如下：

(CH$_3$)$_2$NH	CH$_3$NH$_2$	(CH$_3$)$_3$N	NH$_3$	C$_6$H$_5$-NH$_2$

pK_b：　　3.27　　　　3.34　　　　4.19　　　4.75　　　9.40
碱性：　　二甲胺　＞　甲胺　＞　三甲胺　＞　氨　＞　苯胺

碱性大小：脂肪胺＞氨＞芳胺

胺在水溶液中碱性强弱与多种因素有关。①电子效应：对于脂肪胺来说，烷基的供电子能力作用使氮原子上电子云密度增加，氮原子接受质子能力增强，因而碱性增强。故脂肪胺碱性大于氨；氮原子上烃基越多，供电子能力越强，碱性越强，所以二甲胺碱性大于甲胺。②空间效应：胺的碱性表现为胺分子中氮原子上未共享电子对与质子的结合。因此，氮原子上连接烃基越多，空间障碍越大，对氮原子上孤对电子的屏蔽越大，与质子结合越难，碱性则减弱，三甲胺氮上有三个甲基碱性反而降低。③溶剂化效应：胺在水溶液中碱性大小还与胺接受质子后形成的铵正离子是否容易溶剂化有关，胺分子氮原子上氢越多与水形成氢键机会越多溶剂化程度高，铵正离子稳定，胺碱性较强。

多种原因综合影响的结果，脂肪胺碱性顺序：仲胺＞伯胺＞叔胺＞氨

芳胺碱性较弱，是由于芳胺氮原子上的孤对电子与苯环π电子形成p-π共轭，使部分电子云分布到苯环碳原子上，孤对电子接受质子能力降低，因此苯胺碱性比氨弱得多。芳胺氮原子上连苯环愈多，碱性愈弱。

季铵碱是强碱性的，其碱性大小与氢氧化钠相当。这是由于季铵碱是离子型化合物，RN_4^+与OH^-之间是典型的离子键。季铵碱与酸作用生成季铵盐。

$$R_4N^+OH^- + HCl \longrightarrow R_4N^+Cl^- + H_2O$$

而季铵盐为强碱强酸盐，与强碱作用后不会放出游离的胺而建立下列平衡：

$$R_4N^+Cl^- + NaOH \rightleftharpoons R_4N^+OH^- + NaCl$$

（2）与亚硝酸的反应。不同的胺与亚硝酸反应方式不同，现象也不同。胺与亚硝酸反应在鉴别和有机合成上都是很重要的。因为亚硝酸不稳定，反应中一般用亚硝酸钠与盐酸或硫酸作用产生。

1）伯胺与亚硝酸的反应：芳香伯胺与亚硝酸反应先生成重氮盐，但芳香重氮盐在低温下较稳定，所以也称重氮化反应。

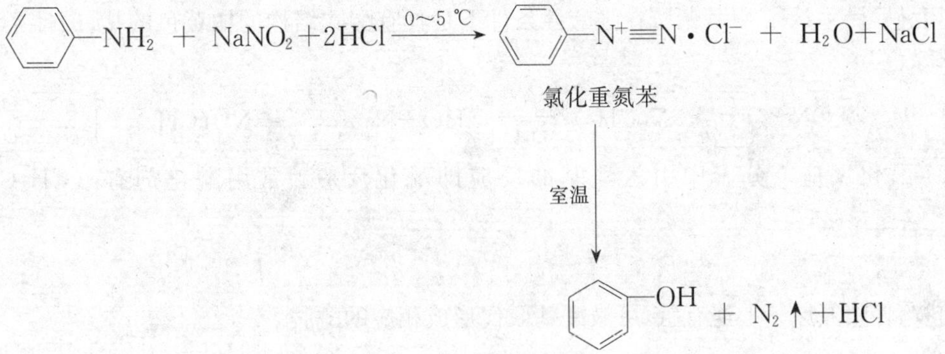

$$C_6H_5-NH_2 + NaNO_2 + 2HCl \xrightarrow{0\sim5\ ℃} C_6H_5-N^+\equiv N\cdot Cl^- + H_2O + NaCl$$

氯化重氮苯

$$\xrightarrow{室温} C_6H_5-OH + N_2\uparrow + HCl$$

脂肪伯胺与亚硝酸反应的中间产物极不稳定，即使低温下也分解放出氮气。

$$CH_3CH_2CH_2NH_2 \xrightarrow{NaNO_2+HCl} \underset{重氮盐}{CH_3CH_2CH_2N^+\equiv N\cdot} \longrightarrow CH_3CH_2C^+H_2 + N_2\uparrow + Cl^-$$

上述反应生成活性很强的碳正离子，并发生一系列取代、消除、和重排生成醇，卤代烃，烯烃的混合物。因此，脂肪伯胺与亚硝酸反应在合成上意义不大。但其定量放氮，可用此反应做有机化合物中伯氨基的定量测定。

2) 仲胺与亚硝酸的反应：脂肪仲胺与芳香仲胺与亚硝酸反应均生成黄色油状物 N-亚硝基胺。N-亚硝基胺大多数不溶于水而溶于有机溶剂，借此可作为仲胺的鉴别。

$$\underset{R}{\overset{R}{N}}-H + HON=O \longrightarrow \underset{R}{\overset{R}{N}}-N=O + H_2O$$

$$C_6H_5-\underset{CH_3}{\overset{H}{N}} + HON=O \longrightarrow C_6H_5-\underset{N=O}{\overset{CH_3}{N}} + H_2O$$

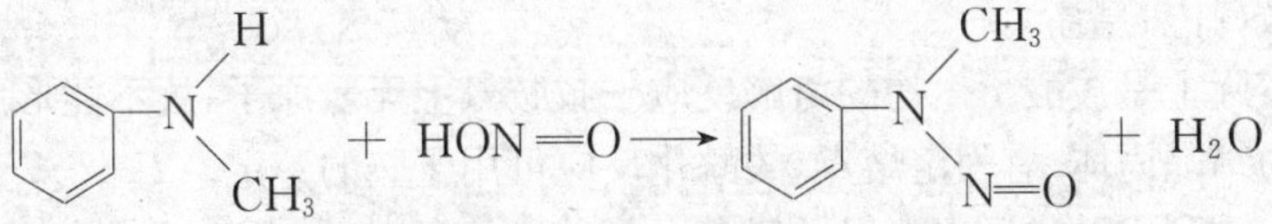

N-甲基-N-亚硝基苯胺

亚硝胺具有致癌作用，动物实验证明可引起动物多种组织、器官的肿瘤。人体内亚硝胺来源于食物中的亚硝酸盐(食物着色剂，防腐剂等)，遇胃酸后产生亚硝酸，亚硝酸与体内代谢产生的胺结合生成亚硝胺。多食用抑制亚硝胺形成的食物如富含维生素C的新鲜果蔬、饮用茶水(茶多酚)等有利健康。

3) 叔胺与亚硝酸的反应：脂肪叔胺与亚硝酸反应形成可溶于水的亚硝酸盐，用强碱处理，叔胺则重新游离出来。

$$R_3N + HNO_2 \longrightarrow R_3N\cdot HNO_2 \xrightarrow{NaOH} R_3N + NaNO_2 + H_2O$$

因为氨基对苯环的强致活作用，芳香叔胺芳环上电子云密度较高，易与亲电试剂反应。叔胺与亚硝酸在芳环上产生亲电取代反应生成相应的C-亚硝基化合物。反应通常发生在对位，若对位已有占位则取代在邻位。

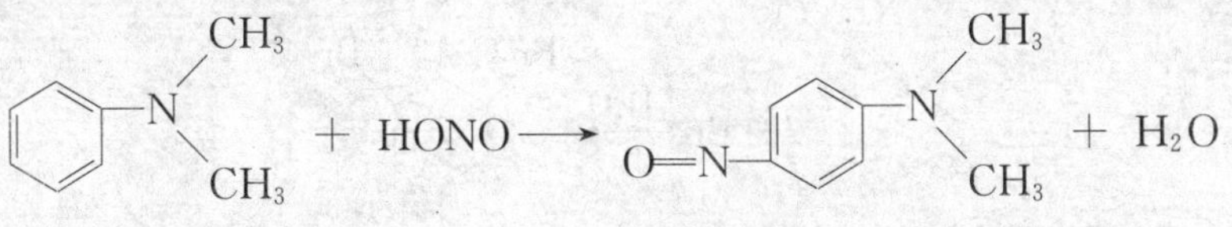

$$C_6H_5-N(CH_3)_2 + HONO \longrightarrow O=N-C_6H_4-N(CH_3)_2 + H_2O$$

对亚硝基-N,N-二甲基苯胺

对亚硝基-N,N-二甲基苯胺在强酸性条件下是具有醌式结构的橘黄色的盐,碱性条件下转化为翠绿色。

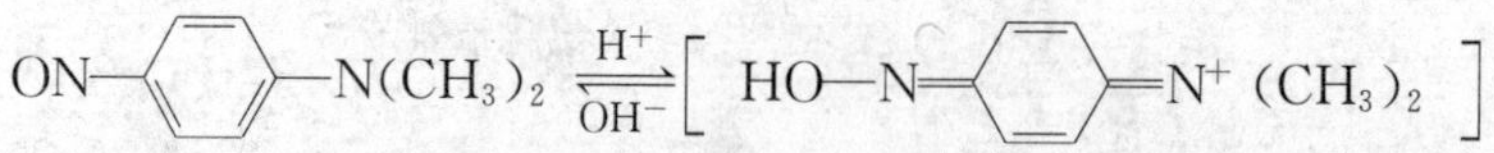

$$ON-C_6H_4-N(CH_3)_2 \underset{OH^-}{\overset{H^+}{\rightleftharpoons}} [HO-N=C_6H_4=N^+(CH_3)_2]$$

(3) 酰化反应。分子中引入酰基的反应即酰化反应。常用酰化剂有:$(CH_3CO)_2O$、$CH_3-\overset{O}{\underset{\|}{C}}-Cl$ 等。

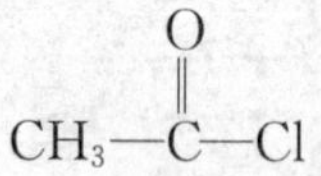

伯胺、仲胺氮原子上连有氢,可被酰基取代形成相应的酰胺。

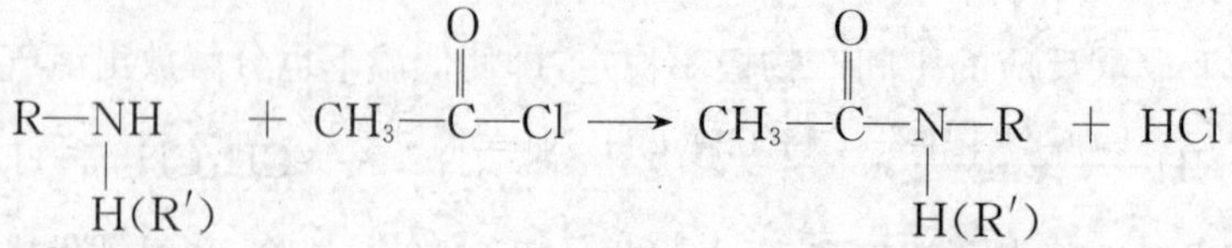

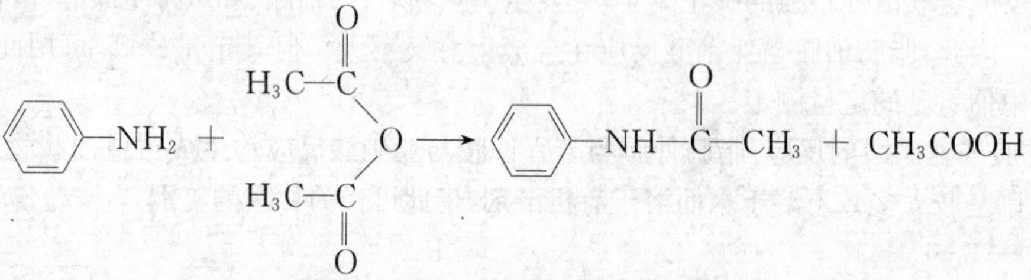

$$R-\underset{H(R')}{NH} + CH_3-\overset{O}{\underset{\|}{C}}-Cl \longrightarrow CH_3-\overset{O}{\underset{\|}{C}}-\underset{H(R')}{N}-R + HCl$$

$$C_6H_5-NH_2 + (CH_3CO)_2O \longrightarrow C_6H_5-NH-\overset{O}{\underset{\|}{C}}-CH_3 + CH_3COOH$$

乙酰苯胺

乙酰苯胺是白色固体,早年又称退热冰,但毒性大,已废弃使用,现临床上用其衍生物——对羟基乙酰苯胺(扑热息痛)。

上述反应实际上是羧酸衍生物的氨解反应。叔胺氮上无氢原子,故不能形成酰化反应。

酰胺通常为结晶固体,有固定熔点,故酰化反应可用于胺的鉴定。

有机合成上常利用酰化反应来保护氨基。如苯胺进行硝化时,硝酸能使苯胺氧化,如果用乙酸酐将氨基保护后再进行硝化则可达到合成的目的。

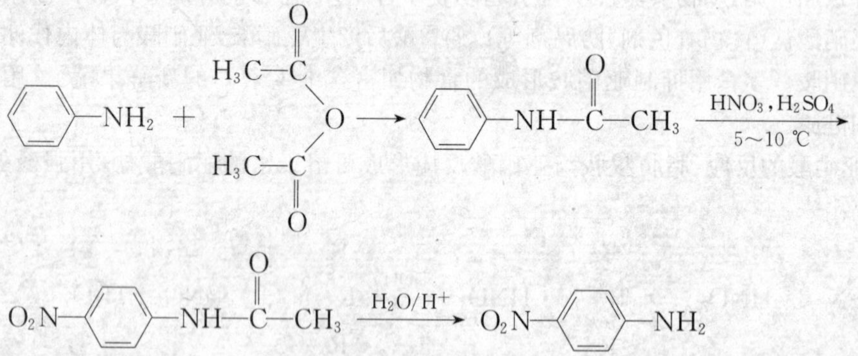

$$C_6H_5-NH_2 + (CH_3CO)_2O \longrightarrow C_6H_5-NH-\overset{O}{\underset{\|}{C}}-CH_3 \xrightarrow[5\sim10\ ^\circ C]{HNO_3, H_2SO_4}$$

$$O_2N-C_6H_4-NH-\overset{O}{\underset{\|}{C}}-CH_3 \xrightarrow{H_2O/H^+} O_2N-C_6H_4-NH_2$$

(4) 芳胺的卤代反应。芳胺的氨基与羟基一样对苯环有强致活作用,因此芳胺极易发生亲电取代反应,如与溴水反应立刻生成2,4,6-三溴苯胺的白色沉淀,可作为芳胺的鉴别反应,合成上也可借助此反应在苯环间位上进入三个溴。

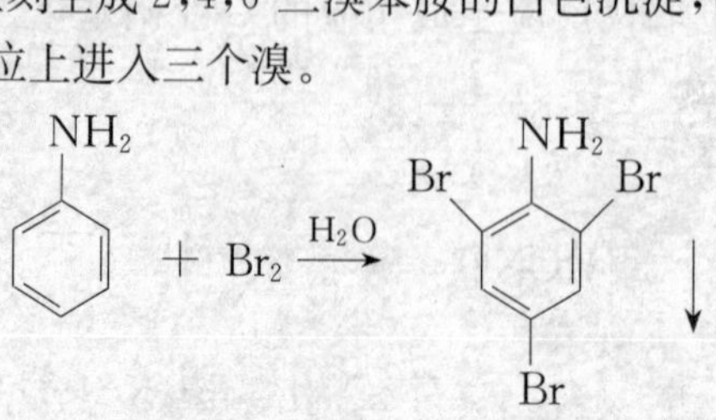

$$C_6H_5-NH_2 + Br_2 \xrightarrow{H_2O} \text{2,4,6-三溴苯胺} \downarrow$$

若要制备一溴苯胺,可先将苯胺酰化降低氨基对苯环的致活作用:

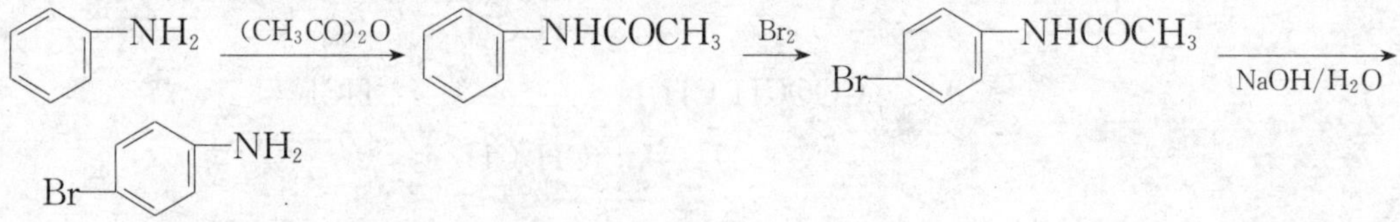

C₆H₅-NH₂ —(CH₃CO)₂O→ C₆H₅-NHCOCH₃ —Br₂→ 4-Br-C₆H₄-NHCOCH₃ —NaOH/H₂O→ 4-Br-C₆H₄-NH₂

四、重要的胺及其衍生物

1. 胆碱 $[HOCH_2CH_2N^+(CH_3)_3]OH^-$

胆碱广泛存在于生物体内,由于最初是从胆汁中发现,故名胆碱。胆碱是卵磷脂的组成部分,在脑组织及蛋黄中含量较高。胆碱是一种季铵碱,其碱性强度与氢氧化钠相似,它在体内与脂肪代谢有密切关系,能促进油脂生成磷脂,防止脂肪在肝内沉积。胆碱与乙酸作用后形成乙酰胆碱($CH_3-\overset{O}{\underset{\|}{C}}-O-CH_2CH_2N^+(CH_3)_3OH^-$),它是传出神经末梢释放的神经递质。乙酰胆碱在体内由胆碱酯酶水解失活,如胆碱酯酶活性受到抑制,则增高胆碱能神经末梢乙酰胆碱的浓度,从而引起交感神经、副交感神经广泛而持久的兴奋,造成严重后果。

2. 苯扎溴铵

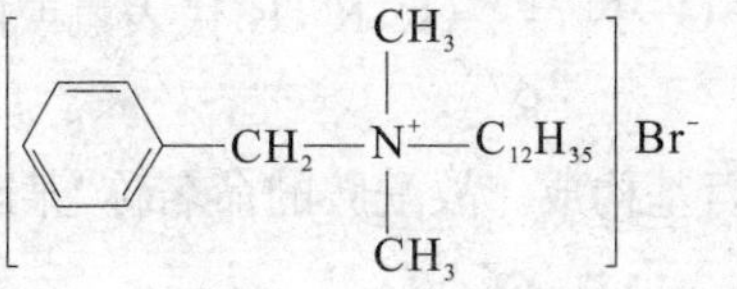

$$\left[C_6H_5-CH_2-\overset{CH_3}{\underset{CH_3}{\overset{|}{\underset{|}{N^+}}}}-C_{12}H_{35} \right] Br^-$$

商品名新洁尔灭化学名称为溴化二甲基十二烷基苯甲基铵,属季铵盐类。有亲水的铵离子,又有憎水的长链烷基,为一种表面活性剂。临床上用来作皮肤、粘膜的消毒,手术器械浸泡,术前泡手等。

3. 肾上腺素、去甲肾上腺素

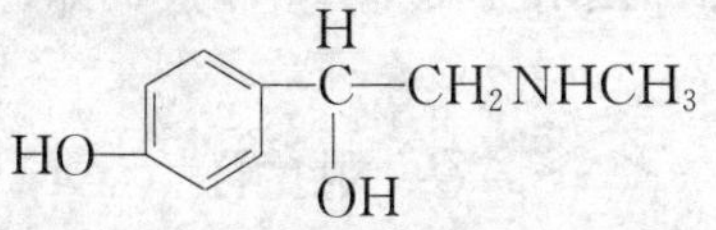

肾上腺素: 4-HO-C₆H₄-CH(OH)-CH₂NHCH₃

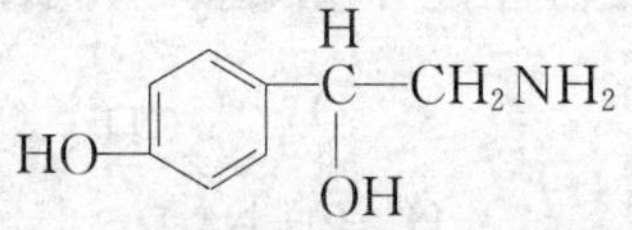

去甲肾上腺素: 4-HO-C₆H₄-CH(OH)-CH₂NH₂

肾上腺素和去甲肾上腺素是由肾上腺髓质所分泌的两种激素。去甲肾上腺素也是肾上腺素能神经末梢释放的主要递质。它们均具有儿茶酚核、属儿茶酚胺类。主要作用是加强心肌收缩,增加心输出量,收缩血管,升高血压,消除支气管平滑肌痉挛,用于心源性、过敏性等休克的纠正,支气管哮喘急性发作等。

4. 苯异丙胺、N-甲基苯异丙胺

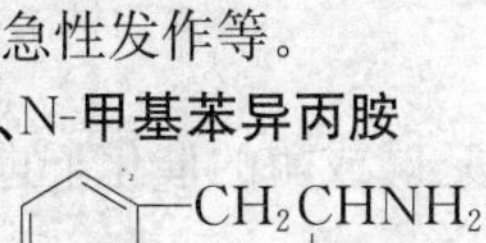

苯异丙胺: C₆H₅-CH₂-CH(CH₃)-NH₂

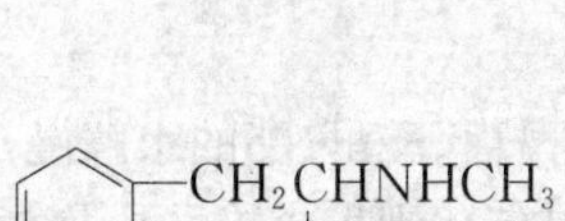

N-甲基苯异丙胺: C₆H₅-CH₂-CH(CH₃)-NHCH₃

苯异丙胺和 N-甲基苯异丙胺都是人工合成出来的兴奋剂,后者又称为"冰毒",它具有成瘾性和致幻性,危害极大,是世界各国严禁的毒品之一。

5. 普鲁卡因

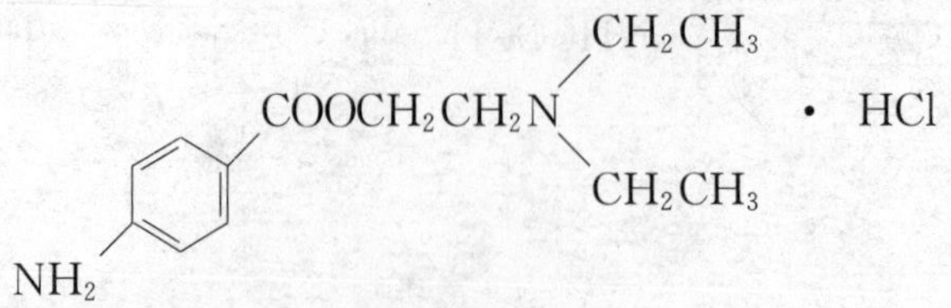

$$\text{H}_2\text{N-}\underset{}{\bigcirc}\text{-COOCH}_2\text{CH}_2\text{N}(\text{CH}_2\text{CH}_3)_2 \cdot \text{HCl}$$

盐酸普鲁卡因

普鲁卡因具有良好的局部麻醉作用,其盐酸盐是临床广泛使用的局部麻醉药物。毒性低,无成瘾性,常常用于浸润麻醉、神经阻滞麻醉、硬膜外麻醉等等。普鲁卡因的发现为局麻药物的发展过程提供了从天然药物入手进行药物化学研究的思路。

第二节 酰 胺

一、酰胺的结构及命名

酰胺是羧酸的含氮衍生物,结构上可看成氨或胺分子中的氢原子被酰基取代而形成的衍生物。酰胺的通式如下:

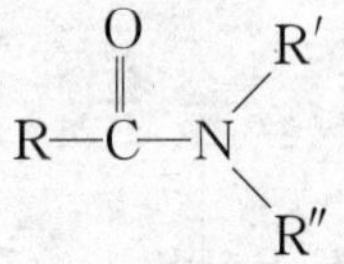

$$\text{R-}\underset{\underset{R''}{|}}{\overset{\overset{O}{\|}}{\text{C}}}\text{-N}\overset{R'}{\underset{R''}{\diagdown}} \quad (R,R',R''代表氢或烃基)$$

酰胺是由酰基与氨基或烃氨基构成。故酰胺的命名称"某酰某胺"。例如:

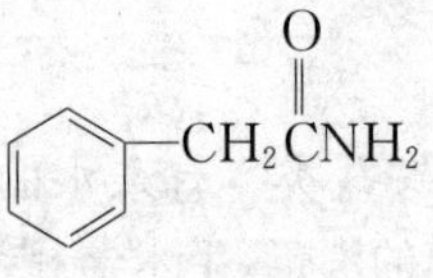

苯乙酰胺 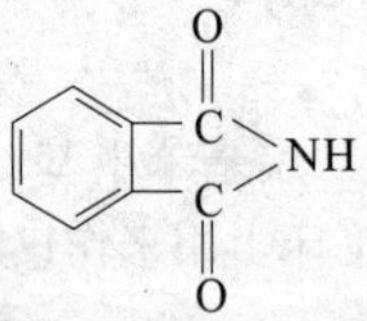　　　　邻苯二甲酰亚胺 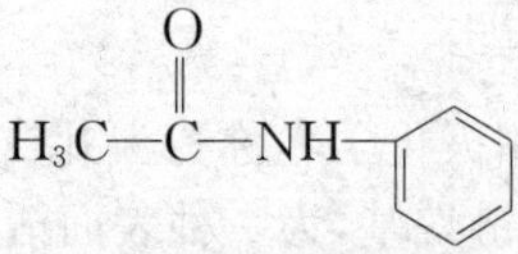　　　　乙酰苯胺

如酰胺氮原子上连有取代基时,则取代基放在酰基前,并冠以"N"字。例如:

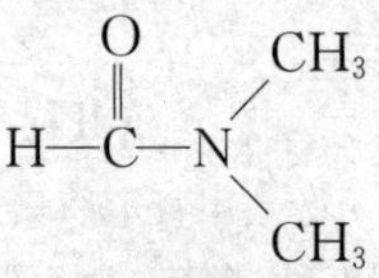

N,N-二甲基甲酰胺 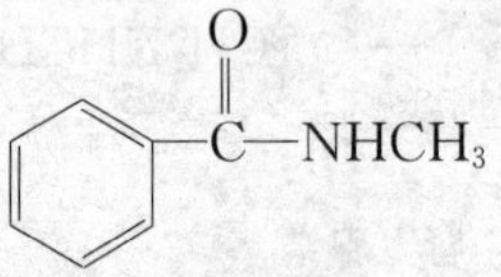　　　　N-甲基苯甲酰胺

二、酰胺的化学性质

1. 水解反应

酰胺的水解较酰卤、酸酐、酯的水解慢,一般需要在酸、碱或酶的催化下进行。酸催化生成羧酸与相应铵盐;碱催化则生成羧酸盐及氨(或胺)。

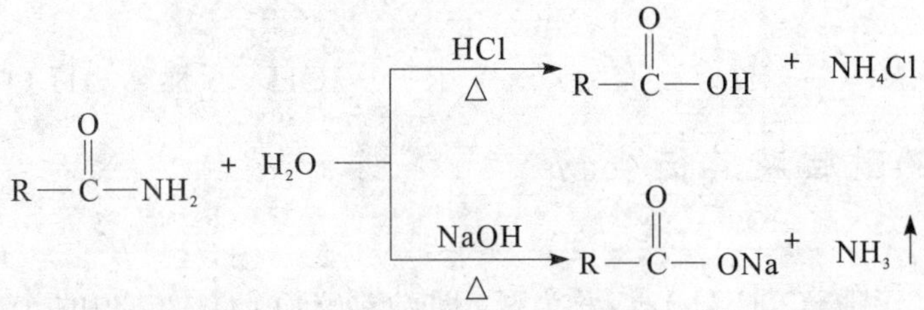

$$R-\underset{\underset{O}{\|}}{C}-NH_2 + H_2O \xrightarrow{\begin{array}{c}HCl\\ \Delta\end{array}} R-\underset{\underset{O}{\|}}{C}-OH + NH_4Cl$$

$$\xrightarrow{\begin{array}{c}NaOH\\ \Delta\end{array}} R-\underset{\underset{O}{\|}}{C}-ONa + NH_3\uparrow$$

有机合成中可以利用酰胺的生成与水解反应来保护氨基：

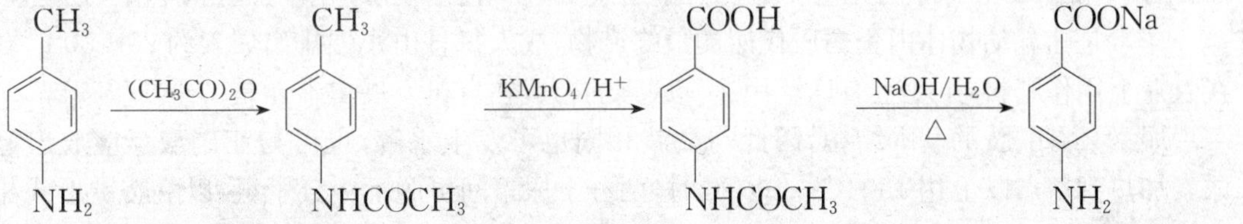

对甲基苯胺 $\xrightarrow{(CH_3CO)_2O}$ 对甲基乙酰苯胺 $\xrightarrow{KMnO_4/H^+}$ 对乙酰氨基苯甲酸 $\xrightarrow[\Delta]{NaOH/H_2O}$ 对氨基苯甲酸钠

人体内蛋白质、多肽的酰胺键水解则是在酶作用下进行，反应也是体内蛋白质、多肽的一种降解方式。了解酰胺键水解的特点对药物剂型和稳定性了解也具有意义。如巴比妥、青霉素结构中均具有酰胺键，因此只能制成粉针剂，临床给药时临时配成溶液，以避免结构中酰胺键的水解。

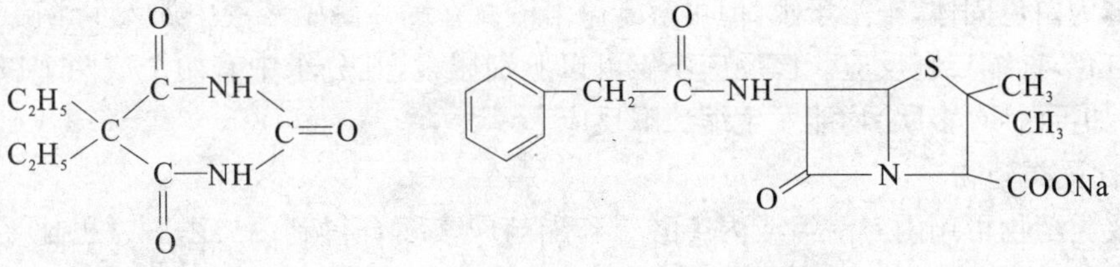

巴比妥　　　　　　　　苄青霉素钠

2. 酸碱性

氨是碱性的，但当氨分子中的氢原子被酰基取代后，碱性丧失，一般来说酰胺是一中性化合物，其水溶液不显碱性，也不能使石蕊试纸变色。这是由于酰胺中氮原子直接与羰基相连，氮原子上的孤对电子与羰基的 π 电子形成 p-π 共轭，电子云向羰基氧方向偏移，降低了氮原子上的电子云密度，氮原子接受质子能力降低。

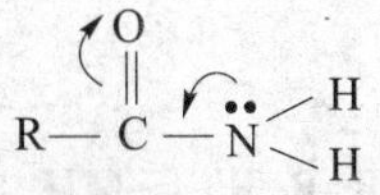

$$R-\underset{\underset{O}{\|}}{C}-N\underset{H}{\overset{H}{}}$$

如果氨分子中两个氢都被酰基取代，两个酰基的 p-π 共轭的作用，加强了氮氢键极性，如酰亚胺结构的化合物则表现明显酸性，可以与强碱作用生成稳定的盐：

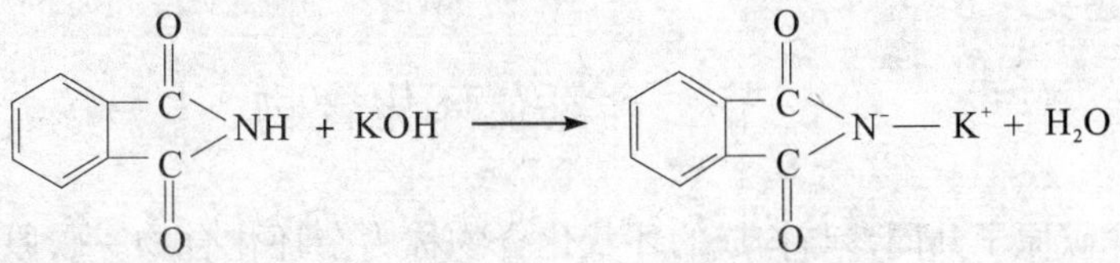

邻苯二甲酰亚胺 + KOH ⟶ 邻苯二甲酰亚胺钾 + H_2O

邻苯二甲酰亚胺

3. 与亚硝酸反应

酰胺中氨基具有伯胺的结构，遇亚硝酸氨基被羟基取代则形成相应羧酸，并放出氮气。该反应类似于伯胺与亚硝酸的反应。

$$R-\underset{\underset{O}{\|}}{C}-NH_2 + HNO_2 \longrightarrow R-\underset{\underset{O}{\|}}{C}-OH + N_2\uparrow + H_2O$$

三、重要的酰胺及其衍生物

1. 尿素

尿素是碳酸的二酰胺[$CO(NH_2)_2$]又称为脲。即碳酸[$CO(OH)_2$]结构中两个羟基均由氨基取代而成的全酰胺形式。尿素为无色长菱形结晶,熔点133 ℃,易溶于水,可溶于乙醇,难溶于乙醚。

尿素是哺乳动物体内蛋白质代谢的最终产物,成人每日由小便排出尿素约25~30 g。尿素在农业上用作肥料,工业上有广泛用途。尿素的合成在有机发展史上还是一重要里程碑。

尿素具有酰胺的基本结构,因此与酰胺相同也可发生水解,也可与亚硝酸反应放出氮气。尿素加热到熔点以上达150 ℃~160 ℃时,两分子尿素间可脱下一分子氨,以酰胺键形式相连,生成缩二脲。

$$H_2N-\underset{\underset{O}{\|}}{C}-NH_2 + H_2N-\underset{\underset{O}{\|}}{C}-NH_2 \xrightarrow{150\sim160\ ℃} H_2N-\underset{\underset{O}{\|}}{C}-NH-\underset{\underset{O}{\|}}{C}-NH_2 + NH_3\uparrow$$
缩二脲

缩二脲为白色固体,难溶于水,但可溶于碱溶液。在缩二脲碱溶液中加入少量硫酸铜溶液,即呈现紫红色,称缩二脲反应。该反应不仅可以鉴别尿素,凡分子中有两个或两个以上酰胺键的化合物(如蛋白质、多肽)均能发生缩二脲反应。

2. 巴比妥类药物

巴比妥类药物可用丙二酰氯或丙二酸二乙酯与尿素缩合得到丙二酰脲。巴比妥类药物是丙二酰脲的一系列衍生物,具有镇静、催眠、抗惊厥作用,也可用作术前给药。

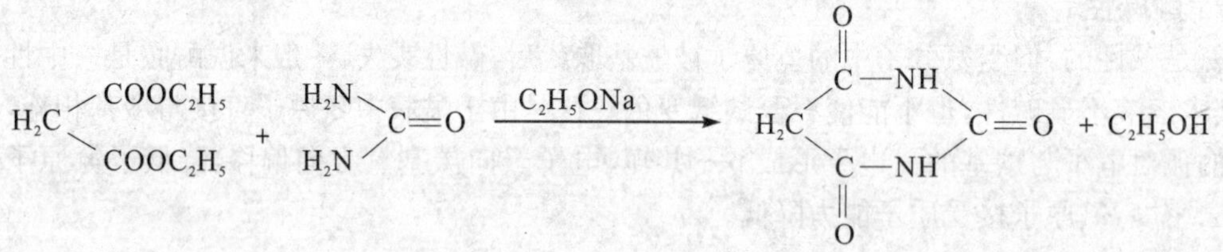

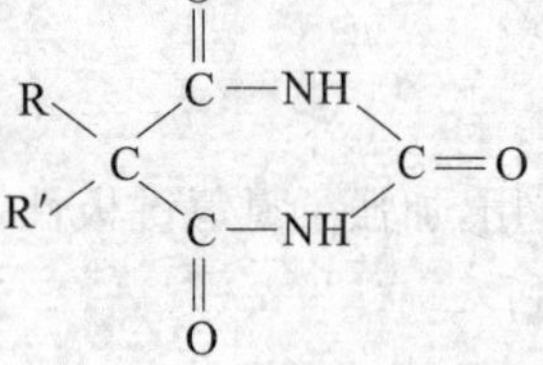

$$\underset{}{H_2C}\begin{matrix}COOC_2H_5\\COOC_2H_5\end{matrix} + \begin{matrix}H_2N\\H_2N\end{matrix}C=O \xrightarrow{C_2H_5ONa} \text{丙二酰脲环} + C_2H_5OH$$

R=R=R′=$-C_2H_5$ 巴比妥
R=$-C_2H_5$, R′=$-C_6H_5$ 苯巴比妥
R=$-C_2H_5$, R′=$-CH_2CH_2CH(CH_3)_2$ 异戊巴比妥

第三节 含氮杂环化合物

由碳原子和非碳原子共同参与构成的环状化合物称为杂环化合物。碳原子以及氢原子以外的其他原子称为杂原子。常见杂原子如氮、氧、硫原子。一些环醚、内酯、内酰胺等虽然也具有杂原子参与构成的环状结构,但该类化合物或环系不稳定易开环或与其官能团化合物性质相似,因此在相应的官能团化合物中讨论。本节讨论环系比较稳定并具有一定芳香性的杂环又称为芳杂环化合物。

杂环化合物在自然界中广泛存在,加上人工合成的阵容非常庞大。在已发现的天然有机化合物中约有 65% 以上为杂环化合物。其中很多具有特殊的生理和生化作用,如动植物体内的血红素、叶绿素,作为遗传因子中的核酸的碱基,植物色素以及常见中草药中的有效成分、化学合成药物、酶及辅酶的活性中心等等都含有杂环结构。本节则仅介绍含氮杂环化合物的结构、化学性质以及含氮杂环化合物的生理功能方面的一些知识,以在对杂环化合物作一些了解。

一、杂环化合物的分类、命名

杂环化合物一般可根据杂环母环结构分类(表 15-2)。依据分子中含有杂环的数目分为单杂环和稠杂环,单杂环又可分为五元杂环、六元杂环。稠杂环又可分为苯稠杂环和杂稠杂环。常见杂环化合物的分类、结构及命名见表 15-2。

表 15-2 常见含氮杂环化合物名称、分类和编号

类别	杂环母核
含一个杂原子的五元杂环	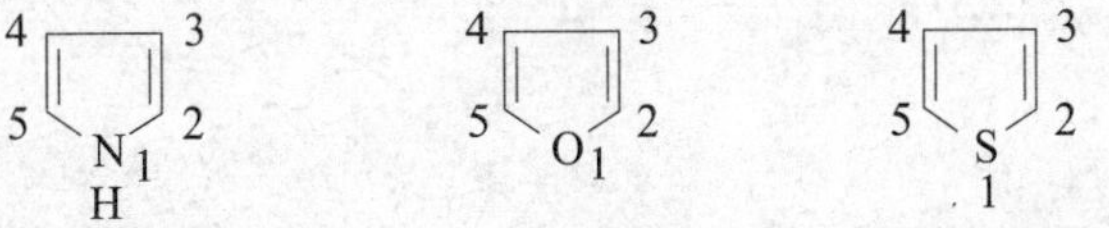 吡咯　　呋喃　　噻吩
含两个杂原子的五元杂环	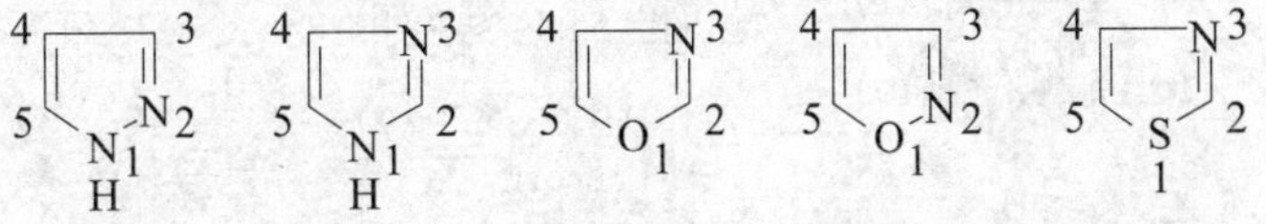 吡唑　　咪唑　　噁唑　　异噁唑　　噻唑
含一个杂原子的六元杂环	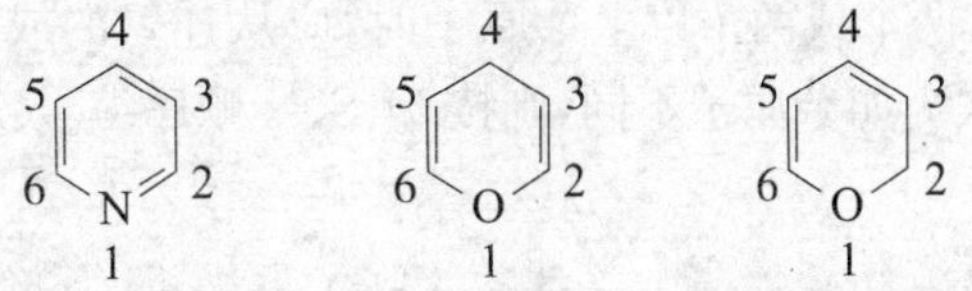 吡啶　　4H-吡喃　　2H-吡喃
含两个杂原子的六元杂环	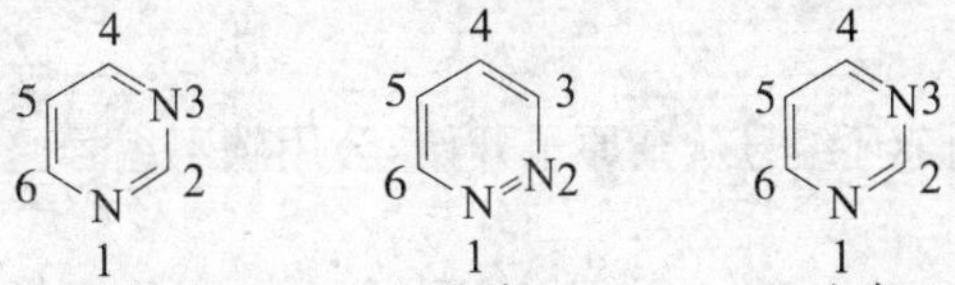 嘧啶　　吡嗪　　哒嗪
苯稠杂环	喹啉　　异喹啉　　吲哚　　吖啶　　吩嗪　　吩噻嗪
杂稠杂环	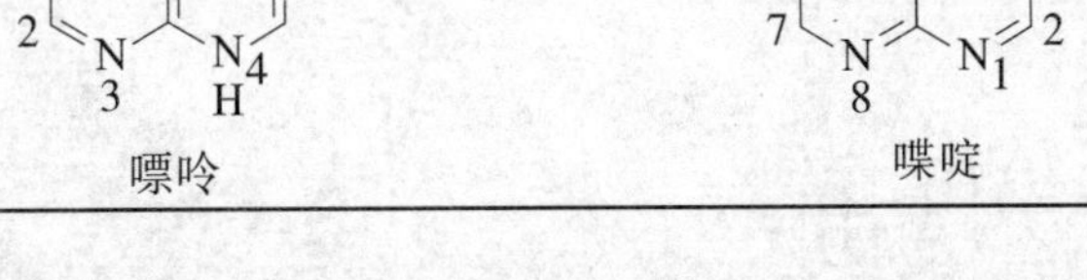 嘌呤　　喋啶

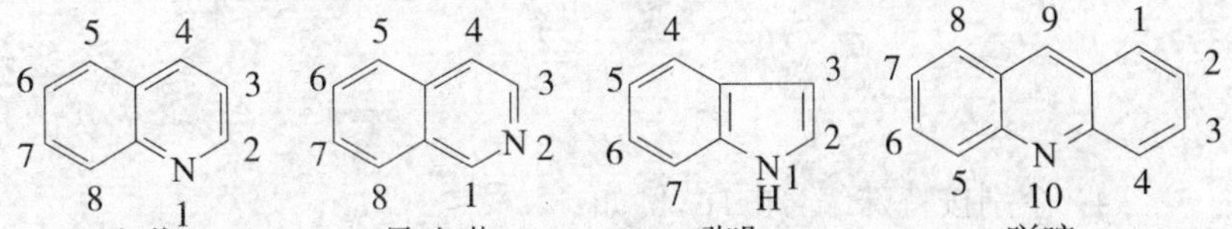

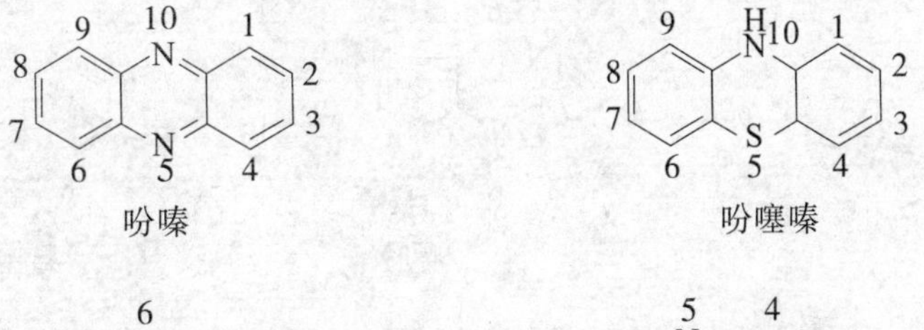

杂环化合物的命名有两种方法。一种为"音译法",即根据外文名称的译音,采用同音汉字加"口"字旁即可;一种为中文系统命名法。后者比较复杂,未推广开来。我国目前采用音译法。例如:

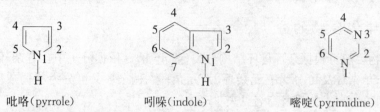

吡咯(pyrrole)　　　　吲哚(indole)　　　　嘧啶(pyrimidine)

1. 含氮杂环母核基本命名原则

(1) 编号总是从杂原子开始,如只含一个杂原子时,除使用阿拉伯数字编号外,亦可用希腊字母 α、β、γ、δ…

例如:

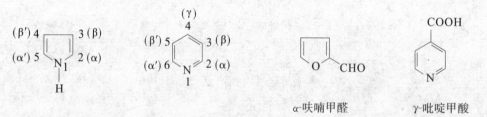

α-呋喃甲醛　　　γ-吡啶甲酸

(2) 含有两个或两个以上杂原子时,应从连氢的或连取代基的杂原子开始编号,并使杂原子有较低位次。如杂原子不同,则按 O、S、N 顺序编号。例如:

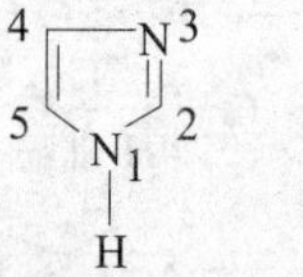

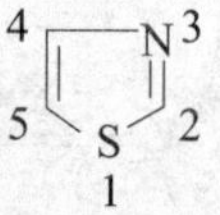

(3) 苯稠杂环编号从杂原子开始,公用碳不编号。例如:

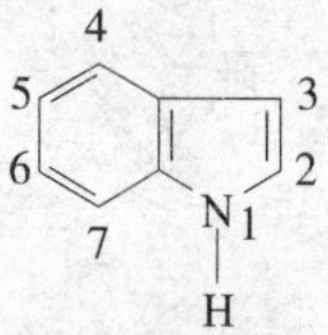

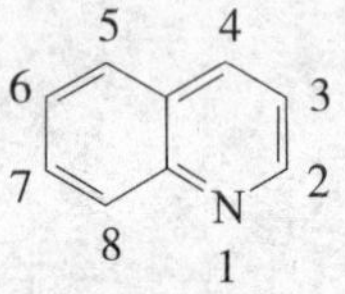

(4) 个别按特殊编号顺序,例如:

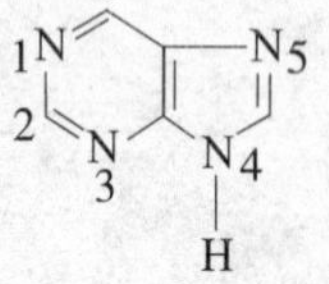

嘌呤 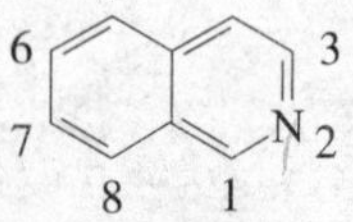　　　异喹啉

2. 含氮杂环化合物命名实例

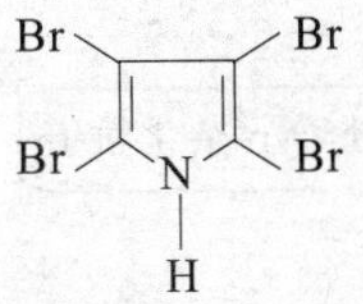

2,3,4,5-四溴吡咯 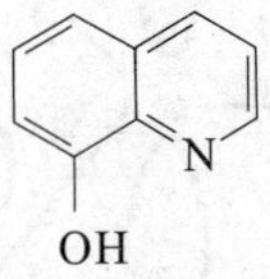　　8-羟基喹啉 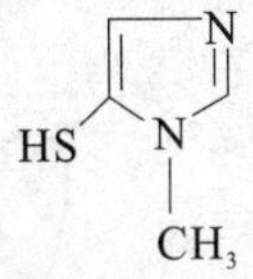　　N-甲基-5-巯基咪唑

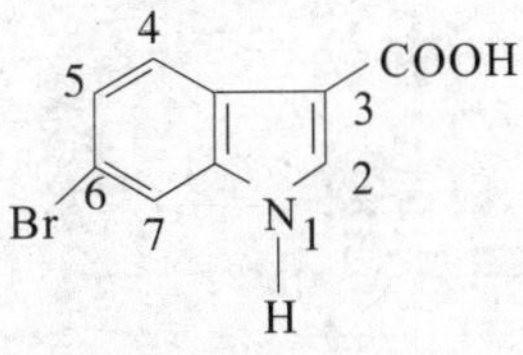

6-溴吲哚-3-甲酸 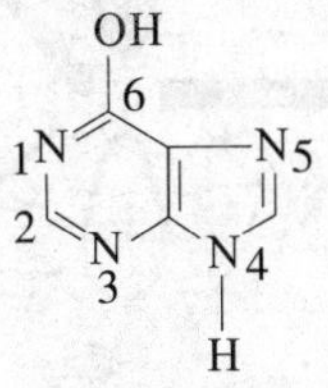　　6-羟基嘌呤 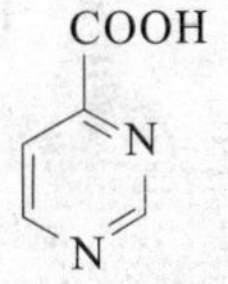　　嘧啶-4-甲酸

二、含氮杂环化合物的结构

含氮杂环化合物的结构不同,氮原子吸电子的诱导作用不同,对环上电子云密度贡献不同,因而化学性质不同。下面以吡咯和吡啶为例,讨论五元单杂环和六元单杂环的结构特点。

吡咯分子中四个碳原子和一个氮原子都是以 sp^2 杂化状态存在。其中四个碳原子分别以两个 sp^2 杂化轨道与相邻碳原子或相邻氮原子相互形成 C—C σ 键和 C—N σ 键,从而形成一个平面环状结构。每个碳原子再以另一个 sp^2 杂化轨道与氢原子形成四个 C—H σ 键,所有 σ 键处于同一平面。每个碳原子还有一个未参加杂化的 p 轨道,垂直于 σ 键所在平面。吡咯氮原子也是 sp^2 杂化状态。其孤对电子处于未参加杂化的 p 轨道中,与吡咯环碳上的 p 轨道相互平行,并从侧面相互重叠,从而形成 6 个 π 电子的环状闭合共轭体系。吡咯环是 5 个原子共享 6 个电子,环上电子云密度高于苯,又称为"多π"芳杂环。

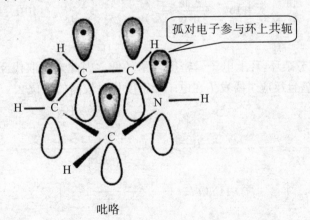

吡咯

吡啶中五个碳原子与一个氮原子均为 sp^2 杂化状态,并分别以两个 sp^2 杂化轨道彼此相互重叠形成一个平面六元环。与吡咯不同的是氮原子上的孤对电子处于 sp^2 杂化轨道上,与 σ 键处于同一平面。未参加杂化的 p 轨道中有一个 p 电子,并与碳原子上的 p 轨道相互交盖重叠,形成 6 个 π 电子的闭合共轭体系。吡啶环为 6 个原子共享 6 个电子,氮原子的电负性较大对环电子云密度影响类似于硝基苯中的硝基,因此,吡啶环上的电子云密度低于苯环,又称为"缺π"芳杂环。

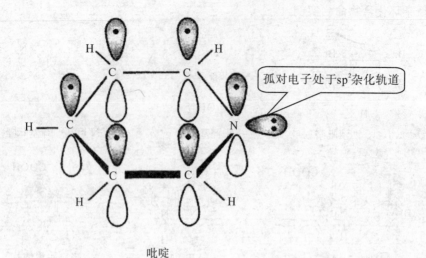

吡啶

三、吡咯、吡啶的化学性质

1. 亲电取代反应

吡咯环为"多π"芳杂环，五个原子共享六个π电子，环上电子云密度较苯环上电子云密度高，故亲电取代反应活性较苯强，且亲电取代反应主要发生在电子密度比较大的α-位上。

$$\text{吡咯} + SO_3 \xrightarrow[0\ ℃]{\text{吡啶}} \text{α-吡咯磺酸}$$

$$\text{吡咯} + Br_2 \xrightarrow[0\ ℃]{\text{乙醚}} \text{四溴吡咯} + HBr$$

吡啶环为"缺π"芳杂环，环上电子云密度较苯环低。因此亲电取代反应活性低于苯，亲电取代反应要求条件高，且反应主要发生在电子云密度相对较高的β-位。

$$\text{吡啶} + Br_2 \xrightarrow{300\ ℃} \text{β-溴吡啶}$$

$$\text{吡啶} + HNO_3 \xrightarrow[300\ ℃\ 回流一天]{H_2SO_4} \text{β-硝基吡啶}$$

如果吡啶环上有斥电子基团，可增强反应活性：

$$\text{2,4-二甲基吡啶} \xrightarrow[100\ ℃,5\ h]{\text{浓}H_2SO_4/KNO_3} \text{3-硝基-2,4-二甲基吡啶}\quad 93\%$$

2. 酸碱性

由于吡咯环中氮原子上的孤对电子参加环上共轭，孤对电子不能与酸共享电子，故吡咯尽管具有仲胺的结构，但碱性极弱。强碱下反而表现为酸性。例如：

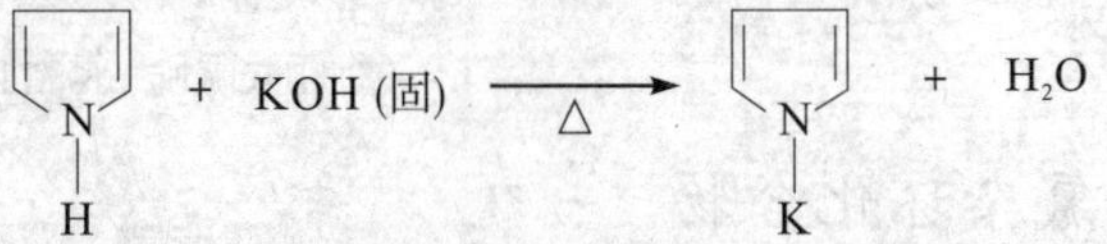

$$\underset{H}{\underset{|}{C_4H_4N}} + KOH\text{(固)} \xrightarrow{\Delta} \underset{K}{\underset{|}{C_4H_4N}} + H_2O$$

吡啶环中氮原子上的孤对电子不参与环上共轭，因此可以接受质子而表现碱性。例如，吡啶遇酸可形成盐：

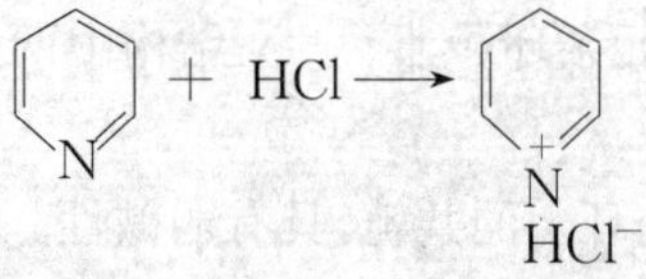

$$C_5H_5N + HCl \longrightarrow C_5H_5NH^+Cl^-$$

吡啶盐酸盐

吡啶碱性（pK_a 5.19）比吡咯强，略强于苯胺（pK_a 4.6），小于氨（pK_a 9.75）和脂肪胺（pK_a 9～11）。这是由于吡啶孤对电子处于 sp^2 杂化轨道中，而胺中氮原子的孤对电子处于 sp^3 杂化轨道。后者 p 轨道成分较多，电子受核约束缚较小，故容易给出电子，故碱性较强。反之，sp^2 杂化状态，p 轨道成分少，电子受核束缚较大，不易给出电子故碱性较弱。

3. 氧化还原反应

吡啶环上电子云密度较低，对氧化剂比较稳定，在强酸条件下抗氧能力更强，甚至强于苯。这是由于强酸下吡啶氮原子接受质子后，加强了氮原子吸电子能力，故吡啶环的电子云密度降低，因而不易氧化。因此强酸条件下烷基吡啶氧化发生在侧链；如吡啶环与苯环相连，则苯环氧化开环。例如：

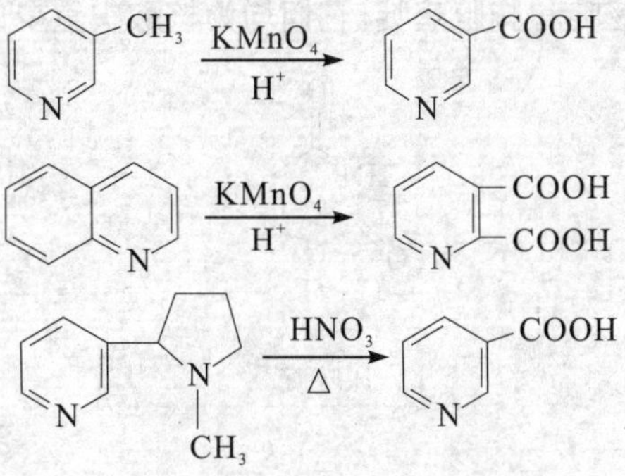

$$\text{3-甲基吡啶} \xrightarrow[H^+]{KMnO_4} \text{烟酸（3-吡啶甲酸）}$$

$$\text{喹啉} \xrightarrow[H^+]{KMnO_4} \text{2,3-吡啶二甲酸}$$

$$\text{烟碱（尼古丁）} \xrightarrow[\Delta]{HNO_3} \text{烟酸}$$

吡咯则容易发生氧化，比如硝化只可采用硝酸乙酰酯在低温下硝化，浓硝酸则使吡咯氧化。但吡咯与吡啶均较苯易还原。例如：

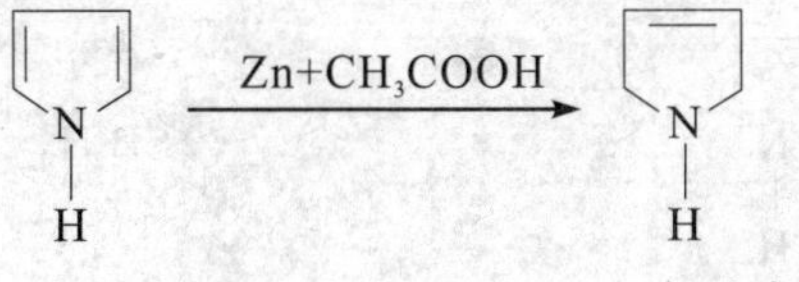

$$\underset{H}{\underset{|}{C_4H_4N}} \xrightarrow{Zn+CH_3COOH} \underset{H}{\underset{|}{C_4H_6N}}$$

2,5-二氢吡咯

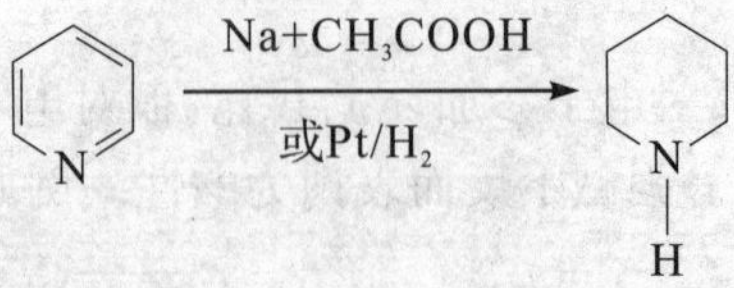

$$\text{吡啶} \xrightarrow[\text{或 Pt/H}_2]{\text{Na+CH}_3\text{COOH}} \text{六氢吡啶}$$

六氢吡啶(哌啶 pK_a 11.2)

四、重要的含氮杂环化合物

1. 嘧啶及其衍生物

嘧啶是含有两个杂原子的六元杂环。结构中两个氮原子均是 sp^2 杂化状态,且孤对电子处于 sp^2 杂化轨道中不参与环上的共轭,具有弱碱性。其亲电加成反应较苯困难。嘧啶的衍生物构成很多药物,常见维生素、磺胺类药物等很多含有嘧啶环结构。

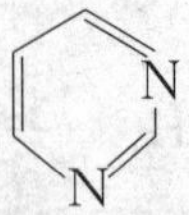

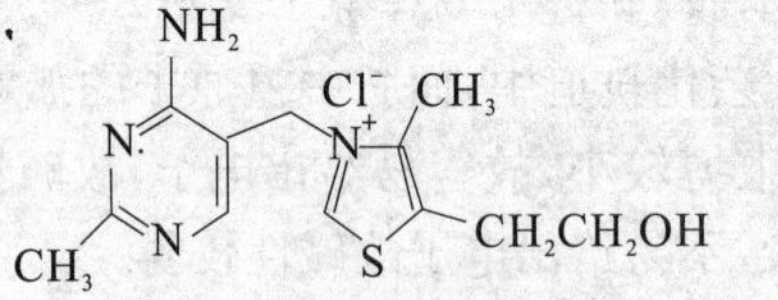

维生素 B_1（硫胺素） 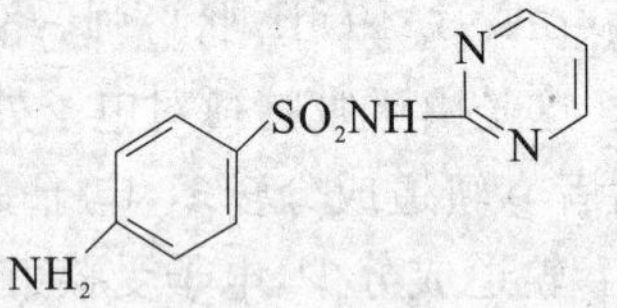　　　　　　　磺胺嘧啶

维生素 B_1 是由噻唑环的 N_3 与嘧啶环上的 C_5 通过亚甲基连接而成的化合物。维生素 B_1 主要存在于种子外皮如米糠、麦麸、豆类等食品中,缺乏时糖代谢紊乱可发生多发性神经炎,脚气病等。

磺胺嘧啶是磺胺类抗菌素,也是应用最早的磺胺药物,对脑膜炎双球菌有很好的抑制作用。

嘧啶环构成胞嘧啶,尿嘧啶和胸腺嘧啶,它们均为核酸中重要的碱基。

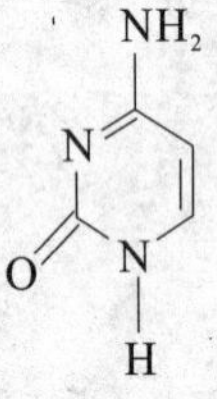

胞嘧啶 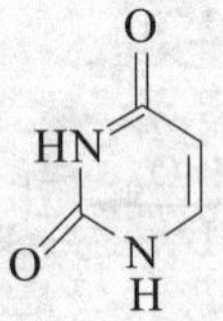　　　　　尿嘧啶 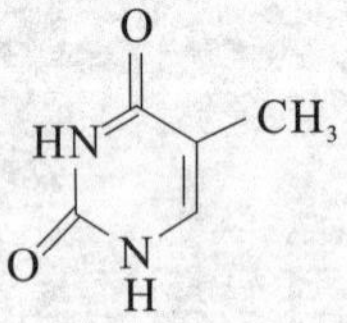　　　　　胸腺嘧啶

2. 嘌呤衍生物

嘌呤是由一个嘧啶环与一个咪唑环骈合而成。嘌呤本身并不存在于自然界,但其羟基及氨基衍生物却广泛存在于动植物体内,并参与生命活动过程。例如:腺嘌呤、鸟嘌呤为核酸的组成成分。它们的代谢产物尿酸、黄嘌呤存在于有机体内。

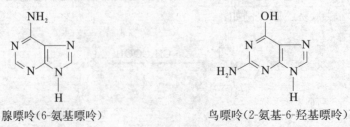

腺嘌呤(6-氨基嘌呤)　　　　　鸟嘌呤(2-氨基-6-羟基嘌呤)

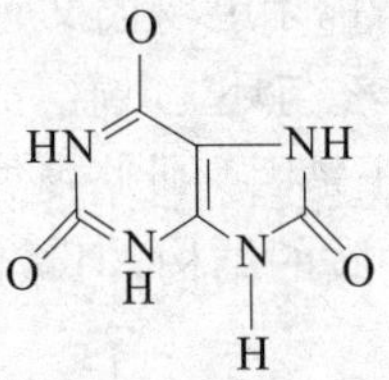

尿酸 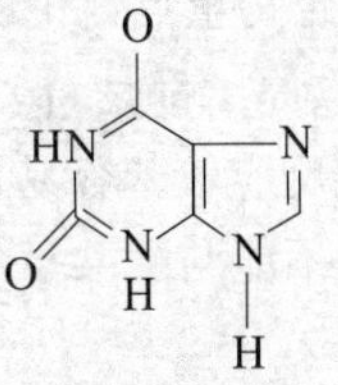　　　　　　　　　　　　　黄嘌呤

尿酸是核酸在体内的代谢产物。尿酸盐在体内含量较高时,则引起痛风,而尿酸盐沉积于肾脏则可引起肾结石等。

3. 噻唑、噻吩衍生物

主要有 β-内酰胺抗生素,如青霉素类、头孢菌素类等。青霉素是第一个用于临床的抗生素,由青霉菌等的培养液中分离得到。青霉素类由 β-内酰胺环和五元的氢化噻唑环拼合而成;头孢菌素类则由 β-内酰胺环与六元的氢化噻嗪环拼合而成,除了噻吩环外还有个噻嗪环:

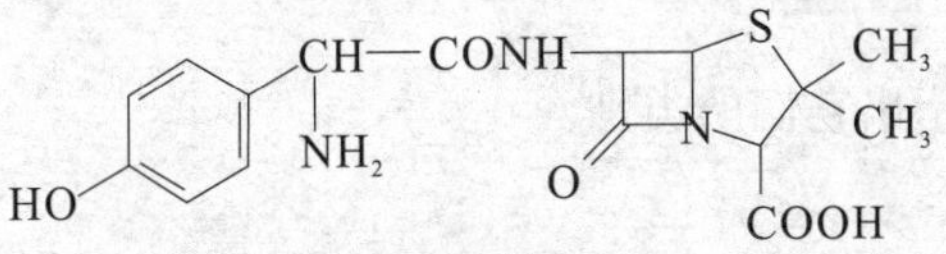

羟氨苄青霉素(阿莫西林)

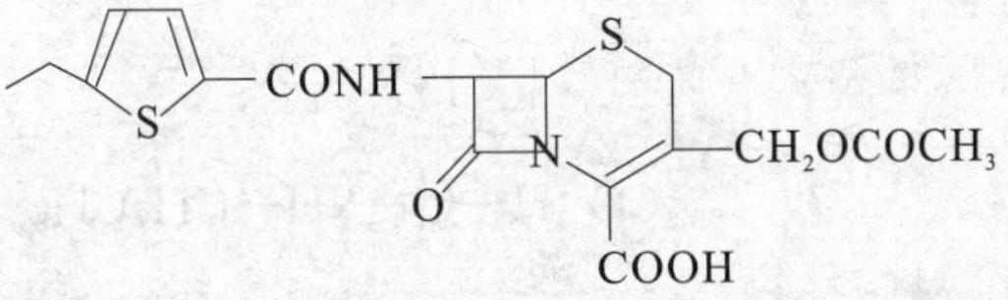

头孢噻吩

咪唑的衍生物广泛存在于自然界中。如组氨酸中即存在咪唑环。常用抗滴虫药物甲硝唑、替硝唑也是咪唑类的衍生物。

吡啶的重要衍生物有烟酸、烟酰酸、异烟肼等。

本 章 小 结

1. 本章分为三小节,胺的知识是其他各小节的基础。该小节讨论了胺的分类、命名、结构特点及性质。重点是胺的碱性,胺在水溶液中碱性大小与胺的结构有关,且受电子效应、空间效应及水的溶剂化效应的影响。

胺的碱性:脂肪胺＞氨＞芳香胺。

脂肪胺:仲胺＞伯胺＞叔胺(水溶液中碱性顺序)。

芳胺苯环上有供电子基团取代碱性增强,吸电子基团取代使碱性降低。

伯胺、仲胺与酰化剂反应生成相应酰胺,酰胺一般为结晶固体,故可利用形成酰胺的反应鉴别和分离提纯胺。

不同的胺与亚硝酸的反应方式不同,产物也不同,可借此鉴别伯、仲、叔胺。

2. 酰胺的结构特点及命名,重点讨论酰胺的酸碱性及水解反应。

酰胺中由于氮原子上孤对电子与羰基形成 p-π 共轭,从而接受质子能力降低,碱性降低,因此酰胺的碱性极其弱,几乎为中性。相反酰亚胺结构不但不具有碱性反表现酸性;

酰胺为羧酸衍生物,故在酸性、碱性水溶液中发生水解得到相应的胺。

3. 含氮杂环化合物重点讨论吡咯与吡啶的结构、酸碱性、亲电取代反应活性等。

吡咯氮原子和碳原子都是 sp^2 杂化,氮原子上孤对电子参与环上共轭,故吡咯环上电子云密度比苯高,亲电取代反应较苯容易,反应主要发生在 α-位;正是因为吡咯氮原子上孤对电子参与环上共轭,孤对电子不能与酸共享质子,因此吡咯虽具有仲胺的结构,但碱性极弱,在强碱下显示弱酸性。

吡啶氮原子与碳原子也是 sp^2 杂化,氮原子上孤对电子不参与环上共轭,有给出电子的倾向,因而吡啶有较强的碱性。

吡啶环上氮原子电负性较大,其吸电子效应导致环上电子云向氮原子方向转移,吡啶环上电子云密度比苯低,亲电取代反应较苯难,且反应主要发生在 β-位;吡啶在酸性介质中对氧化剂较苯稳定。

习 题

1. 命名下列化合物并指出它们的类别。

(1) 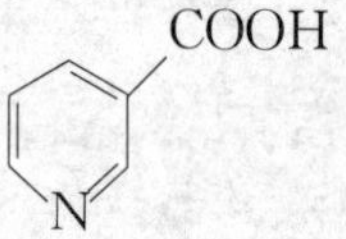 3-吡啶甲酸结构

(2) $[(CH_2CH_3)_2N(CH_3)_2]^+Br^-$

(3) 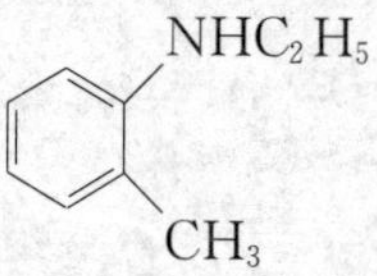 邻甲基-N-乙基苯胺结构

(4) $H-\overset{O}{\overset{\|}{C}}-NH-CH_2CH_3$

(5) 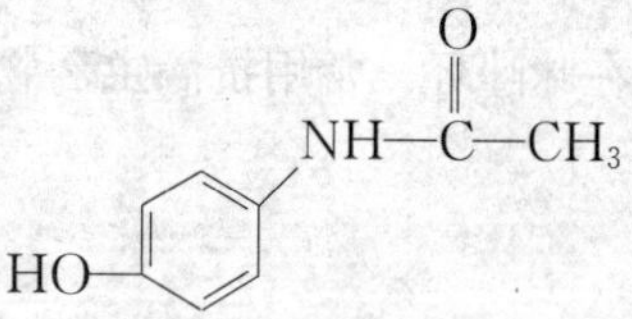 对羟基乙酰苯胺结构

(6) 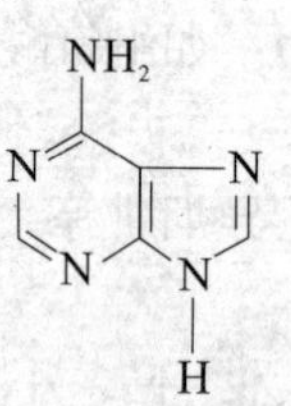 腺嘌呤结构

2. 写出下列化合物的结构式。
(1) α-呋喃甲醛   (2) 8-溴异喹啉   (3) β-吡啶甲酰胺
(4) 二甲胺   (5) 3-吲哚甲酸   (6) N,N-二甲基苯甲酰胺

3. 完成下列反应。

(1) 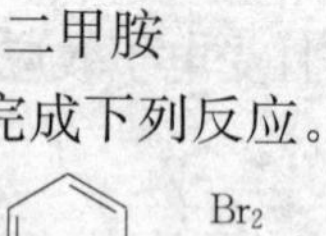 吡啶 $\xrightarrow{Br_2}{300\ ℃}$

(2) 4,4'-联吡啶 $\xrightarrow[H^+]{KMnO_4}$

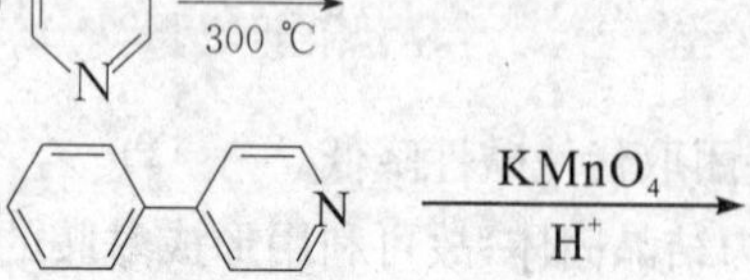

(3) 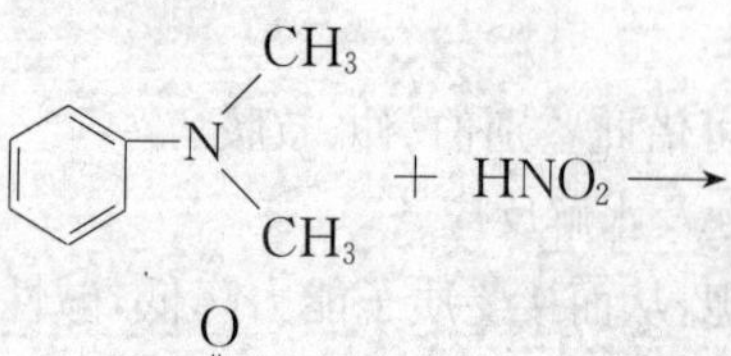 N,N-二甲基苯胺 $+ HNO_2 \longrightarrow$

(4) $2H_2N-\overset{O}{\overset{\|}{C}}-NH_2 \xrightarrow[\Delta]{150\sim 160\ ℃}$

(5) 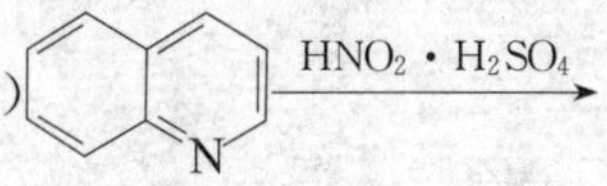 [喹啉-2-基] + HNO₂·H₂SO₄ →

(6) 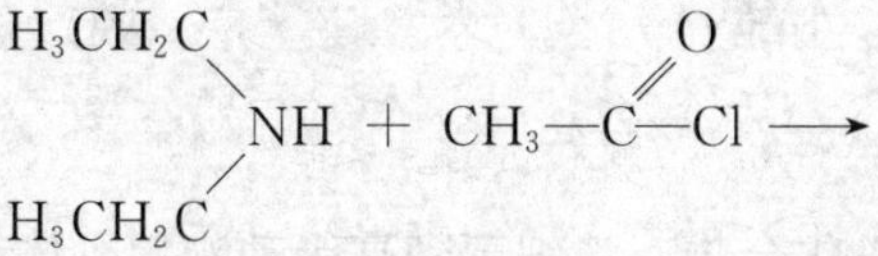 (CH₃CH₂)₂NH + CH₃—CO—Cl →

(7) 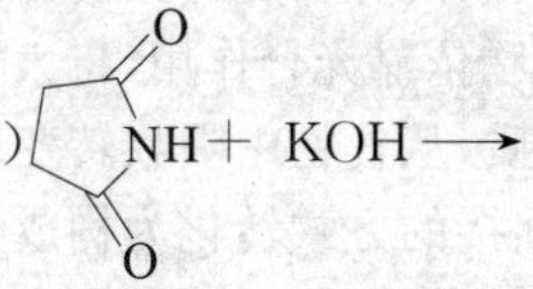 丁二酰亚胺-NH + KOH →

(8) 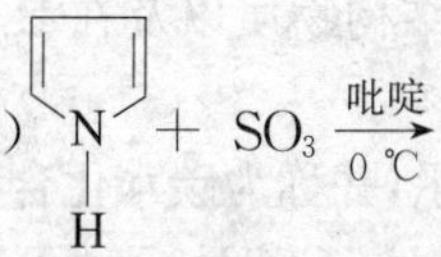 吡咯-NH + SO₃ —吡啶, 0 ℃→

4．将下列各组化合物按碱性由强到弱排列成序。

(1) 苯胺，对甲苯胺，间硝基苯胺；

(2) 苯胺，乙酰苯胺，邻苯二甲酰亚胺，氢氧化三甲乙铵。

5．用化学方法鉴别下列化合物。

(1) 苯胺，环己胺；

(2) N-乙基苯胺，N,N-二乙基苯胺，对乙基苯胺。

6．推断题。

某化合物 A 分子式为 C_7H_9N，在硫酸溶液中加入 $NaNO_2$，并保持温度在 5 ℃以下，可得化合物 $B(C_7H_8N_2O_4S)$，将含 B 的上述溶液加热后又得到化合物 C，C 与 $FeCl_3$ 溶液显紫色，将 C 与乙酐作用得到 $H_3C-C_6H_4-O-CO-CH_3$，试推出 A，B，C 的结构式，并写出有关反应式。

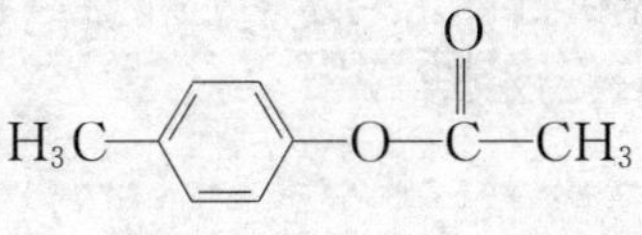

7．问答题。

吡啶、吡咯、哌啶碱性由强到弱顺序是怎样的，为什么？

（黄勤安）

第十六章 糖 类

糖类是自然界中广泛分布的一类重要的有机化合物。从细菌到高等动物的机体都含有糖类化合物,以植物体中含量最为丰富,约占干重的 85%~90%,植物依靠光合作用,将大气中的二氧化碳合成糖。其他生物则以糖类如葡萄糖、淀粉等为营养物质,从食物中吸收转变成体内的糖,通过代谢向机体提供能量;同时糖分子中的碳架以直接或间接的方式转化为构成生物体的蛋白质、核酸、脂类等各种有机分子。所以糖作为能源物质和细胞结构物质以及在参与细胞的某些特殊的生理功能方面都是不可缺少的重要物质。

糖类主要是由 C、H、O 三种元素组成,过去用通式 $C_n(H_2O)_m$ 表示,并称为碳水化合物。例如:葡萄糖的分子式为 $C_6H_{12}O_6$,可表示为 $C_6(H_2O)_6$,蔗糖的分子式为 $C_{12}H_{22}O_{11}$,可表示为 $C_{12}(H_2O)_{11}$ 等。后来发现有的糖不符合碳水化合物的比例,例如:鼠李糖 $C_5H_{12}O_5$(甲基糖);脱氧核糖 $C_5H_{10}O_4$。而有些化合物的组成虽符合碳水化合物的比例,但却不具有糖的结构和性质,例如甲酸(CH_2O)、乙酸($C_2H_4O_2$)、乳酸($C_3H_6O_3$)等。因此,最好还是叫做糖类较为合理。

从化学结构的特点来讲,糖类是多羟基醛(酮)和它们的脱水缩合物。糖类可根据其能否水解以及水解产物的情况,分为单糖、低聚糖和多糖。单糖是指不能再水解的多羟基醛或多羟基酮,如葡萄糖、果糖及核糖等。低聚糖水解后能生成 2~9 个单糖,以二糖最为多见,如蔗糖、麦芽糖、乳糖等,它们水解后能生成两分子单糖。多糖是指水解后生成 9 个以上单糖结构的缩合物,如淀粉、纤维素和糖原等。

第一节 单 糖

一、单糖的分类

单糖按分子中所含碳原子数目,可分为丙糖、丁糖、戊糖和己糖;按其结构分为醛糖和酮糖。自然界所发现的单糖,主要是戊糖和己糖。其中最重要的戊糖是核糖和脱氧核糖,最重要的己糖是葡萄糖和果糖。由于单糖分子中常有多个手性碳原子,立体异构体有很多,故常以它的来源命名。

二、单糖的结构

1. 葡萄糖的醛式结构和构型

葡萄糖的分子式为 $C_6H_{12}O_6$,经实验证明它的分子结构中有 5 个羟基和 1 个醛基,属于己醛糖,直链的五羟基己醛结构式为:

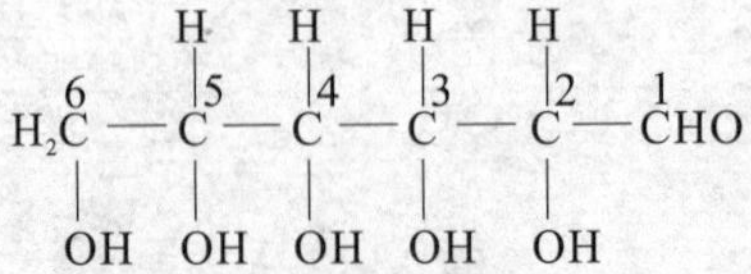

$$\overset{6}{H_2C}-\overset{H}{\underset{OH}{\overset{|}{C}}}-\overset{H}{\underset{OH}{\overset{|}{C}}}-\overset{H}{\underset{OH}{\overset{|}{C}}}-\overset{H}{\underset{OH}{\overset{|}{C}}}-\overset{1}{CHO}$$

在上述结构式中有 4 个手性碳原子(C_2、C_3、C_4 和 C_5),它应该具有 $2^4=16$ 个光学异构体,8 对对映体。单糖是以 D-(+)-甘油醛作为标准,采用 D/L 标记法表示其不同构型。规定凡是单糖分子中距离羰基最远的(即编号最大的)手性碳原子上的羟基构型与 D-(+)-甘油醛构型相同者为 D-型；与 L-(−)-甘油醛构型相同者则为 L-型。例如：

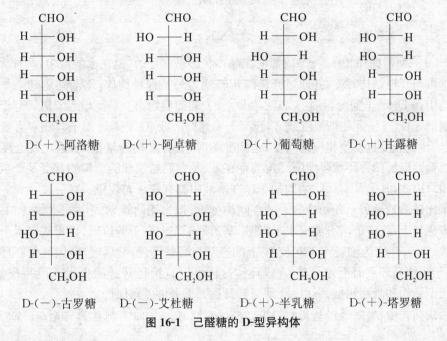

图 16-1　己醛糖的 D-型异构体

2. 葡萄糖的环状结构与构象

在研究葡萄糖性质时人们发现了一系列的现象是葡萄糖开链结构所不能解释的。

(1) 葡萄糖虽有醛基但在干燥 HCl 存在下与甲醇反应与普通醛不同，并非产生与两分子甲醇形成的缩醛；虽然与托伦试剂(Tollens reagent)、费林试剂(Fehling reagent)反应却不与亚硫酸氢钠形成加成产物。

(2) 从乙醇水溶液和吡啶溶液中结晶而得到的 D-葡萄糖，二者的比旋光度不同，前者为 +112°，后者为 +18.7°。如将两者之一溶于水中，溶液的比旋光度都会逐渐发生变化，一个降低、一个升高，最终两者均达到 +52.7°时即不再变化。这种现象称为糖的变旋光作用。原来比旋光度较大者称为 α-D-(+)-葡萄糖，比旋光度较小者称为 β-D-(+)-葡萄糖。显然，这种现象是由于葡萄糖结构发生变化所引起的。

根据以上事实，化学家们认为单糖分子结构中既有醛基、又有羟基，在分子内形成环状半缩醛结构。X 射线衍射的测试结果证明晶体单糖是环状化合物，而且多以六元或五元含氧杂环的形式存在。葡萄糖的环状结构主要是六元含氧杂环的形式,这是因为葡萄糖分子中的—CHO基与 C_5 上的—OH 基相互作用形成环状半缩醛。葡萄糖环状结构的形成使原来的羰基碳原子(不是手性碳原子)在环状半缩醛中变成了手性碳原子。由于羰基碳原子 C_1 成为手性碳原子,因而 D-(+)-葡萄糖就有 2 种异构体,分别以 α-和 β-表示。通常将投影式中 C_5 上的半缩醛羟基与 C_1 上原来羟基处于同侧者称为 α-D-(+)-葡萄糖;反之则称为 β-D-(+)-葡萄糖。它们在结构上仅 C_1 的构型不同,其他手性碳的构型完全相同,故称为端基异构体(异头物)。

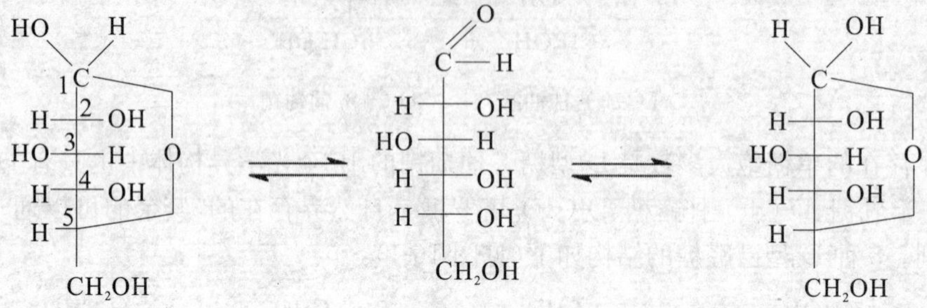

α-D-(+)-葡萄糖和 β-D-(+)-葡萄糖在晶体状态是稳定的,但在水溶液中,两种异构体的任何一种都可与开链结构互变,并通过开链结构转变为另一种异构体,逐渐达到动态平衡。在平衡混合物中,α-D-(+)-葡萄糖约占 36%,β-D-(+)-葡萄糖约占 64%,开链结构仅有极少量。由于新配制的 α-D-(+)-葡萄糖溶液或 β-D-(+)-葡萄糖溶液,在平衡过程中其相对含量在不断改变,溶液的比旋光度也发生相应的改变,达到平衡时,三种结构的量恒定,其比旋光度也就恒定不变了。葡萄糖的两种环状半缩醛结构的存在,以及它们通过开链结构的互变是产生变旋光现象的原因。因此,凡是具有环状结构的单糖在溶液中都有变旋光现象。

为了比较清楚地表示葡萄糖分子的空间构型,可以采用哈沃斯式,将链状结构书写成哈沃斯式的步骤如下:将碳链向右放成水平,使原基团处于左上右下的位置;再将碳链水平位置弯成六边形状;以 C_4—C_5 为轴旋转 120° 使 C_5 上的羟基与醛基接近,然后成环(因羟基在环平面的下面,它必须旋转到环平面上才易与 C_1 成环)。这样可以直接将开链的投影式改写成哈沃斯式。糖的哈沃斯结构和吡喃相似,所以,D-葡萄糖又称为 D-吡喃葡萄糖。

在哈沃斯式中,半缩醛羟基与 C_5 上的—CH_2OH 在环平面同侧者为 β-型;在环平面异侧者为 α-型。

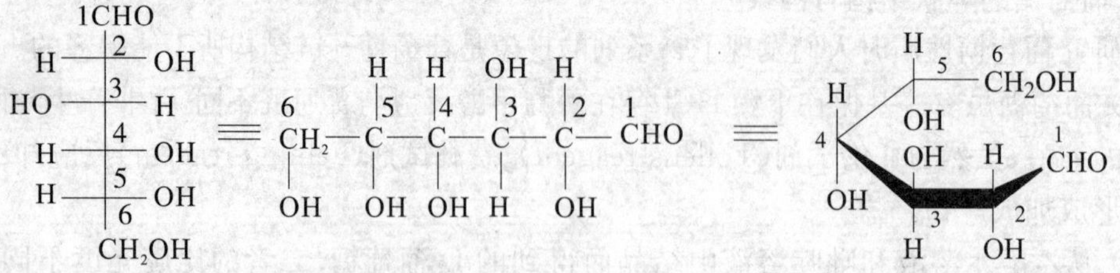

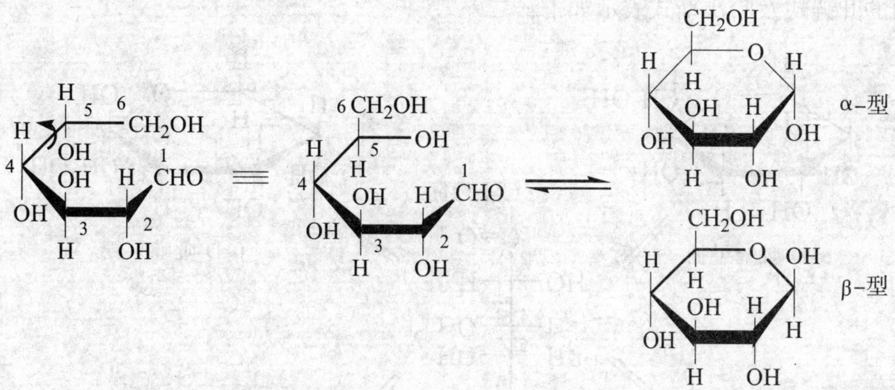

写成哈沃斯式后，D、L 构型的确定是以 C_5 上的—CH_2OH 指向环平面上方者为 D-型；指向环平面下方者为 L-型（环碳原子编号顺时针方向）。由于天然存在的糖绝大多数属于 D-型，所以常见糖的 C_5 上—CH_2OH 均指向环平面上方。

研究证明，吡喃型糖的六元环主要是呈椅式构象存在与自然界的。

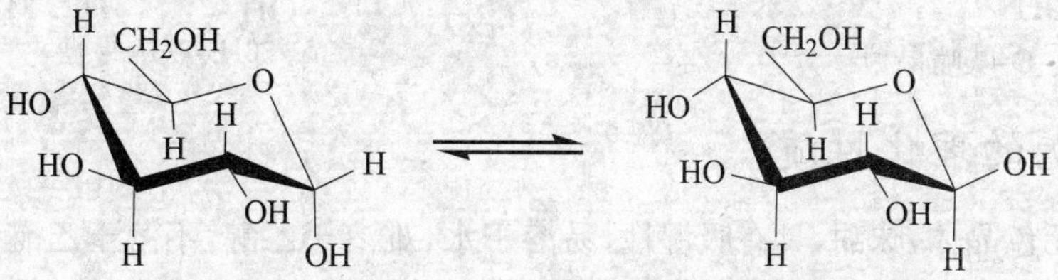

从 D-(+)-吡喃葡萄糖的构象可以清楚的看到，在 β-D-(+)-吡喃葡萄糖中，体积大的取代基—OH 和—CH_2OH，都在 e 键上；而在 α-D-(+)-吡喃葡萄糖中有一个—OH 在 a 键上。故 β 型是比较稳定的构象，因而在平衡体系中的含量也较多。

3. 果糖的结构

果糖是葡萄糖的同分异构体。果糖是酮糖。果糖比葡萄糖少 1 个手性碳原子，只有 3 个手性碳原子，它的旋光异构体数目有 $2^3=8$ 个，即 4 对对映体。其酮羰基位于 C_2 上，从 C_3 到 C_5 的构型与葡萄糖完全相同。果糖的开链结构如下：

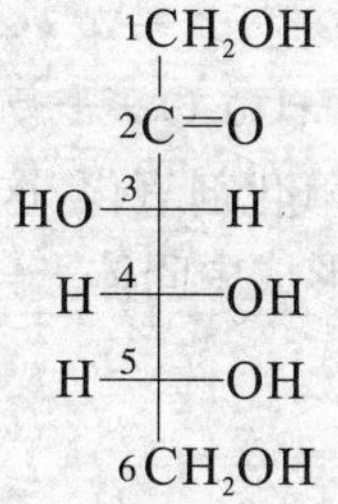

果糖的开链结构式中 C_6 或 C_5 上羟基都可与羰基形成环状半缩醛结构，所有 D-果糖有两种不同的半缩酮结构。游离态的 D-果糖具有四氢吡喃环的结构，结合态的 D-果糖则具有四氢呋喃的结构，它们都有 α 和 β 两种异构体。在水溶液中同样具有环状半缩酮和开链式结构的混合物平衡体系，因而也有变旋光现象。

果糖的开链式及哈沃斯式表示如下:

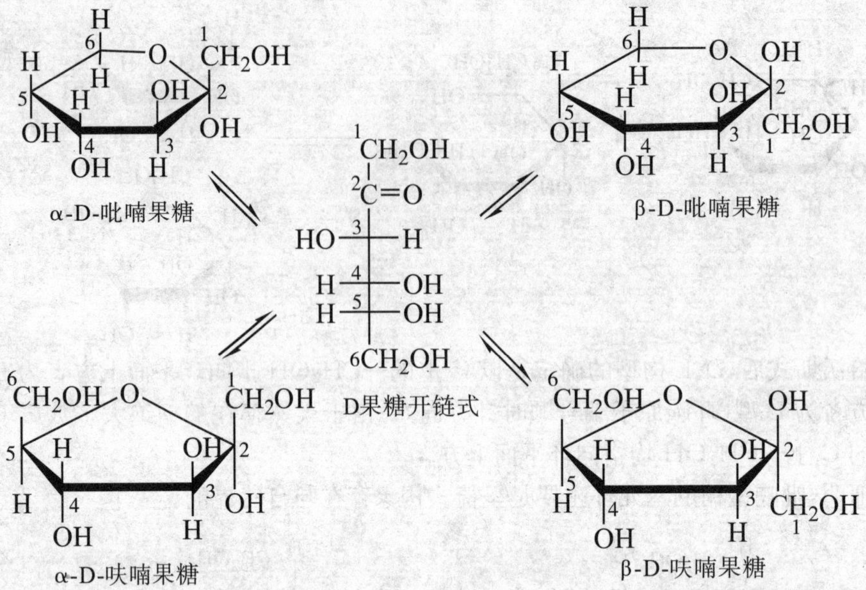

α-D-吡喃果糖 ⇌ D果糖开链式 ⇌ β-D-吡喃果糖

α-D-呋喃果糖 ⇌ ⇌ β-D-呋喃果糖

三、单糖的理化性质

单糖都是无色晶体,味甜,具有吸湿性,易溶于水,难溶于乙醇,不溶于乙醚、丙酮等有机溶剂。单糖都具有旋光性。

单糖是多官能团化合物,它既具有醇羟基和羰基的性质,也具有半缩醛(酮)羟基的特性。单糖溶于水后,在水溶液中存在着占绝对优势的环状半缩醛(酮)结构与极少量开链醛(酮)式结构的平衡体系。故单糖在化学反应中有的以环状结构进行,有的则以开链结构进行。下面讨论单糖的主要化学性质。

1. 氧化反应

(1) 碱性弱氧化剂氧化。托伦试剂(Tollens reagent)和费林试剂(Fehling reagent)为碱性弱氧化剂,能把醛基氧化成羧基。前者产生银镜,后者生成氧化亚铜的砖红色沉淀。

$$单糖 + [Ag(NH_3)_2]^+ \longrightarrow Ag\downarrow + 复杂的氧化产物$$

$$单糖 + Cu^{2+} \longrightarrow Cu_2O\downarrow + 复杂的氧化产物$$

果糖虽为酮糖但也能被上述碱性弱氧化剂氧化,这是由于 D-果糖与 D-葡萄糖和 D-甘露糖在碱性条件下,可通过酮式-烯醇式互变形成中间体——烯二醇而相互转化。其反应如下:

$$\begin{array}{c}\text{CHO}\\ \text{H}-\!\!\!-\text{OH}\\ \vdots\\ \text{CH}_2\text{OH}\end{array} \underset{a}{\overset{OH^-}{\rightleftharpoons}} \begin{array}{c}\text{HO}\quad\overset{b}{\quad}\quad\text{H}\\ \text{C}\\ a\diagdown\!\!\!\!\diagup c\\ \text{C}-\text{OH}\\ \vdots\\ \text{CH}_2\text{OH}\end{array} \underset{OH^-}{\overset{b}{\rightleftharpoons}} \begin{array}{c}\text{CHO}\\ \text{HO}-\!\!\!-\text{H}\\ \vdots\\ \text{CH}_2\text{OH}\end{array}$$

D-(+)-葡萄糖　　　　　　　　　　　　　　　　　　　　　　　D-(+)-甘露糖
64%　　　　　　　　　　　　　　　　　　　　　　　　　　　　3%

$$\Big\updownarrow\!{}^{OH^-}_{-H_2O}\,c$$

$$\begin{array}{c}\text{CH}_2\text{OH}\\ \text{C}=\text{O}\\ \vdots\\ \text{CH}_2\text{OH}\end{array}$$

D-(−)-果糖　31%

凡是能被上述弱氧化剂氧化的糖,都称为还原糖,单糖都是还原糖。临床上检验血糖和尿糖的基本原理就是基于 D-葡萄糖的易氧化性。利用葡萄糖氧化酶将血清、血浆和尿液中的葡萄糖氧化成 D-葡萄糖酸。

在含有多个手性碳原子的旋光异构体之间,如果只有 1 个手性碳原子的构型不同时,它们互称为差向异构体。例如,D-葡萄糖与 D-甘露糖仅仅是 C_2 上的羟基构型不同,它们互称为 C_2 差向异构体。

(2) 溴水氧化。溴水能氧化醛糖,但不能氧化酮糖,因为酸性条件下,不会引起糖分子的异构化作用。可用此反应来区别醛糖和酮糖。

$$\begin{array}{c}\text{CHO}\\ \text{H}-\!\!\!-\text{OH}\\ \text{HO}-\!\!\!-\text{H}\\ \text{H}-\!\!\!-\text{OH}\\ \text{H}-\!\!\!-\text{OH}\\ \text{CH}_2\text{OH}\end{array} \xrightarrow[\text{H}_2\text{O}]{\text{Br}_2} \begin{array}{c}\text{COOH}\\ \text{H}-\!\!\!-\text{OH}\\ \text{HO}-\!\!\!-\text{H}\\ \text{H}-\!\!\!-\text{OH}\\ \text{H}-\!\!\!-\text{OH}\\ \text{CH}_2\text{OH}\end{array}$$

D-葡萄糖酸

(3) 硝酸氧化。稀硝酸的氧化作用比溴水强,能使醛糖氧化成糖二酸。例如:

$$\begin{array}{c}\text{CHO}\\ \text{H}-\!\!\!-\text{OH}\\ \text{HO}-\!\!\!-\text{H}\\ \text{H}-\!\!\!-\text{OH}\\ \text{H}-\!\!\!-\text{OH}\\ \text{CH}_2\text{OH}\end{array} \xrightarrow[100\text{ }^\circ\text{C}]{\text{HNO}_3} \begin{array}{c}\text{COOH}\\ \text{H}-\!\!\!-\text{OH}\\ \text{HO}-\!\!\!-\text{H}\\ \text{H}-\!\!\!-\text{OH}\\ \text{H}-\!\!\!-\text{OH}\\ \text{COOH}\end{array}$$

D-葡萄糖二酸

生物体内由酶催化上述反应,使醛基不受影响,只氧化末端羟甲基成羧基,生成葡萄糖醛酸,是体内重要的生化反应。葡萄糖醛酸衍生物在动物体内可由尿液排除起到解毒作用。

2. 成脎反应

单糖与苯肼反应生成的产物叫做脎。

$$\begin{array}{c}\text{CHO}\\\text{H}-\text{OH}\\\text{HO}-\text{H}\\\text{H}-\text{OH}\\\text{H}-\text{OH}\\\text{CH}_2\text{OH}\end{array} \xrightarrow{3\ C_6H_5NH-NH_2} \begin{array}{c}\text{CH}=\text{N}-\text{NH}-\text{C}_6\text{H}_5\\\text{C}=\text{N}-\text{NH}-\text{C}_6\text{H}_5\\\text{HO}-\text{H}\\\text{H}-\text{OH}\\\text{H}-\text{OH}\\\text{CH}_2\text{OH}\end{array} + C_6H_5NH_2 + NH_3 + H_2O$$

D-(+)-葡萄糖   D-葡萄糖脎

生成糖脎的反应是发生在 C_1 和 C_2 上。不涉及其他的碳原子,所以,如果仅在第二碳上构型不同而其他碳原子构型相同的差向异构体,必然生成同一个脎。例如,D-葡萄糖、D-甘露糖、D-果糖的 C_3、C_4、C_5 的构型都相同,因此它们生成同一个糖脎。

$$\begin{array}{c}\text{CHO}\\\text{H}-\text{OH}\\\text{HO}-\text{H}\\\text{H}-\text{OH}\\\text{H}-\text{OH}\\\text{CH}_2\text{OH}\end{array} \qquad \begin{array}{c}\text{CHO}\\\text{HO}-\text{H}\\\text{HO}-\text{H}\\\text{H}-\text{OH}\\\text{H}-\text{OH}\\\text{CH}_2\text{OH}\end{array} \qquad \begin{array}{c}\text{CH}_2\text{OH}\\\text{C}=\text{O}\\\text{HO}-\text{H}\\\text{H}-\text{OH}\\\text{H}-\text{OH}\\\text{CH}_2\text{OH}\end{array}$$

D-(+)-葡萄糖   D-(+)-甘露糖   D-(−)-果糖

糖脎为黄色结晶,不同的糖脎有不同的晶形,反应中生成的速度也不同。因此,可根据糖脎的晶型和生成的时间来鉴别糖。

3. 成苷反应

单糖环状结构中的半缩醛羟基比较活泼,可与羟基化合物(如醇或酚)的羟基脱水生成缩醛类化合物。这类化合物称为苷。例如,D-葡萄糖与甲醇在干燥氯化氢催化下,脱水生成 D-甲基吡喃葡萄糖苷。

D-吡喃葡萄糖   β-D-甲基吡喃葡萄糖苷   α-D-甲基吡喃葡萄糖苷

苷是糖的衍生物,由糖和非糖两部分组成。糖的部分可以是单糖或低聚糖,非糖部分叫做糖苷配基。甲基葡萄糖苷是一种最简单的糖苷。糖苷配基和糖脱水后通过"氧桥"键而连接,这种键称为氧苷键。

糖苷由于分子结构中无半缩醛羟基,所以无还原性,也无变旋光现象。在酸性溶液中或在酶的作用下,苷键易水解断裂生成糖和糖苷配基。

自然界中除氧苷键外,尚存在氮苷键、硫苷键、碳苷键。自然界极为重要的单糖——核糖与多种碱基以氮苷键形式存在与生理生化有着密不可分的关系。

4. 成酯反应

单糖分子中含有多个羟基,这些羟基能与酸成酯。单糖的磷酸酯在生命过程中具有重要的意义,它们是体内许多代谢过程中的中间产物。如 α-D-吡喃葡萄糖-1-磷酸酯及 α-D-吡喃葡萄糖-6-磷酸酯。

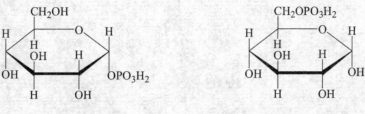

α-D-吡喃葡萄糖-1-磷酸酯   α-D-吡喃葡萄糖-6-磷酸酯

核糖和果糖也可以形成磷酸酯。如 β-D-呋喃核糖-1-磷酸酯和 α-D-呋喃果糖-1,6-二磷酸酯。后者在临床上用于急救及抗休克等。

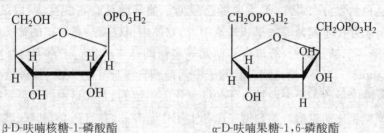

β-D-呋喃核糖-1-磷酸酯   α-D-呋喃果糖-1,6-磷酸酯

四、重要的单糖

自然界已发现的单糖主要是戊糖和己糖。常见的戊糖有 D-核糖、D-2-脱氧核糖、D-木糖和 D-阿拉伯糖,它们都是醛糖,以糖苷或多糖的形式存在动植物体中。常见的己糖有 D-葡萄糖、D-甘露糖、D-半乳糖和 D-果糖,它们以游离或结合的形式存在于动植物体中。

1. D-(－)-核糖和 D-(－)-2-脱氧核糖

D-(－)-核糖和 D-(－)-2-脱氧核糖都是戊醛糖,它们是核酸的重要组成部分,它们的开链结构和环状结构式如下:

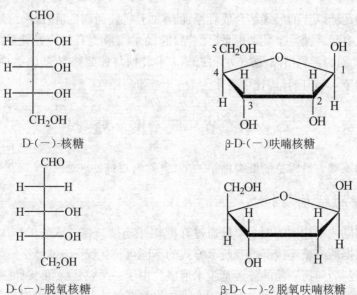

D-(－)-核糖   β-D-(－)呋喃核糖

D-(－)-脱氧核糖   β-D-(－)-2脱氧呋喃核糖

D-核糖或 D-2-脱氧核糖与嘌呤或嘧啶衍生物脱水所形成的苷叫做核糖核苷或脱氧核糖核

苷。例如，腺嘌呤核糖核苷结构式如下：

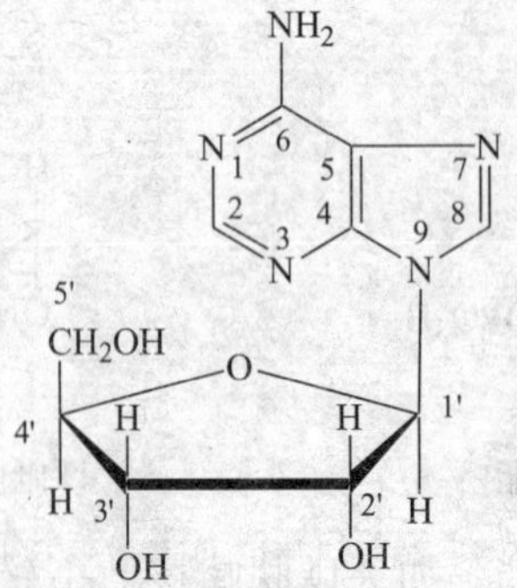

2. D-(+)-葡萄糖

D-葡萄糖是自然界分布最广、最重要的己醛糖。葡萄糖具有右旋性，所以又叫做右旋糖。D-葡萄糖以游离态存在于葡萄等水果和蜂蜜中，动物体内也含有少量游离的葡萄糖。葡萄糖是组成蔗糖、麦芽糖等二糖及淀粉、纤维素和糖元等多糖的基本单位。正常人血浆中葡萄糖含量为 $3.89\sim6.11$ mmol·L^{-1}。糖尿病患者的尿中葡萄糖含量比正常人高，其含量高低随病情轻重而异。人体所需能量的主要来源是由葡萄糖氧化而供给的，尤其是中枢神经系统活动所需的能量完全由葡萄糖氧化而供给。葡萄糖在医药上用作营养品，并有强心、利尿和解毒作用。

3. D-果糖

果糖是葡萄糖的同分异构体，它以游离状态大量存在于水果的浆汁和蜂蜜中，果糖还能与葡萄糖结合生成蔗糖。纯净的果糖为无色晶体，熔点为 103~105 ℃，它不易结晶，通常为黏稠性液体，易溶于水、乙醇和乙醚。果糖是最甜的单糖。天然的果糖为左旋性，所以又叫做左旋糖。果糖的两种非对映异构体在水溶液中达到平衡状态时的比旋光度为 $-92°$。

果糖是己酮糖，游离状态时具有吡喃的结构，构成二糖或多糖时则具有呋喃的结构。体内果糖磷酸酯（如1,6-二磷酸果糖）在酶作用下，碳链可以断裂生成两分子丙糖，这是糖代谢过程中的一个重要的中间步骤。

4. D-(+)-半乳糖

半乳糖与葡萄糖以苷的形式结合成乳糖而存在于哺乳动物的乳汁中。脑髓中有些复杂结构的脑苷酯中也有半乳糖。半乳糖也是己醛糖，它的水溶液也有变旋光现象，平衡时比旋光度为 $+83.3°$。半乳糖为无色结晶，溶于水和乙醇。半乳糖与葡萄糖互为 C_4 差向异构体。半乳糖在酶的催化作用下，C_4 差向异构化可转化为 D-(+)-葡萄糖。

第二节 低 聚 糖

低聚糖又称寡糖。最常见的低聚糖是二糖，也称为双糖。

一、二糖的结构与性质

二糖是由相同或不相同的两个单糖通过苷键相互连接。在酸或酶的作用下水解可得到两个单糖分子。根据两个糖连接部位及脱水方式的不同可将二糖分成两类：一类由一分子单糖的半缩醛羟基（苷羟基）与另一糖的醇羟基脱水形成。由于一个糖还保留半缩醛羟基，所以水溶液中环状结构与开链结构可处于动态平衡。因此，此类糖具有还原性，可以还原托伦试剂（Tollens reagent）、费林试剂（Fehling reagent）等，能够成脎，且有变旋光现象，称之为还原性糖。另一类由两分子单糖的半缩醛羟基彼此脱水形成,所形成的二糖分子中不再有半缩醛羟基存在,因此,水溶液中环状结构与开链结构不能相互转变,没有还原性,不能成脎,也不存在变旋光现象,称之为非还原性糖。常见的具代表性的二糖有:麦芽糖、乳糖和蔗糖等。

1. 麦芽糖

(+)-麦芽糖由淀粉在淀粉糖化酶(存在于麦芽中)或稀酸部分水解得到。饴糖的主要成分是麦芽糖。它是一分子葡萄糖 C_1 的 α-半缩醛羟基与另一葡萄糖 C_4 的醇羟基脱水以苷键相连,称 α-1,4-苷键。由于还保留一个半缩醛羟基,为一还原性二糖。全称应为:4-O-(α-D-吡喃葡萄糖基)-D-吡喃葡萄糖。

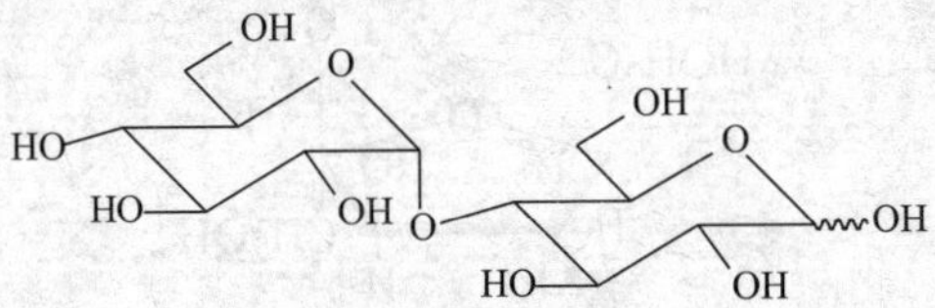

(+)-麦芽糖

麦芽糖中苷键是 α-型或 β-型可用酶的水解来确定。酶对糖类的水解是有选择性的。由于麦芽糖能被麦芽糖酶水解成两分子的 D-葡萄糖,而麦芽糖酶是 α-糖苷键的水解酶,只能水解 α-糖苷键而对 β-糖苷键无影响,所以可以确定麦芽糖中只有一个 α-糖苷键存在,是 α-葡萄糖苷。

2. 乳糖

乳糖存在于哺乳动物的乳汁中,人乳中乳糖比牛乳中高,因此更适于婴儿食用。乳糖也是一个还原性二糖,可以被苦杏仁酶水解,苦杏仁酶是水解 β-糖苷键的水解酶,说明乳糖是由两分子糖通过 β-糖苷键连接而成。水解乳糖得到一分子 D-葡萄糖和一分子 D-半乳糖。乳糖是半乳糖苷。(+)-乳糖的全名:4-O-(β-D-吡喃半乳糖基)-D-吡喃葡萄糖。

乳糖的 α-和 β-端基异构体的比旋光度分别为 +92.6°、+34°,水溶中达平衡时的比旋光度为 +52.3°。

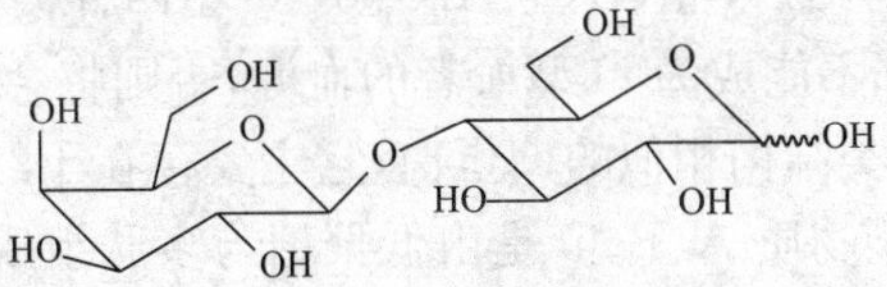

(+)-乳糖

人体正常代谢时,乳糖在酶的作用下,水解得到的 D-半乳糖再转化为 D-葡萄糖而参与代谢。有的婴儿缺乏使 D-半乳糖转化为 D-葡萄糖的酶,因而血、尿中半乳糖量增高,可引起发育迟缓、腹泻,甚至更严重的后果。

3. 蔗糖

蔗糖是自然界中分布最广的一种二糖,尤以甜菜和甘蔗中含量最丰。蔗糖无还原性,也没有变旋光现象,这说明蔗糖分子中无半缩醛羟基,蔗糖被酸水解后生成 1 分子葡萄糖和 1 分子果糖。

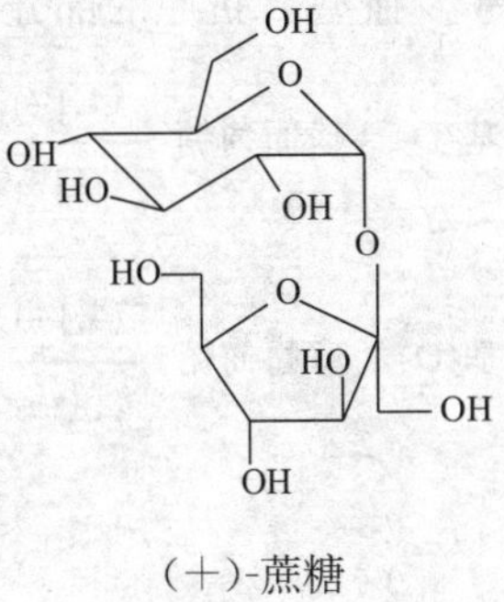

(+)-蔗糖

蔗糖既可被果糖苷酶水解,也可被α-葡萄糖苷酶水解而得到相同的产物。由此可知,蔗糖既可看做是α-葡萄糖苷又可看做是β-果糖苷。

蔗糖结构式也可表示为:

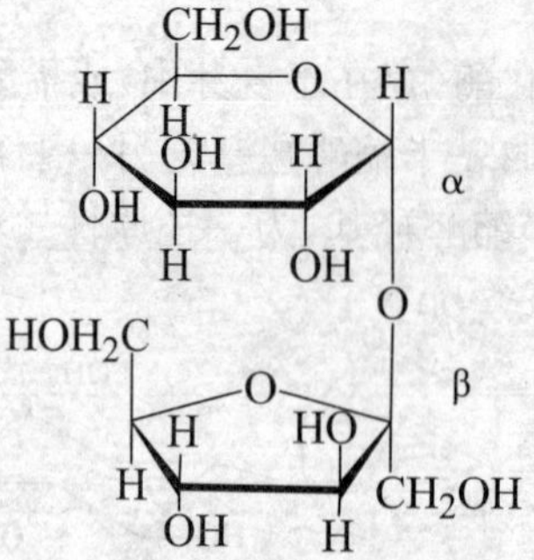

α-D-吡喃葡萄糖基-β-D-呋喃果糖
(或 β-D-呋喃果糖基-α-D吡喃葡萄糖)

蔗糖水溶液呈右旋性,水解后的葡萄糖与果糖混合物溶液呈左旋性。常将蔗糖的水解叫做转化,水解后的混合物叫做转化糖。

$$C_{12}H_{22}O_{11} \xrightarrow[\text{稀酸或转化酶}]{\text{水解}} C_6H_{12}O_6 + C_6H_{12}O_6$$

D-蔗糖   D-葡萄糖   D-果糖
$[\alpha]_D^{25}=+66.5$ $[\alpha]_D^{25}=-20°$

二、血型物质中的低聚糖

医学上将人的常见血型分为 A 型、B 型、AB 型及 O 型四种类型。O 型血能与 A 型、B 型、AB 型血匹配,但后三者却都不能成为 O 型血者的血源,否则将会产生凝集或结成团块而导致严重的后果。血型物质是一类结构相似的糖蛋白,它主要存在于红细胞表面,而且与血型鉴定有关。从化学观点来看,血型物质 A、B、O 是由低聚糖与多肽组成的几种结构相似的糖蛋白。低聚糖主要是由 D-半乳糖、L-岩藻糖(6-脱氧-L-半乳糖)、N-乙酰基-D-氨基葡萄糖和 N-乙酰基-D-氨基半乳糖所组成。它们的结构式分别是:

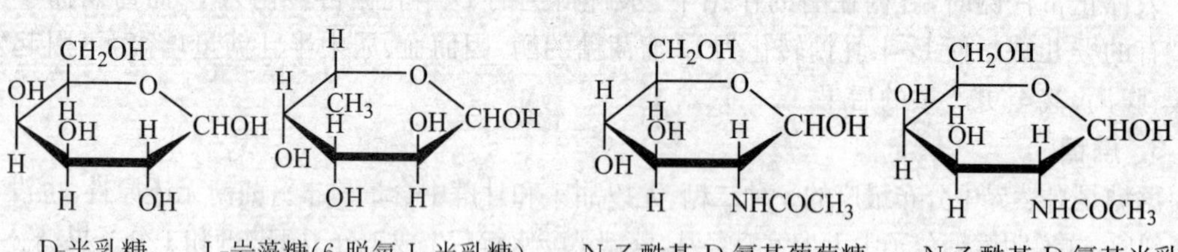

D-半乳糖   L-岩藻糖(6-脱氧-L-半乳糖)   N-乙酰基-D-氨基葡萄糖   N-乙酰基-D-氨基半乳糖

现将血型 O 抗原(Ⅱ型)、血型 A 及血型 B 抗原的部分糖链结构表示如下:

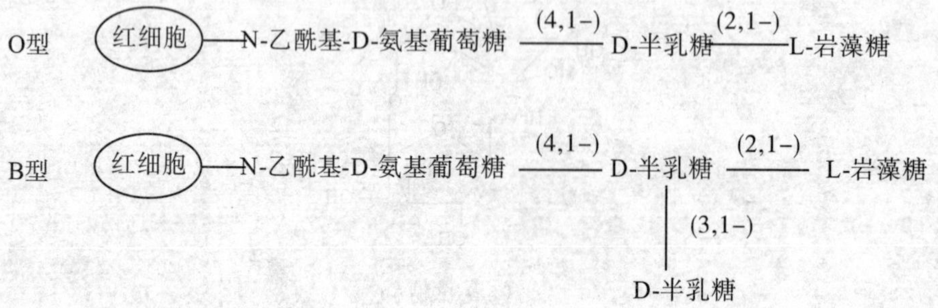

O型 红细胞—N-乙酰基-D-氨基葡萄糖 $\xrightarrow{(4,1-)}$ D-半乳糖 $\xrightarrow{(2,1-)}$ L-岩藻糖

B型 红细胞—N-乙酰基-D-氨基葡萄糖 $\xrightarrow{(4,1-)}$ D-半乳糖 $\xrightarrow{(2,1-)}$ L-岩藻糖
                       $\Big|(3,1-)$
                      D-半乳糖

```
A型  (红细胞)—N-乙酰基-D-氨基葡萄糖 —(4,1-)→ D-半乳糖 —(2,1-)→ L-岩藻糖
                                            │
                                          (3,1-)
                                            │
                                    D-乙酰基-D-氨基葡萄糖
```

AB型 兼有A型和B型的糖

由上述结构可见，A型与B型仅在非还原性末端半乳糖上有细微差异。近年来国外有报道，用半乳糖酶处理B型血可以得到O型血，从而解决O型血供应不足的问题。

第三节 多 糖

多糖广泛存在于自然界中，动植物体内的纤维素、淀粉和糖元等都是多糖。很多细菌都有荚膜，荚膜也是由多糖组成的。多糖是由单糖通过苷键彼此连接而成的高聚体。自然界中大多数多糖含80～100个单糖单元。根据其水解单元不同又可分为均多糖与杂多糖。前者水解后只得到一种单糖；后者水解后得到一种以上的单糖。多糖的物理性质与单糖、二糖不同，它们大多是不溶于水的非晶形固体，也无甜味。多糖的分子量很大，虽然分子的末端必有一还原性苷羟基，但对整个分子来说太微不足道，因此，多糖均无还原性，也无变旋光现象。几乎所有的生物体内均含有多糖，是生命活动不可或缺的物质基础。如淀粉、糖元、纤维素等。

一、淀粉

淀粉广泛存在于植物的种子、茎、果实中，是人类食物中糖的主要来源。淀粉是由葡萄糖分子通过α-1,4-苷键和α-1,6-苷键形成的高聚体。天然淀粉是一混合物，由两种不同类型的分子组成：一种在热水中有一定的溶解度，称为直链淀粉；另一种在热水中膨胀糊化，称为支链淀粉。

直链淀粉主要是由葡萄糖分子通过α-1,4-苷键构成，但并不意味其以直链排列，而是在盘旋为螺圈状，其每个螺圈约有6个葡萄糖单元，与环糊精相似也像管状，所以也可与其他分子形成包合作用(见图16-2)。

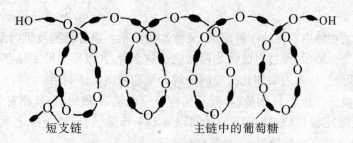

图16-2 直链淀粉螺旋结构示意图

支链淀粉又叫胶淀粉，在淀粉中约占70%～80%。它是由20～30个α-D-葡萄糖单位以α-1,4-苷键连接成短链，这些短链又以α-1,6-苷键连接形成多达5000个α-D-葡萄糖组成的多支链的多糖(图16-3)。

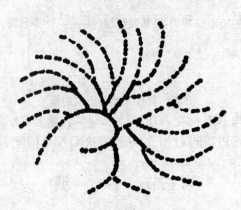

图 16-3 支链淀粉结构示意图

淀粉为白色粉末,它是谷类食物中的主要成分。不同来源的淀粉,其相对分子质量也不同。淀粉与碘-碘化钾溶液作用显蓝色或蓝紫色,加热褪色,冷却后颜色复现。淀粉与碘显色是由于碘分子恰巧嵌入直链淀粉的螺旋空隙中,借分子间引力结合成复合物所致(图 16-4)。

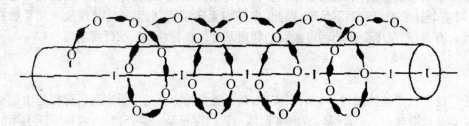

图 16-4 淀粉-碘复合物示意图

淀粉在体内能被酶水解成 D-葡萄糖供机体利用。淀粉在酸或酶的作用下水解(一般说来 1,4-苷键最易被无机酸水解),逐步生成分子较小的多糖、二糖,最终生成 D-葡萄糖。

二、糖原

糖原是人与动物体内贮存的一种多糖,又称动物淀粉。以肝细胞及肌肉组织中最丰富。当人类从淀粉获得葡萄糖后,经过血流将葡萄糖输送到全身,并以糖原形式储存于肝脏和肌肉中。一旦机体需要,糖原经一系列酶催化反应而分解为葡萄糖供机体利用。

糖原水解的最终产物是 D-葡萄糖,故其结构单位也是 D-葡萄糖,其相对分子量为 1×10^8。糖原的结构与支链淀粉相似,结构单位之间以 α-1,4-苷键结合,链与链之间的连接点以 α-1,6-苷键结合,但分支比支链淀粉更多、更复杂(图 16-5)。

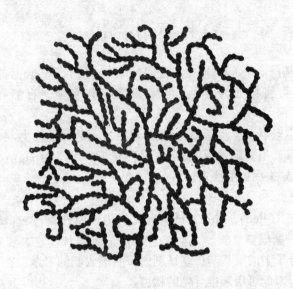

图 16-5　糖原结构示意图

糖原是无定型粉末,不溶于冷水,加热不糊化,与碘呈紫红色或紫蓝色。

三、纤维素

纤维素是自然界中分布最广泛的一种多糖。棉、麻及木材等结构物质是纤维素组成。它是构成植物细胞壁的主要成分。纤维素是葡萄糖单位经过 β-1,4-苷键连接而不含有支链的线性高分子物质,相对分子质量为 $(2.5\sim10)\times10^5$。它的结构见图 16-6。

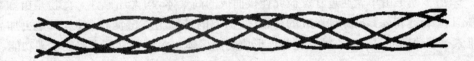

图 16-6　绞成绳索状的纤维长链

纤维素呈绳索状长链排列,分子中的许多氢键使长链互相扭绞成绳索状。纤维素完全水解只得到 D-葡萄糖,但其部分水解产物中有纤维二糖,这一点与淀粉不同。人类消化道中由于缺乏使 β-1,4-葡萄糖苷键断裂的酶,因此不能将纤维素转化为葡萄糖而利用。但是食草动物(牛、羊等)的消化道中有这种酶,所以可利用纤维素作为营养源物质。

纤维素是很重要的工业原料。如造纸、纺织业都离不开纤维素,实验室中的滤纸是纯的木材纤维素;硝酸纤维素酯具有爆炸性,是制造无烟火药的原料;醋酸纤维素酯则是制造人造丝及电影胶片的原料;而羧甲基纤维素(CMC)也是天然的离子交换剂,可用于蛋白质,核酸等大分子化合物的分离。

本 章 小 结

1. 糖是一类多羟基醛、多羟基酮以及它们的缩合产物。根据糖能否水解和水解后生成醛、酮糖的单位数目可将糖分为三类：单糖、低聚糖和多糖。自然界中天然存在的大多数为 D-型糖。

2. 晶体 D-葡萄糖以环状的半缩醛结构存在，可有 α,β 两种异头物，水溶液中 α,β 两种异头物与开链结构平衡共存，产生变旋光现象。α,β 两种异头物可以用 Haworth 式及构象式表示。构象式合理地解释了 β 异头物更加稳定。

3. 单糖的化学性质。

(1) 氧化反应：能被 Tollens、Fehling 试剂氧化的为还原性糖；溴水氧化醛糖可作为醛糖、酮糖的鉴别；硝酸氧化醛糖成糖二酸。

(2) 成脎反应：糖分子中的羰基与羰基试剂如苯肼形成糖的二苯腙衍生物。糖成脎的反应只涉及 C_1、C_2 两个原子，因此可用来推导糖的构型。

(3) 成苷反应：单糖的半缩醛羟基与非糖物质的羟基、氨基等脱水形成糖苷。糖苷没有变旋光现象，也没有还原性。在酶或稀酸下水解后得到相应的糖和配基。

(4) 成酯反应：单糖分子中含有多个羟基，这些羟基能与酸成酯。单糖的磷酸酯在生命过程中具有重要的意义，它们是体内许多代谢过程中的中间产物。

4. 二糖：还原性二糖与非还原性二糖，常见二糖如麦芽糖（两分子葡萄糖通过 α-1,4-苷键相连）、乳糖（一分子葡萄糖与一分子半乳糖通过 β-1,4-苷键相连）为还原性二糖。蔗糖是由一分子 D-吡喃葡萄糖的 α-半缩醛羟基与一分子 D-呋喃果糖的 β-半缩醛羟基失水形成，为非还原性二糖。

5. 多糖：多糖是由单糖通过苷键彼此连接而成的高聚体，均无还原性。淀粉是由葡萄糖分子通过 α-1,4-苷键和 α-1,6-苷键形成的高聚体；糖原的结构与支链淀粉相似，只是更加高度支化；纤维素是葡萄糖通过 β-1,4-糖苷键相连形成的高聚体。多糖通常有重要的生理功能。

习 题

1. 解释下列名词。
(1) 差向异构体；
(2) 端基异构体；
(3) 还原性糖；
(4) 糖苷反应。

2. 写出下列各化合物的哈沃斯式。
(1) β-D-(－)-吡喃葡萄糖；
(2) D-(－)-吡喃半乳糖；
(3) β-D-(－)-呋喃核糖；
(4) α-D-呋喃果糖。

3. 下列五种单糖,它们的费歇尔投影式分别是:

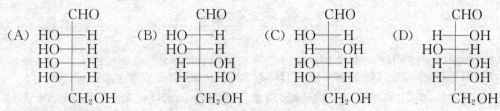

(1) 写出它们的构型;
(2) 指出何者之间互为对映异构体;
(3) 指出何者之间互为差向异构体;

4. 用简单的化学方法鉴别下列各组化合物。
(1) 果糖和葡萄糖;
(2) 麦芽糖和淀粉;
(3) 蔗糖和半乳糖;
(4) 甘露糖和甲基 α-D-吡喃葡萄糖苷。

5. 写出 D-(−)-核糖与下列试剂作用的反应式。
(1) 乙醇、干燥氯化氢;
(2) 稀硝酸;
(3) 溴水;
(4) 苯肼。

6. 有两个 D-丁醛糖 A 和 B,均有旋光性,以硝酸氧化 A 和 B,则得到两个 4 碳原子的二元酸 C 和 D,C 无旋光性,D 有旋光性。试写出 A、B、C 和 D 的结构式。

7. 化合物 A($C_9H_{18}O_6$)无还原性,水解后生成化合物 B($C_6H_{12}O_6$)和 C(C_3H_8O)。B 有还原性,可被溴水氧化,与葡萄糖生成相同的糖脎。C 可发生碘仿反应。写出 A、B、C 的结构式。

(谷晓霞)

参 考 文 献

[1] 倪沛洲.有机化学[M].6版.北京:人民卫生出版社,2008.
[2] 邢其毅,徐瑞秋,等.基础有机化学[M].3版.北京:高等教育出版社,2008.
[3] 吕以仙,路阳.有机化学[M].7版.北京:人民卫生出版社,2005.
[4] 杨金香,黄勤安,等.医用化学[M].3版.北京:人民军医出版社,2009.
[5] 魏祖期.基础化学[M].7版.北京:人民卫生出版社,2008.
[6] 武汉大学,吉林大学,等.无机化学[M].3版.北京:高等教育出版社,1994.
[7] 谢吉民,栗香莲,孟令云.医用化学[M].2版.北京:人民军医出版社,2004.
[8] 傅献彩.大学化学[M].北京:高等教育出版社,1999.